国家卫生健康委员会"十三五"规划教材

全国高等中医药教育教材

供中西医临床医学、中医学等专业用

中西医结合临床医学导论

第2版

U0207886

主 编 战丽彬 洪铭范

副 主 编 邓奕辉 杨庆辉 王雄彪 杨洪涛 梁兴伦

编 委（按姓氏笔画为序）

丁治国（北京中医药大学）　　　　陈 健（承德医学院）

卜文超（云南中医药大学）　　　　郑桂芝（济宁医学院）

王雄彪（上海中医药大学）　　　　赵 敏（黑龙江中医药大学）

牛 维（广州中医药大学）　　　　战丽彬（南京中医药大学）

邓奕辉（湖南中医药大学）　　　　洪铭范（广东药科大学）

刘 舟（南京中医药大学）　　　　宫爱民（海南医学院）

刘爱群（广东药科大学）　　　　敖素华（西南医科大学）

杨庆辉（哈尔滨医科大学）　　　　殷佩浩（上海中医药大学）

杨洪涛（天津中医药大学）　　　　梁兴伦（同济大学附属杨浦医院）

邹 勇（青岛大学附属烟台毓璜顶医院）　隋 华（大连医科大学）

张 慧（陕西中医药大学）　　　　滕 晶（山东中医药大学）

学术秘书 何 睦（南京中医药大学）

人民卫生出版社

图书在版编目（CIP）数据

中西医结合临床医学导论/战丽彬,洪铭范主编. —2 版. —北京:人民卫生出版社,2019

ISBN 978-7-117-25590-5

Ⅰ.①中… Ⅱ.①战… ②洪… Ⅲ.①中西医结合-临床医学-医学院校-教材 Ⅳ.①R2-031

中国版本图书馆 CIP 数据核字(2019)第 045919 号

| 人卫智网 | www.ipmph.com | 医学教育、学术、考试、健康,购书智慧智能综合服务平台 |
| 人卫官网 | www.pmph.com | 人卫官方资讯发布平台 |

中西医结合临床医学导论
第 2 版

主　　编：战丽彬　洪铭范

出版发行：人民卫生出版社（中继线 010-59780011）

地　　址：北京市朝阳区潘家园南里 19 号

邮　　编：100021

E - mail：pmph @ pmph. com

购书热线：010-59787592　010-59787584　010-65264830

印　　刷：北京铭成印刷有限公司

经　　销：新华书店

开　　本：787×1092　1/16　印张：19

字　　数：438 千字

版　　次：2012 年 6 月第 1 版　2019 年 7 月第 2 版

　　　　　2024 年 6 月第 2 版第 4 次印刷（总第 5 次印刷）

标准书号：ISBN 978-7-117-25590-5

定　　价：50.00 元

打击盗版举报电话：010-59787491　E-mail：WQ @ pmph. com

（凡属印装质量问题请与本社市场营销中心联系退换）

《中西医结合临床医学导论》网络增值服务编委会

主　　编　战丽彬　洪铭范

副 主 编　邓奕辉　杨庆辉　王雄彪　杨洪涛　梁兴伦

编　　委　（按姓氏笔画为序）

丁治国（北京中医药大学）

卜文超（云南中医药大学）

王雄彪（上海中医药大学）

牛　维（广州中医药大学）

邓奕辉（湖南中医药大学）

刘　舟（南京中医药大学）

刘爱群（广东药科大学）

杨庆辉（哈尔滨医科大学）

杨洪涛（天津中医药大学）

邹　勇（青岛大学附属烟台毓璜顶医院）

张　慧（陕西中医药大学）

陈　健（承德医学院）

郑桂芝（济宁医学院）

赵　敏（黑龙江中医药大学）

战丽彬（南京中医药大学）

洪铭范（广东药科大学）

宫爱民（海南医学院）

敖素华（西南医科大学）

殷佩浩（上海中医药大学）

梁兴伦（同济大学附属杨浦医院）

隋　华（大连医科大学）

滕　晶（山东中医药大学）

学术秘书　何　睦（南京中医药大学）

修 订 说 明

为了更好地贯彻落实《国家中长期教育改革和发展规划纲要(2010—2020年)》《医药卫生中长期人才发展规划(2011—2020年)》《中医药发展战略规划纲要(2016—2030年)》和《国务院办公厅关于深化高等学校创新创业教育改革的实施意见》精神,做好新一轮全国高等中医药教育教材建设工作,人民卫生出版社在教育部、国家卫生健康委员会、国家中医药管理局的领导下,在上一轮教材建设的基础上,组织和规划了全国高等中医药教育本科国家卫生健康委员会"十三五"规划教材的编写和修订工作。

为做好新一轮教材的出版工作,人民卫生出版社在教育部高等学校中医学类专业教学指导委员会和第二届全国高等中医药教育教材建设指导委员会的大力支持下,先后成立了第三届全国高等中医药教育教材建设指导委员会、首届全国高等中医药教育数字教材建设指导委员会和相应的教材评审委员会,以指导和组织教材的遴选、评审和修订工作,确保教材编写质量。

根据"十三五"期间高等中医药教育教学改革和高等中医药人才培养目标,在上述工作的基础上,人民卫生出版社规划、确定了中医学、针灸推拿学、中药学、中西医临床医学、护理学、康复治疗学6个专业139种国家卫生健康委员会"十三五"规划教材。教材主编、副主编和编委的遴选按照公开、公平、公正的原则,在全国近50所高等院校4000余位专家和学者申报的基础上,近3000位申报者经教材建设指导委员会、教材评审委员会审定批准,聘任为主审、主编、副主编、编委。

本套教材的主要特色如下:

1. **定位准确,面向实际** 教材的深度和广度符合各专业教学大纲的要求和特定学制、特定对象、特定层次的培养目标,紧扣教学活动和知识结构,以解决目前各院校教材使用中的突出问题为出发点和落脚点,对人才培养体系、课程体系、教材体系进行充分调研和论证,使之更加符合教改实际、适应中医药人才培养要求和市场需求。

2. **夯实基础,整体优化** 以培养高素质、复合型、创新型中医药人才为宗旨,以体现中医药基本理论、基本知识、基本思维、基本技能为指导,对课程体系进行充分调研和认真分析,以科学严谨的治学态度,对教材体系进行科学设计、整体优化,教材编写综合考虑学科的分化、交叉,既要充分体现不同学科自身特点,又注意各学科之间有机衔接;确保理论体系完善,知识点结合完备,内容精练、完整,概念准确,切合教学实际。

3. **注重衔接,详略得当** 严格界定本科教材与职业教育教材、研究生教材、毕业后教育教材的知识范畴,认真总结、详细讨论现阶段中医药本科各课程的知识和理论框架,使其在教材中得以凸显,既要相互联系,又要在编写思路、框架设计、内容取舍等方面有一定的区分度。

4. **注重传承,突出特色** 本套教材是培养复合型、创新型中医药人才的重要工具,是中医药文明传承的重要载体,而传统的中医药文化是国家软实力的重要体现。因此,教材既要反映原汁原味的中医药知识,培养学生的中医思维,又要使学生中西医学融会贯通,既要传承经典,又要创新发挥,体现本版教材"重传承、厚基础、强人文、宽应用"的特点。

5. **纸质数字,融合发展** 教材编写充分体现与时代融合、与现代科技融合、与现代医学融合的特色和理念,适度增加新进展、新技术、新方法,充分培养学生的探索精神、创新精神;同时,将移动互联、网络增值、慕课、翻转课堂等新的教学理念和教学技术、学习方式融入教材建设之中,开发多媒体教材、数字教材等新媒体形式教材。

6. **创新形式,提高效用** 教材仍将传承上版模块化编写的设计思路,同时图文并茂、版式精美;内容方面注重提高效用,将大量应用问题导入、案例教学、探究教学等教材编写理念,以提高学生的学习兴趣和学习效果。

7. **突出实用,注重技能** 增设技能教材、实验实训内容及相关栏目,适当增加实践教学学时数,增强学生综合运用所学知识的能力和动手能力,体现医学生早临床、多临床、反复临床的特点,使教师好教、学生好学、临床好用。

8. **立足精品,树立标准** 始终坚持中国特色的教材建设的机制和模式;编委会精心编写,出版社精心审校,全程全员坚持质量控制体系,把打造精品教材作为崇高的历史使命,严把各个环节质量关,力保教材的精品属性,通过教材建设推动和深化高等中医药教育教学改革,力争打造国内外高等中医药教育标准化教材。

9. **三点兼顾,有机结合** 以基本知识点作为主体内容,适度增加新进展、新技术、新方法,并与劳动部门颁发的职业资格证书或技能鉴定标准和国家医师资格考试有效衔接,使知识点、创新点、执业点三点结合;紧密联系临床和科研实际情况,避免理论与实践脱节、教学与临床脱节。

本轮教材的修订编写,教育部、国家卫生健康委员会、国家中医药管理局有关领导和教育部高等学校中医学类专业教学指导委员会、中药学类专业教学指导委员会等相关专家给予了大力支持和指导,得到了全国各医药卫生院校和部分医院、科研机构领导、专家和教师的积极支持和参与,在此,对有关单位和个人表示衷心的感谢!希望各院校在教学使用中以及在探索课程体系、课程标准和教材建设与改革的进程中,及时提出宝贵意见或建议,以便不断修订和完善,为下一轮教材的修订工作奠定坚实的基础。

人民卫生出版社有限公司

2019 年 1 月

全国高等中医药教育本科
国家卫生健康委员会"十三五"规划教材
教材目录

中医学等专业

序号	教材名称	主编	
1	中国传统文化(第2版)	臧守虎	
2	大学语文(第3版)	李亚军	赵鸿君
3	中国医学史(第2版)	梁永宣	
4	中国古代哲学(第2版)	崔瑞兰	
5	中医文化学	张其成	
6	医古文(第3版)	王兴伊	傅海燕
7	中医学导论(第2版)	石作荣	
8	中医各家学说(第2版)	刘桂荣	
9	*中医基础理论(第3版)	高思华	王 键
10	中医诊断学(第3版)	陈家旭	邹小娟
11	中药学(第3版)	唐德才	吴庆光
12	方剂学(第3版)	谢 鸣	
13	*内经讲义(第3版)	贺 娟	苏 颖
14	*伤寒论讲义(第3版)	李赛美	李宇航
15	金匮要略讲义(第3版)	张 琦	林昌松
16	温病学(第3版)	谷晓红	冯全生
17	*针灸学(第3版)	赵吉平	李 瑛
18	*推拿学(第3版)	刘明军	孙武权
19	中医临床经典概要(第2版)	周春祥	蒋 健
20	*中医内科学(第3版)	薛博瑜	吴 伟
21	*中医外科学(第3版)	何清湖	秦国政
22	*中医妇科学(第3版)	罗颂平	刘燕峰
23	*中医儿科学(第3版)	韩新民	熊 磊
24	*中医眼科学(第2版)	段俊国	
25	中医骨伤科学(第2版)	詹红生	何 伟
26	中医耳鼻咽喉科学(第2版)	阮 岩	
27	中医急重症学(第2版)	刘清泉	
28	中医养生康复学(第2版)	章文春	郭海英
29	中医英语	吴 青	
30	医学统计学(第2版)	史周华	
31	医学生物学(第2版)	高碧珍	
32	生物化学(第3版)	郑晓珂	
33	医用化学(第2版)	杨怀霞	

34	正常人体解剖学(第2版)	申国明	
35	生理学(第3版)	郭健	杜联
36	神经生理学(第2版)	赵铁建	郭健
37	病理学(第2版)	马跃荣	苏宁
38	组织学与胚胎学(第3版)	刘黎青	
39	免疫学基础与病原生物学(第2版)	罗晶	郝钰
40	药理学(第3版)	廖端芳	周玖瑶
41	医学伦理学(第2版)	刘东梅	
42	医学心理学(第2版)	孔军辉	
43	诊断学基础(第2版)	成战鹰	王肖龙
44	影像学(第2版)	王芳军	
45	循证医学(第2版)	刘建平	
46	西医内科学(第2版)	钟森	倪伟
47	西医外科学(第2版)	王广	
48	医患沟通学(第2版)	余小萍	
49	历代名医医案选读	胡方林	李成文
50	医学文献检索(第2版)	高巧林	章新友
51	科技论文写作(第2版)	李成文	
52	中医药科研思路与方法(第2版)	胡鸿毅	

中药学、中药资源与开发、中药制药等专业

序号	教材名称	主编姓名	
53	高等数学(第2版)	杨洁	
54	解剖生理学(第2版)	邵水金	朱大诚
55	中医学基础(第2版)	何建成	
56	无机化学(第2版)	刘幸平	吴巧凤
57	分析化学(第2版)	张梅	
58	仪器分析(第2版)	尹华	王新宏
59	物理化学(第2版)	张小华	张师愚
60	有机化学(第2版)	赵骏	康威
61	医药数理统计(第2版)	李秀昌	
62	中药文献检索(第2版)	章新友	
63	医药拉丁语(第2版)	李峰	巢建国
64	*药用植物学(第2版)	熊耀康	严铸云
65	中药药理学(第2版)	陆茵	马越鸣
66	中药化学(第2版)	石任兵	邱峰
67	中药药剂学(第2版)	李范珠	李永吉
68	中药炮制学(第2版)	吴皓	李飞
69	中药鉴定学(第2版)	王喜军	
70	中药分析学(第2版)	贡济宇	张丽
71	制药工程(第2版)	王沛	
72	医药国际贸易实务	徐爱军	
73	药事管理与法规(第2版)	谢明	田侃
74	中成药学(第2版)	杜守颖	崔瑛
75	中药商品学(第3版)	张贵君	
76	临床中药学(第2版)	王建	张冰
77	临床中药学理论与实践	张冰	

78	药品市场营销学(第2版)	汤少梁
79	中西药物配伍与合理应用	王 伟　朱全刚
80	中药资源学	裴 瑾
81	保健食品研究与开发	张 艺　贡济宇
82	波谱解析(第2版)	冯卫生

针灸推拿学等专业

序号	教材名称	主编姓名
83	*针灸医籍选读(第2版)	高希言
84	经络腧穴学(第2版)	许能贵　胡 玲
85	神经病学(第2版)	孙忠人　杨文明
86	实验针灸学(第2版)	余曙光　徐 斌
87	推拿手法学(第3版)	王之虹
88	*刺法灸法学(第2版)	方剑乔　吴焕淦
89	推拿功法学(第2版)	吕 明　顾一煌
90	针灸治疗学(第2版)	杜元灏　董 勤
91	*推拿治疗学(第3版)	宋柏林　于天源
92	小儿推拿学(第2版)	廖品东
93	针刀刀法手法学	郭长青
94	针刀医学	张天民

中西医临床医学等专业

序号	教材名称	主编姓名
95	预防医学(第2版)	王泓午　魏高文
96	急救医学(第2版)	方邦江
97	中西医结合临床医学导论(第2版)	战丽彬　洪铭范
98	中西医全科医学导论(第2版)	郝微微　郭 栋
99	中西医结合内科学(第2版)	郭 姣
100	中西医结合外科学(第2版)	谭志健
101	中西医结合妇产科学(第2版)	连 方　吴效科
102	中西医结合儿科学(第2版)	肖 臻　常 克
103	中西医结合传染病学(第2版)	黄象安　高月求
104	健康管理(第2版)	张晓天
105	社区康复(第2版)	朱天民

护理学等专业

序号	教材名称	主编姓名
106	正常人体学(第2版)	孙红梅　包怡敏
107	医用化学与生物化学(第2版)	柯尊记
108	疾病学基础(第2版)	王 易
109	护理学导论(第2版)	杨巧菊
110	护理学基础(第2版)	马小琴
111	健康评估(第2版)	张雅丽
112	护理人文修养与沟通技术(第2版)	张翠娣
113	护理心理学(第2版)	李丽萍
114	中医护理学基础	孙秋华　陈莉军

115	中医临床护理学	胡 慧
116	内科护理学(第2版)	沈翠珍 高 静
117	外科护理学(第2版)	彭晓玲
118	妇产科护理学(第2版)	单伟颖
119	儿科护理学(第2版)	段红梅
120	*急救护理学(第2版)	许 虹
121	传染病护理学(第2版)	陈 璇
122	精神科护理学(第2版)	余雨枫
123	护理管理学(第2版)	胡艳宁
124	社区护理学(第2版)	张先庚
125	康复护理学(第2版)	陈锦秀
126	老年护理学	徐桂华
127	护理综合技能	陈 燕

康复治疗学等专业

序号	教材名称	主编姓名
128	局部解剖学(第2版)	张跃明 武煜明
129	运动医学(第2版)	王拥军 潘华山
130	神经定位诊断学(第2版)	张云云
131	中国传统康复技能(第2版)	李 丽 章文春
132	康复医学概论(第2版)	陈立典
133	康复评定学(第2版)	王 艳
134	物理治疗学(第2版)	张 宏 姜贵云
135	作业治疗学(第2版)	胡 军
136	言语治疗学(第2版)	万 萍
137	临床康复学(第2版)	张安仁 冯晓东
138	康复疗法学(第2版)	陈红霞
139	康复工程学(第2版)	刘夕东

注:①本套教材均配网络增值服务;②教材名称左上角标有 * 号者为"十二五"普通高等教育本科国家级规划教材。

第三届全国高等中医药教育教材建设指导委员会名单

顾　　　问	王永炎	陈可冀	石学敏	沈自尹	陈凯先	石鹏建	王启明
	秦怀金	王志勇	卢国慧	邓铁涛	张灿玾	张学文	张　琪
	周仲瑛	路志正	颜德馨	颜正华	严世芸	李今庸	施　杞
	晁恩祥	张炳厚	栗德林	高学敏	鲁兆麟	王　琦	孙树椿
	王和鸣	韩丽沙					

主 任 委 员	张伯礼

副主任委员	徐安龙	徐建光	胡　刚	王省良	梁繁荣	匡海学	武继彪
	王　键						

常 务 委 员（按姓氏笔画为序）

	马存根	方剑乔	孔祥骊	吕文亮	刘旭光	许能贵	孙秋华
	李金田	杨　柱	杨关林	谷晓红	宋柏林	陈立典	陈明人
	周永学	周桂桐	郑玉玲	胡鸿毅	高树中	郭　姣	唐　农
	黄桂成	廖端芳	熊　磊				

委　　　员（按姓氏笔画为序）

	王彦晖	车念聪	牛　阳	文绍敦	孔令义	田宜春	吕志平
	安冬青	李永民	杨世忠	杨光华	杨思进	吴范武	陈利国
	陈锦秀	徐桂华	殷　军	曹文富	董秋红		

秘 书 长	周桂桐（兼）	王　飞

秘　　　书	唐德才	梁沛华	闫永红	何文忠	储全根

11

前　言

　　中西医结合是我国医药卫生事业的重要组成部分,是有中国特色的具有世界影响力的新兴学科。中西医结合医学的研究需要对中、西医两种医学进行全面系统的比较,明确各自的优势与不足,促进中、西医相互渗透,各取所长,裨补阙漏,从而提高疗效,更好地为患者服务。随着社会需求的增加,许多高等院校相继开设了五年制中西医临床医学或中医学(中西医结合方向)专业。构建中西医临床医学专业本科生的知识结构,促进中医与西医、基础与临床相结合,体现中西医结合的优势和特色是本教材的基本出发点。

　　《中西医结合临床医学导论》为全国高等中医药教育教材,主要适用于高等医药院校的中西医临床医学、中医学(中西医结合方向)专业,也可作为其他相关专业及中西医结合临床带教医师的参考用书。教材中相关理念及诊疗技术内容等都参考国内外最新诊疗指南。

　　本教材分22章。第一至六章主要介绍中西医结合临床医学导论的性质与任务;中西医结合概念及其发展;中、西医学模式及其比较;中西医结合临床医学思路与方法;中西医结合临床疗效评价方法及中西医结合临床医学研究进展。第七至二十二章主要介绍各系统常见疾病的中西医结合诊疗思维及特色,通过一两个常见或中西医"病证结合"的优势病种,阐述中西医结合的临床基本思维、基本思路和基本步骤,加深学生对中西医结合临床"西医辨病、中医辨证、择优施治、综合评定"的理解,构建中西医"病证结合"临床诊疗思维模式;引导学生有意识地将基础学科与临床学科相联系,并整合所学的中、西医知识;培养学生"以患者为本"的中西医结合观,树立中西医结合的信念和信心。

　　本教材由南京中医药大学等19所院校的22名专家通力合作编写而成。参编人员均来自教学及临床一线,具备深厚的专业知识,有着较强的教学理论水平与编写能力,从而使得本教材具有较高的学术价值和临床应用价值。全书编写分工如下:第一章战丽彬,第二章隋华,第三章洪铭范,第四章战丽彬,第五章刘爱群,第六章刘舟、赵敏,第七章王雄彪,第八章杨庆辉,第九章陈健,第十章杨洪涛,第十一章敖素华,第十二章邓奕辉,第十三周梁兴伦,第十四章滕晶,第十五章张慧,第十六章宫爱民,第十七章丁治国,第十八章牛维,第十九章邹勇,第二十章郑桂芝,第二十一章卜文超,第二十二章殷佩浩。各章分别由副主编修改、统稿,最后由主编进行统稿、定稿。

本教材在使用过程中,诚恳希望各院校的同道及读者批评指正,以便进一步修订完善。

编者

2019 年 1 月 7 日

目　录

第一章

绪　论

学习目的

通过中西医结合临床医学导论的性质与任务学习,了解专业学习的基本内容,帮助学生提升中西医结合的信心。

学习要点

中西医结合临床医学导论的性质与任务;中西医结合临床医学导论的内容;学习和研究中西医结合临床医学导论的意义。

中西医结合医学是以中、西医学为基础,融汇中西医研究方法、基础理论和诊疗方法,以及在中、西医学互相交叉、综合运用中产生的新理论、新方法,研究人体结构与功能、人体系统与环境的关系等,探索并解决人类生命、健康及疾病问题的学科。中西医结合作为一门独立的新兴学科,是我国医疗体系的重要组成部分,是自近代以来,面对西方医学迅速发展和日益普及的现状,广大中西医结合工作者对于再解读生命科学问题进行有益探索的产物。经过长期的实践与研究,中西医结合取得了诸多成果,为促进中西医学的结合,创造统一的新医药学奠定了基础。

中西医结合临床医学导论立足于中西医结合的发展现状,从中西医结合各专业学科取得的阶段性成果以及在此过程中累积的经验和认识出发,通过对中西医结合各分支学科的共性问题及其背后蕴藏的普遍性规律进行综合判断,从总体上研究中西医结合的本质特点,逐步揭示中西医结合发展的一般规律,探讨和阐明普遍适用于开展中西医结合工作的方法学内容,承前启后,促进中西医结合事业的进一步发展。与此同时,伴随着中西医结合理论与实践的不断进步,中西医结合临床医学导论也将在对中西医结合再诠释中,得到完善和提高。

第一节　中西医结合临床医学导论的性质与任务

一、中西医结合临床医学导论的性质

(一) 中西医结合临床医学导论具有明显的综合性

中西医结合临床医学导论不同于其他各门具体的中西医结合专业学科,它具有自己特定的研究对象、研究方法以及由此产生的特定的发展规律。各专业学科作为中西

医结合的分支,以其具体领域内的健康与疾病问题作为研究对象,综合运用中西医学及其相互渗透中产生的理论与方法,在临床与实验研究基础上,形成本学科对生命科学问题各有侧重的认识,并在理论与实践的循环往复过程中逐步深入和提高,从而在不同侧面,从不同角度揭示了人体生命、健康与疾病的客观规律。中西医结合临床医学导论则是采用科学的思维方法对中西医结合各专业学科的研究成果及临床应用进行综合与概括,着重对不同学科间横向联系中的共性问题和规律性认识进行总结和升华,阐明中西医结合的可行性、必要性及必然性,从总体上探索研究中西医结合的发展规律。

中西医结合临床医学导论虽然以中西医结合各分支学科的理论与实践成果为研究对象和中介,但是其研究过程并不是简单堆砌或叠加各专业知识内容,而是从我国中、西医长期共存、共同发展的现状出发,对各门中西医结合专业学科的研究成果以及在研究过程中发现的一些特殊规律进行再思考,在纵向研究和横向比较中探讨中西医结合发展过程中出现的具有普遍适用性的一般规律。无疑,对这一规律的逐步认识,与探索自然及人文社会科学领域内其他学科规律一样,是一个由特殊到普遍、由个别到一般的渐进式的反复过程。中西医结合临床医学导论是对中西医结合已有研究成果的总结和归纳,特别是对中西医结合研究过程中出现的新观点、新方法的探究性思考,是在时代水平上对中西医结合的理论层面、实践层面及方法论层面上形成的横向性综合性研究。实践证明,这种对中西医结合本质特点和普遍规律的综合性研究,激发了各领域内中西医结合工作者的热情和斗志,坚定了其投身于祖国新医药学事业的信心,也在不同程度上指导着中西医结合各门具体专业学科的发展。

（二）中西医结合临床医学导论具有探索性和引导性

中西医结合临床医学导论是在医学领域内,中、西医两种不同的医学体系相互融合的结果。中、西医学虽然自成体系,并在相对独立的发展过程中形成了巨大差异,但是作为医学的不同分支,两者都以人类的生命、健康和疾病问题作为自己的研究对象,以服务于人类健康和疾病防治、提高生存质量作为本学科存在和发展的首要任务。中西医结合作为我国的开创性事业,面临着中医、西医、中西医结合三种力量长期并存、共同发展的现状。作为对中西医学的继承、创新和超越,中西医结合的理论体系还未完全形成,其发展不能脱离拥有悠久历史的两种医学体系,而应该建立在中医学与西医学充分发展的基础之上融会贯通、交叉创新。

相较中、西医学各自漫长的发展历程,中西医结合事业仍在起步阶段,拥有巨大的创新潜力和提升空间。中西医结合临床医学导论作为中西医结合的引导性课程,将已有的研究成果总结归纳,为中西医结合工作者提供借鉴与启迪,引领中西医结合事业逐步走上自主创新、综合发展的道路。中西医结合临床医学导论是在总结经验的基础上,理性思考中西医结合的发展现状,以及回顾与研究中西医结合发展历程中突显的新问题,力图在适时的反思中寻找中西医结合特有的发展规律,在探索中促进中西医结合事业的不断前进。

（三）中西医结合临床医学导论具有鲜明的时代特征

中西医结合临床医学导论是以中西医结合所处的时代环境作为背景,开展对中西医结合各门学科的研究与总结,对中西医结合医学的本质特征和内在规律的探索,这就要求研究者在把握本学科现状和发展的同时,必须将中西医结合置于世界自然科学和人文科学发展的大环境中,时时关注它所处的国际与国内环境发生的变化,这样才能以更加宽广的视角审视中西医结合的过去和现在,在时代的高度上探讨中西医结合事业的未来。

随着系统论、信息论、控制论以及社会科学等方法的引进,将分析与综合相结合、静态与动态相结合、宏观与微观相结合、定性与定量相结合,并通过多学科的渗透和新技术的采用,生物医学模式逐渐向生物-心理-社会医学模式转变,这也正是中西医结合医学体系必然的发展趋势。中西医结合集中体现了中医学与西医学结合的累累硕果,引领着未来医学发展的方向。中西医结合临床医学导论以整个中西医结合作为研究对象,探索中西医结合的本质特征和内在规律。在理论和实践循环往复的过程中,中西医结合临床医学导论形成的理论认识对于推进中医学与西医学的交叉渗透、中西医结合的发展,均不无裨益。因此,中西医结合临床医学导论具有鲜明的时代特征。

二、中西医结合临床医学导论的任务

(一)研究和揭示中西医结合存在与发展的必然性

当前,随着疾病谱的改变、医学模式的转换,中西医结合处在不同学科间加速融合的时代背景下,在健康观念和卫生需求转变的过程中不断发展。中西医结合以中、西医学两种独立的医学体系为创立的基础,吸收和借鉴两种相对成熟的医学在健康认识、疾病防治以及生命与自然和社会的关系问题等方面的优势,逐步形成与中西医学并立的新兴独立学科。纵观世界医学发展的历史,中医学曾经是最先进的医学,它保证了华夏民族的繁荣与昌盛。近代西方医学由于依靠先进的科学仪器和实验方法,大大深化了对疾病的认识,因而迅速在全球占据了主导地位。随着社会的进步,中医学以其特有的疗效重新为世人所瞩目。中西医结合不单是中医与西医的结合,也是中医与现代科学技术的结合。现代科学技术是中医走向现代历程所不能回避的。中西医结合的存在与发展是中国医学发展的必然结果,也必将是世界医学发展历史中的重要部分。

阐明中西医结合存在与发展的必然性,是中西医结合临床医学导论的重要任务之一。半个世纪以来,中西医结合在理论研究、临床研究及科学研究中取得的初步成果,有效推动了中西医结合的发展,特别是这些成果在适应医学模式转变、解决现有医学问题中发挥着积极作用。处在现代科学大融合背景下的中西医结合,其存在与发展是历史的必然,并将随着社会的进步不断呈现崭新的局面。

(二)概括中西医结合的本质特征和总体发展规律

中西医结合临床医学导论的内容涵盖中西医结合医学的各个分支学科,通过发现和探究其中存在的共性问题,探索各门具体学科所蕴涵的一般规律。当代中西医结合的发展,为中西医结合临床医学导论提供了日益丰富的成果和经验,拓宽了研究视野,在对中西医结合不断深入的思考中逐步揭示中西医结合医学的本质特征,探索中西医结合医学现阶段的发展方向。中西医结合临床医学导论形成的理论认识来源于中西医结合医学各分支学科业已取得的理论、临床和科研成果。它运用理论思维的方法对这些成果进行分析、综合、概括与升华,逐步总结和概括中西医结合蕴涵的普遍规律。

同时,中西医结合临床医学导论形成的理论和认识,在具有普遍使用性的同时,也为探索各门具体学科的发展提供参考和借鉴,进而推进中西医结合各分支学科和整个中西医结合医学体系的建设。

中西医结合临床医学导论的主要任务是在对中、西医结合的不断探索和反复求证中,揭示中西医结合的本质特征和内在规律,探索适宜本学科发展的独特的方法学内容。作为一门开放性的学科,中西医结合继承中医整体、宏观、动态性的思维优势,吸取中医注重观察、比较、调查等方法的精华,同时充分运用现代科学理论、方法和技术开展中西医结合临床研究,解决临床医学的重大诊疗问题,揭示"病"与"证"的发生、发展规律和内在统一的客观基础,促进现代生命科学理论的发展。

（三）引导和加强中西医结合专业思想的建设

中西医结合临床医学导论是在对中、西医两种医学体系充分认识和整体把握的前提下,对中西医结合各临床学科进行的探索与研究。中西医结合临床医学导论介绍了中西医结合的性质特点、任务与目标、相关概念、内容与范畴、形成与发展、相关学说理论,介绍了中医与西医医学模式的比较,介绍了临床医学思路与方法、临床疗效评价方法等。中西医结合基本知识的引入,使学生初步掌握中西医临床医学专业的知识体系。因此,中西医结合临床医学导论是学习和研究中西医结合的一门重要的基础课,也是引导初学者的入门课。

医学科学门类多、分科细、内容繁杂、知识涉及面广,尤其是中医学文字深奥、医理艰深,往往使初学者一时难得要旨。本课程旨在通过引而不发、导而不深的介绍,引导中西医结合专业方向新生步入医学殿堂的大门。中西医结合临床医学导论作为一门专业性的引导课程,主要是帮助学生在接触、学习具体的专业课程之前,初步认识中西医结合医学的整体概貌和基本结构,并能在较为客观、全面地了解中、西医两种不同医学体系的基础上,正确评价中、西医各自的特点与优劣,进而了解中西医结合的必要性及其发展前景,明确自己作为未来中西医结合工作者肩负的责任与使命,激发学生的兴趣与热情,从而起到树立专业思想的作用。本课程的教学在引导学生树立中西医结合思维,培养献身医学事业的精神的同时,针对怎样学好医学这门学问,从学习策略上加以指导,有效地为以后的各门专业课打下坚实的基础,促进医学生知识、思维、能力、素质的全面提高,加强学生的中西医结合专业思想的建设。

第二节 中西医结合临床医学导论的基本内容

一、中西医结合临床医学导论的基本内容

中西医结合临床医学导论的基本内容主要是基于本课程的教学目的和任务而设定的,包括绪论、中西医结合概念及其发展、中西医学模式及其比较、中西医结合临床医学思路与方法、中西医结合临床疗效评价方法、中西医结合临床医学研究进展、呼吸系统疾病、循环系统疾病、消化系统疾病、泌尿系统疾病、血液系统疾病、内分泌代谢系统疾病、风湿性疾病、神经系统疾病、精神疾病、肿瘤疾病、外科疾病、骨伤科疾病、皮肤病、妇科疾病、儿科疾病、传染性疾病22个章节。

其中,第一至六章主要介绍中西医结合临床医学导论的性质与任务;中西医结合

概念及其发展;中西医两种医学模式及其比较;中西医结合临床诊疗思路与方法;中西医临床疗效评价以及中西医临床医学研究进展。第七至二十二章主要介绍各系统常见疾病的中西医结合诊疗思维及特色,通过介绍一两个常见或中西医"病证结合"的优势病种,阐述中西医结合的临床基本思维、基本思路和基本步骤,加深学生对中西医结合临床"西医辨病、中医辨证、择优施治、综合评定"的理解,构建中西医"病证结合"临床诊疗思维模式;引导学生有意识地将基础学科与临床学科相联系,并整合所学的中、西医知识;培养学生"以患者为本"的中西医结合观,树立中西医结合的信念和信心。

二、学习和研究中西医结合临床医学导论的意义

中西医结合临床医学导论不仅仅是中西医临床医学专业或中医学(中西医结合医学方向)专业学生学习的入门课,也是连接中、西医学,沟通中、西医学的桥梁课。所以,它应该成为中西医临床医学专业学生的必修课,同时也可作为中西医结合科技工作者和管理工作者有益的参考书。

1. 中西医结合临床医学导论,始终贯穿以辩证唯物主义和历史唯物主义思想为指导讨论各种问题。学习和研究中西医结合临床医学导论能够启迪人们树立辩证唯物主义和历史唯物主义认识论,自觉地运用马克思主义哲学指导中西医结合研究。

2. 学习、研究中西医结合临床医学导论,会让学习者明白什么叫中西医结合、为什么要中西医结合、怎样学习中西医结合等基本知识。

3. 学习、研究中西医结合临床医学导论,会帮助人们提高对中西医结合必然性、必要性、规律性、普遍性、优越性、正确性和创造性等的认识。充分认识中西医结合乃至全人类的各民族传统医学与现代医学相结合研究,对发展人类医学及防治疾病、保护和增进人类健康等事业的重大意义,以及中西医结合医学发展的前景,鼓舞中西医结合科技工作者,尤其是学生树立事业心和为创造新医药学而努力的科学精神。

4. 中西医结合临床医学导论重要的内容之一是开展中西医结合研究的思路与方法学研究。学习和研究中西医结合临床医学导论,将为人们提供一些前人研究中西医结合的经验,以供借鉴,并发挥启迪、开拓思路的作用。

5. 中西医结合事业的发展,需要培养大批中西医结合临床、科研、教学、管理人才,这样的人才首先要对中西医结合医学事业有明确认识,热爱中西医临床医学专业。学习和研究中西医结合临床医学导论,不仅能帮助学习者坚定专业思想,并告诉人们如何把自己造就成一个高素质的中西医结合人才。

总之,学习和研究中西医结合临床医学导论,必将对促进中西医结合事业发展发挥良好作用。

学习小结

1. 学习内容　　　　　　　　　　　　　　(＊为掌握,△为熟悉)

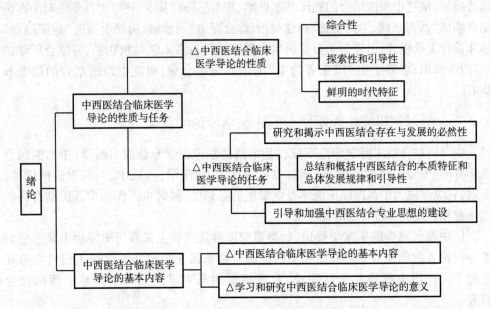

2. 学习方法　重点理解中西医结合临床医学导论的性质与任务;简单介绍中西医结合临床医学导论的主要内容和意义,鼓励学生尽早树立中西医结合的信念。

(战丽彬)

复习思考题

1. 试简单论述中西医结合临床医学导论的性质与任务。

2. 试查阅资料,举例说明你对研究和学习中西医结合临床医学导论意义的认识。

3. 从中西医结合临床医学导论的性质理解,谈谈你对中西医结合的想法。

第二章

中西医结合概念及其发展

学习目的

通过学习中西医结合的概念、发展历史和科学意义,树立中西医结合的信念,加深对中西医结合内涵的理解。

学习要点

掌握中西医结合的概念、基本内涵、外延。熟悉中西医结合医学发展阶段及主要成就。了解中西医结合医学的科学意义。

第一节 中西医结合概念

学习中西医临床医学,首先要明确的问题就是中西医结合、中西医结合医学的概念,以及内涵、外延等内容。只有明确了这些内容,才能在学习中准确理解中西医临床医学,才能建立正确的中西医结合思维方法。

一、三个认识层次的中西医结合概念

"中西医结合"是一个不断发展的由低层次结合向高层次结合发展的过程。因此,中西医结合在不同的历史时期有着不同的概念和含义。"中西医结合"概念,是1956年在毛泽东同志关于"把中医中药的知识和西医西药的知识结合起来,创造中国统一的新医学、新药学"的讲话后,逐步在我国医学界出现的。要为中西医结合下一个确切的定义颇为困难,因为中西医结合是一个内容丰富、包容性很强并不断变化发展的概念,它在不同层次的概念框架中,表现出不同的含义。人们对中西医结合概念有不同理解和认识,原因之一就是认识层次的不同。

"中西医结合"这一概念,在三个不同层次的概念框架中,表现出不同的性质和指向。

(1)在常识性质的概念框架中:人们自发地对"中西医结合"的认识源自于经验。有人认为"中西医结合是指用中西医两法治病",有人认为"中西医结合是中药加西药",甚至还有患者把"看了西医又看中医"也称为"中西医结合"等。这些认识都是对"中西医结合"的经验性、常识性理解,是以经验或体验为内容所形成的"观念"。在常识概念框架中,人们把"中药加西药"或"看了西医又看中医"等当作"中西医结合",

它反映的经验或体验是直观的、外部的、片面的。

（2）在科学性质的概念框架中："中西医结合"是综合中、西医药学知识，创建新医药学。这是基于对中西医药学内在联系、对中西医结合本质的理性认识而形成的概念及内涵。

（3）在哲学性质的概念框架中：中西医结合是指中、西医药学两种既相互区别又相互联系、补充的知识系统的辩证统一，反映的是哲学层次上对中西医结合思想的客观性和必然性的感悟。

常识性质、科学性质、哲学性质三个不同层次的"中西医结合"概念，取决于人们对"中西医结合"不同层次的理解和认识。在实践中，常识概念中的"中药加西药"虽然不是科学层次的"中西医结合"概念，但决不能以科学层次的"中西医结合"概念去指责或批判。因为常识层次的"中西医结合"符合一般经验，在现实中十分普遍；而科学层次的"中西医结合"是对常识层次"中西医结合"的超越，是更高层次的中西医结合研究。

1980 年 3 月，全国中医和中西医结合工作会议曾经指出"中西医结合是一个从初级到高级、从量变到质变不断发展的过程"。在这个过程中，既有初级、中级的结合，也会在这个基础上出现高级的结合，逐步向理论体系构筑和临床有机结合的方向发展。因此，必须历史地、辩证地看待现阶段中西医结合兼容互用以及对结合点的艰辛探索。如果没有现阶段的初级结合及中西医兼容教育，就不可能达到理论体系融通和临床有机结合的高级阶段。

总之，"中西医结合"一词，在不同层次的概念框架中，具有不同的性质和指向。中西医结合研究追求的是科学层次的中西医结合。不了解不同层次概念框架中的概念具有不同的性质和特征，是造成混淆概念和认识模糊的原因之一。

二、中西医结合概念的内涵

中西医结合的内涵主要可以从以下几个方面理解和把握。

（一）中西医结合是两种知识的结合

首先，把中医药的知识和西医药的知识结合起来，强调了中、西医药两种"知识"的结合。中、西医药学知识，是人类在研究生命活动及其规律、防治疾病、保护和促进人类健康的实践中所获得的认识和经验的总和。因此，中、西医药学知识的结合，是指人们对两种医药学的认识和经验（包括理论、方法等知识）的综合并融会贯通。不能把"中西医结合"仅仅理解为经验层次或常识层次的"中药加西药"等。

（二）中西医结合的发展符合医学科学发展规律

科学发展史证明，人类不仅是知识的发明者，更是知识的综合者，即所谓"综合就是创造"。中西医结合的主要形式是中西医兼容、补充、渗透、融合。中西医结合如同任何新生事物的产生与发展一样，必然有一个由点到面，由表及里，由简单到复杂，由临床实践到系统理论，由中西医互相合作到中西医学有机结合，由初级到高级循序渐进、不断深入、逐步发展的过程，符合现代科学技术综合化、融合化的发展趋势和规律。

（三）创造新医药学是中西医结合的最终目的

创造中国新医药学是对中、西医药知识的内在联系及结合发展之规律性、必然性的理性认识和科学判断。中、西医药知识的结合，是创造新医药学的前提。创造新医药学,是中、西医药知识结合的目的及发展的必然结果。因此,中、西医药知识的结合与创造新医药学二者构成了辩证统一、辩证发展"中西医结合"的全部内涵,反映了"中西医结合"最本质的属性。

总之,综合中、西医药学的理论和实践,创造中、西医学有机结合的新理论、新方法,就是"中西医结合"的基本内涵,而中西医结合的目标,则是创建属于中国的新医药学——中西医结合医学。

三、中西医结合概念的外延

概念的外延是指概念所反映的具体对象或概念的适用范围。"中西医结合"这一概念不仅如前所述有其明确的内涵,也有着明确反映具有"中西医结合"本质属性的具体对象或适用范围。

(一)中西医结合学科

经过近半个世纪的研究,"中西医结合学科"已逐步发展成为中、西医药学之间交叉、渗透及综合的一门交叉学科或综合学科。"中西医结合学科"形成的主要标志为:

1. 建立了大规模高水平的人才培养基地、临床基地和科研基地 截至 2017 年,全国开设中西医结合临床医学本科学历教育的高校共有 48 所,毕业生规模 8000～9000 人。开展学术型硕士研究生学历教育:中西医结合基础专业开设院校 45 所;中西医结合临床专业开设院校 72 所。专业型硕士研究生学历教育:中西医结合临床专业开设院校 11 所。开展学术型博士研究生学历教育:中西医结合基础专业开设院校 18 所;中西医结合临床专业开设院校 30 所。专业型博士研究生学历教育:中西医结合临床专业开设院校 2 所。临床基地方面,1982 年以来政府批准创办了各级"中西医结合医院",列入国务院批准的《医疗机构管理条例》,正式成为法定医疗机构。2018 年《中国卫生和计划生育统计年鉴》数据显示截至 2017 年我国共有中西医结合医院 587 所,在我国的医疗体系中发挥了不可或缺的作用。在科研机构方面,目前全国各省、市、自治区及高等医学院校成立的中西医结合研究机构超过 30 余所,并在中西医结合研究方面取得了卓越的成果。

2. 形成了成熟独立的学术团体 经原卫生部和中国科学技术协会批准、民政部门依法注册成立的中国中西医结合学会,以及各省市自治区依法注册成立的中西医结合学会,已有 30 余年历史。中国中西医结合学会会员 2018 年统计即达 83 269 人,下设 60 多个专业委员会。各省、自治区、直辖市分会均成立了各学科专业委员会,设置了主任委员、副主任委员、委员,产生了学术带头人;著名的中西医结合专家成为中国科学院院士、中国工程院院士。创办了《中国中西医结合杂志》《中国结合医学杂志(英文版)》《世界中西医结合杂志》《中西医结合学报》《中国中西医结合外科杂志》《中国中西医结合急救医学》《中国中西医结合消化病杂志》等学术期刊。出版发行了《中西医结合医学》《实用中西医结合内科学》《实用中西医结合外科学》《实用中西医结合妇产科学》《实用中西医结合儿科学》《实用中西医结合神经病学》《实用中西医结合血液病学》《实用中西医结合消化病学》等大量不同学科的医学专著。

3. 具有独立的执业资格和专业职称系列 人事部、国家卫生健康委员会、国家中医药管理局制定的执业医师、执业助理医师考试制度及技术职务职称考试制度等均设置了中西医结合系列。

（二）中西医结合医学

中西医结合医学是研究中西两种医学之间的关系及其相互影响与作用的方式和规律，促进二者优势互补、交叉渗透，乃至最终融合的一门医学学科。中西医结合医学的本质是研究中西两种医学之间的关系，这是中西医结合医学的独有属性和内在要求，也是它与中医学和西医学的根本区别。中西医结合医学是在现阶段客观存在，并不断创新发展着的一种医学形态和知识体系，是中、西医药学知识相互渗透、交融、综合而形成的具有创新性的综合体。因此，中西医结合医学是以人的生命活动及其规律、人体系统结构和功能、人体系统与自然社会环境系统的关系，以及防治疾病、保护和增进人类健康为研究对象和任务的。

"中西医结合医学"在中国已被确立和设置为一门独立学科，被设立为一级学科，分设"中西医结合临床医学"和"中西医结合基础医学"两个二级学科。

二级学科"中西医结合临床医学"，又可分为"中西医结合内科学""中西医结合外科学""中西医结合妇产科学""中西医结合儿科学""中西医结合急救医学""中西医结合眼科学""中西医结合耳鼻咽喉科学""中西医结合皮肤病学""中西医结合精神病学""中西医结合肿瘤学"等三级学科。

而三级学科如"中西医结合内科学"可再分为"中西医结合心血管病学""中西医结合消化病学""中西医结合神经病学""中西医结合血液病学""中西医结合内分泌与代谢病学"等四级学科。它们都是"中西医结合医学"外延化的概念。上述学科不仅出版了相应的专著，也出版了相应的教材，标志着中西医结合医学的知识体系已日趋系统、完善。

这些都标志着"中西医结合医学"已形成相对独立的知识体系，有着相对完善的临床、科研、教学基地和科研队伍，是一门具有世界影响的新兴医学学科。

（三）其他外延形式

诸如"中西医结合方针""中西医结合事业""中西医结合人才""中西医结合机构""中西医结合方法""中西医结合医学理论""中西医结合医学模式"等，都是"中西医结合"外延化的概念，标志着"中西医结合"具有清晰明确的适用范围。其中，中西医结合机构包括中西医结合医疗机构、科研机构、教育机构、学术机构、管理机构等；中西医结合方法包括中西医结合诊断方法、治疗方法、科研方法、思维方法、教学方法、工作方法。

需要明确的是：①正确认识中西医结合医学的"综合"性质。中西医结合医学是客观存在、并不断发展的新医学，是中、西医药学知识相互渗透、交融而形成的具有中国特色的综合知识体系。②认识中西医结合不断"发展"的性质。对中西医结合的认识和思维方式是随着社会的变化、认知能力的提高、医学科学的进化而不断发展的。"中西医结合"是建立在中医药学与西医药学发展基础上的结合，是一个由低层次结合向高层次结合不断发展着的优化过程，是一个内涵明确，外延清晰，能客观化地被肯定的医学新概念。

第二节　中西医结合医学发展

"中西医结合医学"是"中西医结合"概念外延化所反映的具体对象，是在我国中医和西医两大医学体系并存的历史背景下，两种医药学理论、实践不断交流、融合的过程中逐渐形成,并于中华人民共和国诞生后,在毛泽东、周恩来等历代党和国家领导人的关怀下发展起来的新兴医学学科。

一、中外医药学交流渊源

(一)中医药学的对外传播

中外医药学交流是中外文化交流的重要部分,对全世界范围内医学的交流和进步起到了推动作用。公元前138年汉武帝刘彻,遣张骞出使西域,打通了亚洲大陆的内部通道,医药学文化交流由此进入了新纪元。

隋唐时期是我国古代对外经济文化交流和中外医药交流的活跃时期,也是我国医药文化向外传播的鼎盛期。如514年,梁武帝应百济国请求,派医师赴朝鲜。693年,朝鲜效仿唐朝体制,传授中医学,包括素问、难经、针灸甲乙经、神农本草经等课程。552年,梁元帝赠日本使臣《针经》;562年,吴人知聪携《明堂图》等医籍160卷至日本;608年,日本古天皇遣惠日等来我国学医,于623年学成回国时带走《诸病源候论》等大量医书。733年,日本荣普照等来我国学医,并邀请鉴真和尚东渡日本讲学。鉴真率弟子历尽艰辛,于754年到达日本,所传授的中医学对日本医学发展有着重大贡献。

唐代高僧义净等于高宗咸亨年间(670—674)前往西域,遍历30余国到达印度,沿途以中医中药治病救人;我国的脉学、炼丹术也于此时相继传入阿拉伯,并由阿拉伯传入欧洲,对世界医学产生了深远影响。宋元时期,我国与各国频繁的经济文化交往,同样也伴随着中外医药的交流。宋代由"市舶司"出口,经由阿拉伯转运至欧洲的药物有60多种,如朱砂、人参、牛黄、茯苓、附子、胡椒等,其中牛黄更被欧洲人奉为避疫圣药,以金银之盒珍藏。

明清时期是中外经济文化医药交往的繁荣期。中医学首先在朝鲜、日本、越南等国得到成长和发展。来自朝鲜、日本、越南等国的诸多学医者,回国后不仅行医治病,有的还辑纂医籍;如朝鲜金礼蒙的《医方类聚》、许浚的《东医宝鉴》,越南黎有卓的《海上医学心领》等,对传播和发展中医学作出了很大贡献。明代郑和下西洋开辟了通往东非和西亚的海上通道,中医理论、脉学、药物、针灸、人痘接种术等便由此进而传入欧洲;16世纪50年代西班牙传教士回国时,就带回大批中医书籍。欧洲人还相继介绍和翻译了一些中医学书籍,如1656年波兰传教士卜弥格翻译了中国脉学、舌诊、中药制剂等书,荷兰人布绍夫介绍了中国针灸学,1683年荷兰医生赖尼又将针灸术推广到欧洲。这些都对当时的西方医学发展产生了一定影响。

(二)国外医药学的传入

中国医药学向外传播的同时,国外医药也逐步传入中国,对中医学的发展产生了一定影响。东汉明帝永平十年(67)印度医学随佛教传入中国。如《开元释教录》就有"东汉之末,安世高医术……传入印度之医药"的记载。元代罗马天主教士来我国传教。他们在北京、福州、泉州等地修建教堂的同时从事医疗活动。这种教会的医疗活动,在我国各地断续延展至中华人民共和国成立前夕。明末清初,中西医学交流随着经济文化交流日益频繁,进入了一个新阶段。西方传教士、商人等随着欧洲资本主义国家对外不断掠夺资源,寻找市场,进入中国,同时也带来了一些当时欧洲较为先进的科学文化知识,包括部分医药知识。到明末,所谓泰西文明普遍成为士大夫中间时髦的学问。在这种形式下,西方医学知识如生理、解剖和神经学等著作,随着传教士和商人们的活动渐渐广泛传播,对中医学产生了一定的影响。在中西两种医学互相接触的过程中,中国近代医学史上中西汇通思潮就应运而生了。

二、中西医结合的萌芽阶段(明末清初至鸦片战争)

在我国数千年的历史发展长河中,医学领域一直都是中医药学一枝独秀。直到16世纪中叶以后(明万历年间),西方医学传入中国,与中国传统医学相互接触和影响,在中医药界便产生了中西医"汇通"的思想。

明万历十年(1582),意大利耶稣会传教士利玛窦(Matteo Ricei)来我国传教并介绍西方文化,所著《西国记法》中有关神经解剖学的医学内容由此传入中国,成为第一部传入我国的有关西方医学内容的书籍。明天启元年(1621),瑞士传教士邓玉涵(Jean Terrenz)来中国,并在葡萄牙所属殖民地澳门首次施行解剖手术,以西医行医;著有《人身说概》《奇器图说》等西医人体解剖学专著。山东中医毕拱辰为其书作序,邓玉涵则向毕拱辰学习中华医术,彼此了解互用,此为中、西医相互学习之肇始。

17世纪中叶到19世纪初,涉及西医药内容的《人身图说》《空际格致》《主制群征》等著作陆续传入我国,涉及西医解剖学、病理学、治疗学和药物学等内容;尽管相较于我国当时的中医药学,其系统性、完整性和临床实用性都大为逊色,但仍为当时善于吸收各家所长、为我所用的中医药名家所关注。如清代王宏翰,在其《医学原始》一书中,将西医早期引入的四元素学说与中国的太极阴阳学说进行比较,试图用西医的胚胎学说解释中医的命门学说。明末医学家汪昂在《本草备要》中记载了西医学脑主记忆的观点,并进行了阐释:"昂思今人每记忆往事,必闭目上瞪而思索之,此即凝神于脑之意也。"其解释虽然欠准确,但善于接受新知识的精神,亦堪为称颂。期间,西医的制药技术亦传入并产生影响。清代赵学敏在《本草纲目拾遗》中较完整系统地介绍了西方传入中国的药物40余种,以及药露的制取方法(如金银花露)等。

由此可见,以王宏翰、汪昂、赵学敏等为代表的早期中西医汇通医家,积极吸纳西医精华,使之与传统中医融会贯通,从不同角度对中西医结合进行了初步探索。

三、中西汇通阶段(鸦片战争至中华人民共和国成立之前)

(一)鸦片战争至辛亥革命

随着实验医学和近代科学技术的应用,西医学进入了全盛时期。19世纪中期,鸦片战争后,西方医学大量涌入中国。仅19世纪中叶到20世纪初,我国已建立了大量的西医诊所、教会医院和一批西医院校,如广州的博济医院、北京的协和医院、长沙的湘雅医院和护士学校、上海的圣约翰大学医科和同济德文医学堂等。西医院的崛起和西医学教育的兴办,使西医药学系统在我国逐渐形成。由于文化的冲击和交流,中国也由此出现了中西医汇通学派。所谓汇通,即接受西学,不分畛域,取长补短,择善而从。在探索两种医学的中西医汇通互用的医疗实践过程中,涌现了许多著名的医家,代表人物如下。

1.唐宗海"保存中说,西说为证" 唐宗海(1862—1918),字容川,著《中西汇通医经精义》。他极力倡导中西汇通,将西医的解剖学内容与中医藏象学说进行比较;主张"保存中说,西说为证",认为"中西医虽然理论体系说理方法各异,但义理却有许多一致之处,故可汇通"。其汇通的基本观点是"重中崇古,取长补短"。

2. 朱沛文"各有是非,不能偏主"　朱沛文(19世纪中叶),字少廉,著有《华洋脏象约纂》,创"肾精主脑髓说"。他勇于学习西医,并对二者进行比较研究,提出中西医学"各有是非,不能偏主"。主张汇通以临床验证为标准,难以汇通者,则不必强合。

3. 张锡纯"衷中参西"　张锡纯(1860—1933),字寿甫,著《医学衷中参西录》。曾创建天津国医函授学校,并在奉天国医学校任教。倡导中西医结合教育新风,在中西医结合方面多有建树。其学术观点为中、西药物"应相济为用","不应互相抵牾,不要有畛域之见存于其间";主张"师古而不泥古,参西而不背中"。他采西医生理、病理学,以己意而融会贯通,从理论到实践,从中药到西药都进行了大胆尝试。如温病初得,用石膏汤送服阿司匹林;以中西药物配伍(三七、桃仁、硼砂、甘草配碘化钾、胃蛋白酶)蜜制"变质化瘀丸"治疗胃癌噎膈;用煅龙牡、山茱萸配溴化钾蜜丸治疗梦遗。其汇通的基本观点是"衷中参西",目的在于发展中医。

4. 恽树珏"但求改良中医"　恽树珏(1875—1935),字铁樵,著《药庵医学丛书》,曾创办上海国医学校。他潜心于中医理论和中西医汇通研究,认为中医需要改进,但《黄帝内经》不能废除。宣扬"中医符合国情,西医自有长处,中西医化合是必然趋势"。其汇通的基本观点是"中医为主,兼采西医之长,但求改良中医"。

5. 陆彭年"以西释中"　陆彭年(1894—1955),字渊雷,代表作有《伤寒论今释》《金匮今释》等,曾与恽铁樵等先后主持上海国医学校教学,力主中医科学化,向西医学习,"以西释中",提出"今用科学以所求其实效,解释其已知者,进而发明其未知者。然后不信国医可以信,不知国医可以知,然合国医之特长,可以公布于世界医学界,而世界医学界可以深此而有长足进步"。

以唐宗海、朱沛文、张锡纯等为代表的中西医汇通派,均为中医出身,所探索者多以西医印证中医,或取西医之长补中医之短。囿于当时的历史条件和医学氛围,他们人数不多又缺乏广泛的结合实践以及科学、先进的研究方法,存在较大的局限性。但他们"衷中参西、以西释中"的中西医汇通思想,与中西医结合的立场、思想、目标基本一致,是两种医学结合的先声。

（二）辛亥革命至中华人民共和国诞生前

这一时期主要是以"中医学存废"为中心的论争。该时期西风渐进,于是西医得以广泛传播、西医教育得以兴盛,西医队伍不断壮大;加之两次世界大战、连年内战,外伤、感染急剧增加,卫生环境极度恶化,都加速了西医外科学技术的发展和消毒技术的应用,同时催生了针对病原微生物的抗生素及其有效应用;西医学在国民心目中的地位不断提高,逐渐动摇了数千年中医药学在中国医学界的主导地位。国民党统治时期,政府出台了否定中医的错误政策,形成中、西医两大医学体系的对峙格局,出现了中医学存废之争。但危机也使中医界意识到中医要生存,就必须改革、创新、发展。在抗争与求生存的思索中,一大批中西医汇通医家陆续涌现。他们创办汇通教育机构,明确"发明新理,中西汇通,造就完全医学之才"的教学宗旨;成立汇通学术团体,提出"改革中医、发展中医、融贯中西、创立新医学"的积极主张;这些对于后来的中西医结合工作都有着重要的先导意义。

四、中西医结合医学发展阶段及主要成就(中华人民共和国成立至今)

中西医结合医学的发展离不开中西医结合整个事业的发展。党和政府历来十分重视中西医结合工作,始终坚持中西医结合的方针,促进中西医结合事业由初级阶段向逐渐成熟阶段发展。

(一)中西医结合医学发展的初级阶段—"西学中"的出现(1949—1961)

中华人民共和国成立后,中国面貌从根本上得到了改变,为医学的发展提供了全新的政治经济、思想文化、科学技术背景,中西医结合的问题被重新提出来,并开始了新的研究和探索。毛泽东同志多次在卫生工作会议上强调要团结中西医,并将"团结中西医"确定为我国卫生工作的基本方针。1950 年,毛泽东为第一届卫生工作会议题词"团结新老中西各部分医药卫生工作人员,组成巩固的统一战线,为开展伟大的人民卫生工作而奋斗",确定了团结中西医的卫生工作方针。1958 年中央批示卫生部党组关于"组织西医离职学习中医班的总结报告"后,在全国掀起了"西医学习中医"的高潮。到 1961 年全国共办离职学习班 37 个,2300 名学员毕业;加上在职学习的36 000 余人,初步形成了一支中西医结合医学队伍,为日后的中西医结合医学的临床和基础研究奠定了基础。

(二)中西医理论研究和临床实践阶段(20 世纪 60—70 年代)

这一历史时期,中西医结合基础实验和临床实践得到广泛开展。1970 年,周恩来总理亲自主持召开全国中西医结合工作会议,树立了一批中西医结合工作典型,并举办了全国中草药展览会。中西医结合工作者开展了如中医藏象实质(如肾本质)、藏象生理与脏腑的相关研究,"四诊"客观化、定量化、微观化研究;经络实质与针麻原理研究;小夹板固定治疗骨折研究;急腹症、烧伤、肿瘤防治等中西医结合临床实践和研究。这些研究,除了对中医经典理论进行引申阐发、理论探讨外,还结合西医理论和现代实验技术对中医、中西医结合临床方法及其机制进行了实验研究和理论探讨。期间,中西医结合抗疟药物研究,中西医结合治疗冠心病、慢性支气管炎研究以及针刺麻醉的临床与机制研究取得了可喜成果,为中西医结合临床研究增添了新内容。

(三)中西医结合医学逐渐成熟阶段(20 世纪 80 年代至今)

1. 国家从政策方针上对中西医结合的发展给予全方位保障 20 世纪 80 年代至今这一时期,中西医结合事业进入了快速发展期。1978 年,中共中央在《关于认真贯彻党的中医政策,解决中医队伍后继乏人问题的报告》批示中提出:"坚持走中西医结合的道路。"1980 年 3 月,卫生部召开全国中医和中西医结合工作会议,明确提出我国"中医、西医、中西医结合三支力量都要大力发展,长期并存"的方针。"三支力量"的提出,标志着中西医结合已成为我国医学现代化的一支重要力量。1982 年 11 月,卫生部在石家庄召开"全国中西医结合和综合医院、专科医院中医科工作会议",讨论了中西医结合基地、人才培养以及在人力物力财力等方面保障中西医结合事业发展等问题。1985 年,中共中央在《关于卫生工作的决定》中指出"要坚持中西医结合的方针……这一方针是指导我国卫生工作的总方针之一,无论中医、西医、中西医结合都应认真贯彻这一方针"。随后国家计划委员会(现国家发展和改革委员会)、国家教育委员会(现教育部)、国家自然科学基金委员会、卫生部(现国家卫生健康委员会)和国家中医药管理局在科研编目中建立了中西医结合课题编号。

1991 年 4 月,全国人大七届四次会议,在《中华人民共和国国民经济和社会发展的十年规划和第八个五年规划纲要》(简称《纲要》)中,将"中西医并重"列为卫生工作的基本方针之一。随后在九五、十五、十一五《纲要》中一再重申"促进中西医结合"。1996 年,江泽民总书记在全国卫生工作会议上指出:"各级党委和政府要继续加强对中医药事业的领导。要正确处理继承与创新的关系,既要认真继承中医药的特色和优势,又要勇于创新,积极利用现代科学技术,促进中医药理论和实践的发展,实现中医药现代化,更好地保护和增进人民健康。中西医工作者要加强团结,相互学习,相互补充,促进中西医结合。"

2003 年,国务院制订了《中华人民共和国中医药条例》(简称《条例》)。《条例》第三条指出:"国家保护、扶持、发展中医药事业,实现中西医并重方针,鼓励中西医相互学习,相互补充,共同提高,推动中医、西医两种医学体系的有机结合,全面发展我国中医药事业。"首次从法规层面上明确了中西医结合的地位,同时也设定了中西医结合应该达到的目标,以及实现这一目标的途径和措施。2003 年 11 月,国家中医药管理局又在《条例》的基础上制订了《关于进一步加强中西医结合工作的指导意见》(简称《意见》)。《意见》系统地对中西医结合工作的指导思想、任务、组织领导、基地建设、人才培养、科技进步、学术创新以及标准化、规范化和信息化建设做了较详细的阐述。这表明了党和政府对中西医结合工作的高度重视和殷切期望。

中国中西医结合学会分别于 1997 年、2002 年、2007 年、2012 年、2018 年连续召开了 5 次颇具影响的世界中西医结合大会,还召开了多次国际、国内中西医结合学术会议,评选中国中西医结合学会科学技术奖,影响力日益扩大。这些成果表明,中西医结合事业正在欣欣向荣、蓬勃发展。

2017 年 7 月 1 日起正式实施的首部《中华人民共和国中医药法》中三处明确提到了中西医结合医学,为中西医结合医学的发展提供了法律支撑。其中指出:国家鼓励中医西医相互学习,相互补充,协调发展,发挥各自优势,促进中西医结合。国家发展中西医结合教育,培养高层次的中西医结合人才。国家鼓励科研机构、高等学校、医疗机构和药品生产企业等,运用现代科学技术和传统中医药研究方法,开展中医药科学研究,加强中西医结合研究,促进中医药理论和技术方法的继承和创新。

总之,"坚持中西医结合""促进中西医结合",是党中央、国务院从我国国情出发,根据医学科学发展的规律、趋势和社会需求等制定的具有中国特色的医疗卫生工作的重要方针。它极大地促进了中西医结合事业的发展和中西医结合医学研究成果的不断涌现。

2. 中西医结合医疗、教育蓬勃发展　从 20 世纪 80 年代至今,中西医结合从医疗基地到教育基地都得到了蓬勃发展,各级中西医结合医院已经近 500 所,在基层还有为数众多的中西医结合专科、专病医院,成为我国卫生事业不可或缺的部分。自 2003 年起,国家中医药管理局开展了中西医结合重点医院建设项目,首批选拔了 11 所三级甲等中西医结合医院开展建设工作;2007 年和 2012 年分别选拔了第二批 10 所和第三批 18 所重点中西医结合医院建设单位。中西医结合人才培养是中西医结合医学发展的前提与基础。改革开放后,中西医结合高层次人才的培养首先启动,随着办学自主权的扩大,一些高等医药院校相继开展了三年制、五年制(方向)、七年制中西医结合高等教育,正式开启了中西医结合本科教育,现今已有 48 所中医院校、西医院校和综合性医科大学开办了中西医结合专业本科教育。

3. 中西医结合科研硕果累累　无论是高等院校还是科研院所都取得了一批中西医结合方面的科研成果。例如：屠呦呦等研制的抗疟药青蒿素于 2011 年获得了有着诺贝尔奖风向标之美誉的拉斯克奖（临床医学奖），并于 2015 年获得诺贝尔生理学或医学奖，这是中国科学家的本土研究成果首次获得诺贝尔科学奖；吴咸中用中西医结合非手术疗法治疗急腹症；尚天裕创立"动静结合、筋骨并重、内外兼治、医患配合、功能训练"等中西医结合治疗骨折的新理论、新方法；韩济生等开展针刺麻醉针刺镇痛机制的研究；陈可冀、李连达等将活血化瘀疗法用于心脑血管病的防治，其中"血瘀证及活血化瘀研究"获国家科技进步一等奖；王今达在全国率先开展中西医结合救治多脏器衰竭的临床与实验研究，使国际公认的感染性四脏器衰竭以上患者的病死率由 100% 降至 50%；沈自尹、姜春华等对中医"肾"本质特别是肾阳虚证进行了系列研究；陈竺、张亭栋等"砷制剂抗白血病效应的发现及其机制的阐明"；陈香美等对"IgA 肾病中西医结合证治规律与诊疗关键技术的创研及应用"的研究。

4. 中西医结合的新理论、新经验不断涌现　在中西医结合研究过程中，不断产生医学新认识、新观点，并不断创造新理论、新概念。如"病证结合""宏观辨证与微观辨证相结合"的诊断理论；"辨病析态""生理学肾虚""病理学肾虚""显性证""潜隐证""急性血瘀证""陈旧性血瘀证""高原血瘀证""血瘀证临界状态"和"急虚证"等中西医结合基础理论概念；"病证同治""证因同治""菌毒并治""动静结合、筋骨并重"，以及急腹症的治疗研究中提出的"通里攻下"等中西医结合治疗学新概念。它们不仅发展了中医理论，扩大了辨证内涵，也丰富了现代医学内容，切实指导着临床实践，提高了临床疗效。新理论、新概念的产生，也预示着中西医结合医学系统理论的诞生。

第三节　中西医结合医学的科学意义

中西医结合不仅是我国一贯强调的卫生工作方针，更是我国医疗卫生事业的一大特点。在当今中国，中医药与西医药相互补充、协调发展，共同承担着维护和增进人民健康的任务，已经成为我国医药卫生实践的重要特征和显著优势。中西医结合对我国医药学乃至世界医药学都具有重大科学意义。

一、中西医结合是我国卫生事业的需要

在中、西医并存的状态下，应该从中国和世界的历史、现状及未来着眼，准确把握当前的时代特点和任务，发展中医药学，丰富现代医药学；在基础研究及临床实践中，发挥两种医学的长处，探讨中西医结合医学的理论与方法。现阶段主要是通过探索中西医临床"病证结合"的理论和方法，切实提高防病治病能力，为人民群众提供更加完善有效的医疗保健服务。

二、中西医结合是一项伟大而持久的科学实践

从中西医汇通思想产生到有组织有计划地开展中、西医学结合，已经历了 400 余年坚持不懈的努力和实践。然而医学发展的属性决定了中西医结合本身就是一个伟

大而持久的科学实践活动。中医学是中华民族的瑰宝,中草药更是举世无双的宝藏。中西医结合医学实践所取得的既高于西医又高于中医的临床疗效,则从根本上代表了我国人民防治疾病、维护健康的最大利益。中西医结合所产生的新理论、新思维和新疗法对于发展具有中国特色的医学科学,具有重大意义。

三、中西医结合是医学发展的新生事物

中西医结合的目标是继承发扬中医药学,创造具有中国特色的新医药学。现阶段,中西医结合医学作为两种医学体系之间的新兴学科,可以取两者之长,优势互补,交叉渗透,融会贯通,不断取得高于单一中医或西医的临床疗效。如中医的整体恒动观与西医的局部分析论互补;中医的辨证治疗与西医的辨病治疗互补;中医的方药系统调节与西药的对因治疗互补;还有西医的数据化、标准化与中医的模糊观互补等。两种体系一旦有机融合,就有可能实现质的飞跃,从而孕育出既继承原有体系精华,又在原有体系上推陈出新、提高升华的新生事物。

四、中西医结合是医学科学发展的需要

由于东西方文化和思维方式的差异、人体的高度复杂性和医学目的的特殊性、中西医两种理论体系的不同,它们之间有着诸多的不可通约性。但我们更应看到二者均属医学范畴,研究对象都是人,都以防病治病、维护人类健康为目标。中医是古代哲学思想与临床经验相结合的产物,叙述语言古奥难懂、剂型服法烦琐不便,难被人们接受;中草药、中成药达不到出口标准,难与世界接轨,而中草药的毒性、作用等都必须通过科学实验加以明确。中西医结合作为一个新兴学科,发育远不够成熟。同样,西医学也遇到不少发展难题,如恶性肿瘤、动脉粥样硬化、心脑血管疾病、老年痴呆、糖尿病、脂肪肝、艾滋病等。单纯的中医、单纯的西医都遭遇到前所未有的挑战,人类必须寻找更新更好的方法加以应对,这就为中西医的渗透融合留下了巨大的发展空间。

五、中西医结合是人民卫生的需要

中西医结合医学实践所取得的临床疗效,为防治疾病提供了高质量服务,是我国医疗卫生事业现代化发展的方向之一,具有强大的生命力。2004 年,由国家中医药管理局支持、中国中西医结合学会组织的一次全国性调查结果显示:68.85%(2580/3747)的患者最喜欢中西医结合医生,65.45%(2278/3480)的患者认为他们会选择中西医结合医院,71.22%(1957/2748)的患者最喜欢接受中西医结合方法治疗,从一个侧面反映了中西医结合旺盛的社会需求。中西医结合半个多世纪以来历经风雨仍蓬勃发展,正是因为"中医好、西医好、中西医结合更好"已根植于祖国大地、有着深厚的民众基础。

当今世界,人类防治疾病的任务仍然十分艰巨,医学模式正在发生转变,医学目的也在进行调整。21 世纪医学的发展,突破性的进展有赖于医学与其他学科的交叉与结合;人体是一个复杂系统,只有将分析研究和综合研究结合起来,才有可能完全了解人体,而复杂系统研究方法的飞跃,将使医学得到新的飞跃。中西两种医学优势互补、交叉渗透而产生的中西医结合医学必将对人类医学事业发展作出不可估量的贡献。

笔记

学习小结

1. **学习内容** （＊为掌握，△为熟悉）

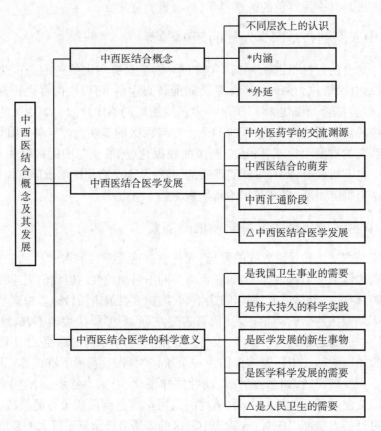

2. **学习方法** 重点理解常识、科学和哲学三个认识层次的中西医结合概念，以及基本内涵、外延；以时间为序，知晓中外医学交流源流、中西医结合医学萌芽、汇通和发展的三个阶段，尤其是发展阶段的主要成就以及中西医结合医学的科学意义，进而树立中西医结合的信念。

（隋 华）

复习思考题

1. 试结合中西医结合概念的外延之一论述中西医结合的概念及其基本内涵。

2. 试查阅资料，分别举一例说明你对三个层次的中西医结合概念的认识。

3. 从中西医结合医学发展阶段和科学意义，谈谈你对中西医结合医学的认识和看法。

第三章

中、西医学模式及其比较

学习目的

通过中、西医学模式发展变迁和基本内涵的学习,了解中、西医学两种医学思维方式的差异和互补,帮助学生提升中西医结合的信心。

学习要点

医学模式的概念和意义;中、西医学两种医学模式的基本内涵及意义;中、西医临床诊疗学的差异及各自的优势和不足;中西医结合的可能性和必然性。

第一节　中、西医学模式的演变

一、医学模式的概念

医学作为研究人体生命活动过程以及防治疾病、维护健康的一门学科,是人类在长期与疾病斗争的过程中逐步积累经验形成,并不断发展完善的科学体系。"医学模式"是指人们对健康和疾病总概念的抽象概括,是医学特征的基本描述。它在一定的社会历史时期内对医学研究的对象、方法和范围进行概括;反映并指导这一时期医学实践的基本观点、体系构架、思维方式和行为规范。

医学模式的确立和运用,至少有以下三个层次的重要意义:

(1)医学模式是医学在实践过程中自觉运用哲学思维指导的重要产物:任何能够真正称之为科学的模式,其中必然贯穿着科学的哲学思想,使之能在一定的历史条件下符合客观正确的科学发展规律。西医学模式就是在辩证唯物主义科学哲学观、世界观的指导下不断发展的产物。

(2)医学模式的演变反映出医学发展的趋势:医学模式同样需要根据一定历史时期内医学的发展进行自我改造,完善其理论观点,这样才能正确引导医学工作者整体观察和评价医学,及时发现并纠正偏差,引导医学理论沿着正确的方向发展。

(3)医学模式具有指导医学方法论的作用,可以指导并规范诊疗思维和医学行为:医学模式的确立,直接影响着医者对疾病与健康状态的认识以及处理医学研究对象的思维方式。在医学模式指导下形成的思维方式,是医学工作者思维和行为的出发点。

医学是一种社会历史现象,是在一定的思想认识和观念指导下的医学实践活动。医学模式作为表征或反映一定历史时期医学发展总体特征的医学哲学概念,不仅与一定历史时期的自然和社会文化背景紧密相关,而且本身就是一个不断发展变化的概念。

源于西方欧洲文化的西医学与源于东方中国文化的中医学,各自的医学模式也不尽相同。当东方医学继续沿着自然哲学医学模式不断发展完善成为现代"整体辨证医学模式"时,源于古希腊爱琴海地区的西医学,则由于欧洲民族间文化的经常性交汇融合,变迁为"机械论医学模式",再进而发展成为近代"生物医学模式"和现代"生物-心理-社会医学模式"。中医整体辨证医学模式强调整体观,即人是一个统一的整体,脏腑之间,机体与精神、心理之间密切相关,而人和自然、社会又紧密联系,天人相应。因而,中医学模式在哲学思想、研究主要对象和角度方面与西医学可谓殊途同归,完全体现了"生物-心理-社会医学模式"的基本内涵,而且所强调的人体自身的整体性也为现代西医学所关注和应用。

二、古代中、西医学的医学模式

中、西医学在漫长的历史进程中,都曾经历了神灵主义医学模式和自然哲学医学模式。

1. 神灵主义医学模式　神灵主义医学模式(spiritualism medical model)又称"巫医模式",是用超自然的神灵来解释人类的健康与疾病、生与死的人类早期的健康与疾病观。原始社会时期,人们对健康和疾病的认识尚处于萌芽状态,虽然已经开始观察生命现象,思考健康和疾病问题,但由于生产力和科学技术水平低下,人们对客观世界的认识局限于直觉观察,尚未建立科学的思维方法。因此,人们对健康和疾病的理解与认识只能是超自然的。这种医学模式认为人的生命与健康是神灵所赐,疾病和灾祸是鬼神作怪与天谴神罚,死亡是天神召回灵魂。对疾病的治疗,虽然也采用一些自然界中的植物、矿物作为药物,但主要还是依靠祈求神灵的巫术。这是早期的疾病观和健康观,这一时期的医学模式具有医巫混杂的特点。

2. 自然哲学医学模式　自然哲学医学模式(nature philosophical medical model)是应用自然现象的客观存在和发展规律来认识疾病和健康问题的思维方式,具有朴素、辩证的特点。随着科学技术水平的提高和医疗实践的发展,人们逐步摆脱原始宗教信仰束缚,开始探求生命本源,对健康与疾病的认识也逐渐发生改变,产生了具有朴素辩证唯物主义思想的整体医学观。古希腊、古埃及、古印度、中国建立的早期医学理论,都试图利用自然界的物质属性来解释人的生命属性,并由此产生了粗浅的认识和理性概括。如古希腊医学,用自然哲学中盛行的万物形成"四元素(水、气、火、土)论"来解释生命现象,认为组成人体主要成分的液体也分为四种(血液、黏液、黄胆汁、黑胆汁),当四种液体处于平衡状态时,人处于健康状态,失去平衡则发生疾病。中医学则用"阴阳学说""五行(木、火、土、金、水)学说"来引申说明世界上一切事物的阴阳和五行属性,并以五行之间生克制化的相互关系来阐释彼此间的相互联系和协调平衡;认为当人体五行的生克制化异常——相生、相克关系太过或不及都可能发生疾病。这一时期,中医学理论还吸收了老子的"道生学说"、孔子的"中庸思想"等自然哲学理论,形成了以"元气本体论"为基石的哲学思想。

值得一提的是,当时古希腊一些自然哲学家们提出的"原子论"。其代表人物德谟克利特通过对物质挥发、气味和蒸发等现象的观察,认为"原子"是构成世界的共同基础。这些原子在虚空中运动,并可以按照各种不同的方式互相结合或重新分散,由此形成世界上形态各异、丰富多彩的事物。遗憾的是,由于受制于当时的科学技术水平以及宗教神学的束缚,这一"原子本体论"哲学思想未能得到认同。

三、西医学模式的变迁

1. 机械论医学模式 机械论医学模式(mechanistic medical model)形成于14—16世纪,是运用"机械运动"的观点去解释一切自然现象的形而上学的机械唯物主义自然观。文艺复兴运动使自然科学研究冲破了宗教神学和经院哲学思想的桎梏,兴起运用实验、归纳演绎法对自然进行研究,有力地推动了科学技术的进步,并大大促进了医学发展。而随着化学和物理学的发展,中世纪由于古罗马帝国衰亡而被遗忘的古希腊"原子论"又重新站到了自然科学研究的最前列。

原子论哲学认为原子是构成世界万物的最小微粒,而原子内部又具有多样性。原子既然是一个在虚空中运动着的最小实体,要研究它就需要解剖实物,深入分析,将事物还原为最本原的元素或原子,实验科学方法因此而产生,西医学就是在这样的哲学基础上发展起来的。根据这一思路,西医学研究严格地遵循对应的因果决定论原则,认为任何生理病理现象都有其固有的原因,只要条件相同,结果就必然一致。通过实验,医学研究相继发现了植物细胞、动物细胞,从而确认了疾病形态学的物质基础,使解剖学、生物学获得了革命性的进展,大大推动了医学科学的发展。"原子本体论"哲学思想,为西医学提供了一种理解和认识生命与疾病的方法:不论是正常的生命现象,还是异常的疾病现象,均以结构为基础。正常的生命结构保证着正常的生命功能;而结构的改变或破坏,则限制了正常功能的进行,从而形成疾病的病理学基础。这一时期"结构-功能主义"逐渐成为西医学不可动摇的思想,而结构性的病理学改变则成为西医学诊断疾病、区分器质性与功能性病变的重要依据。机械论的思维方式,使这一时期的医学理论认为疾病就像是"人体机器"发生故障,维护健康就类同"维修"机器,却忽视了生命有机体的生物复杂性及社会复杂性。

2. 生物医学模式 生物医学模式(biological medical model)产生于18世纪下半叶到19世纪初,是以生物学过程解释健康和疾病,将生物学手段当做保健、预防、诊断和治疗疾病的主要、甚至是唯一手段的医学模式。18世纪以来,西医学在唯物史观的有力推动下,进入了"实验医学"阶段。以人体解剖、科学实验、临床观察三大手段作为主要研究方法,在吸收近代科学技术成果后,逐渐形成了包括解剖学、生理学、组织学、胚胎学、病理学、生物化学、微生物学、医学遗传学等较为完整的生物医学体系。这一时期的西医学十分强调生物科学对医学的重要意义。

该模式对健康和疾病的认识建立在疾病与病因的单因单果还原模式上,认为人的疾病状态都必然能在生物机体的器官、组织、细胞或分子水平找到可以观察、检测、量化的形态结构与功能改变;只要纠正机体内的不正常改变就可以使患者康复。这种立足于单纯生物科学基础上的医学研究模式,就是近代西医学的核心标志——"生物医学模式"。

"生物医学模式"的确立,有力地推动了医学的进步,尤其对有效揭示病原微生物导致传染病的流行规律,以及在这一模式指引下消毒灭菌技术在临床医学实践中的应用,极大促进了传染病的有效防治和西医外科学的飞速发展。但是,这种只追求因果性规律的生物医学模式,用"观察、假设、求证、结论"的逻辑对生命过程进行细致的分析,只注重人的生物属性,忽视了人的社会属性,谋求以生物机制的紊乱来解释一切疾病(包括精神疾病),必然不能阐明人类健康和疾病的全部本质。

3. 生物-心理-社会医学模式 生物-心理-社会医学模式(biopsychosocial medical model)产生于20世纪70年代,是一种综合了生理、心理和社会因素对人类健康与疾病影响的医学观。随着生活条件和劳动方式的变化,威胁人类健康的主要疾病由病原微生物导致的传染病转变为非生物原疾病。人类的健康和疾病与心理、社会因素的相关性显著增加。同时,随着社会文明的发展,人们已不再满足于治病和康复,转而更多地关注养生保健和生活质量。1977年,美国精神病学家恩格尔(G.L.Engel)率先提出了"生物-心理-社会医学模式",并指出这是医学发展的必然。该模式中疾病的表现形式不再是简单的线性因果关系,而是互为因果、协同制约的立体网络化模式。如果说相对局限于人体器官组织细胞研究的生物医学模式本质上是微观的,那么生物-心理-社会医学模式则是宏观的。这一模式顺应了医学以及卫生保健的需求,很快受到重视并得到广泛认同,成为现代医学模式的核心标志。

现代医学模式的确立对医学的发展起着巨大的促进作用。其一,在医学研究上,规定了医学研究必须向微观和宏观两个方向发展。既要在人体内部开展有关结构与功能直到分子基因水平上更精细完善的相关研究,也要研究心理因素的产生、发展和心身相互作用的规律,研究心因性疾病的社会本质,如社会、政治、经济、文化、环境对健康和疾病的影响等。其二,在医疗卫生服务方面,为临床医学诊疗实践提供了方法总则和思维模式。通过综合患者的社会背景、心理特征,对患者进行全面的分析、评估,进而制订出包括心理治疗和社会支持在内的综合治疗方案。其三,在对慢性病的防治方面,重视开展健康咨询和医学科普教育活动,影响并改变人们不良的行为习惯和生活方式。其四,对医学教育提出了更高的要求,将医学生七个领域的能力培养作为国际医学教育的最低标准(①职业价值、态度、行为和伦理;②医学科学基础知识;③沟通技能;④临床技能;⑤群体健康和卫生系统;⑥信息管理;⑦批判性思维和研究能力),使培养的医学生能够适应现代医学模式的要求,成为合格的医学人才。

四、中医学医学模式的内涵及其意义

与西医学的起源不同,中国古代哲学家们从另一个角度去唯物地认识世界,提出了"元气本体论",认为气充塞于宇宙,是构成一切事物的本原。气聚则成形(相对稳定),气散则无象(流动有序,连续不断);元气很难用解剖观察法以及分析还原法去认识,而事物的认识是多因素、多变量交互作用的复杂问题,很难遵循一对一的因果关系。因此,中医理论是立足于从内外环境的统一性、机体自身整体性及从阴阳对立统一的思想方法中去把握事物。

中医学自《黄帝内经》时期就确立了整体观念,并在整体观念的统领下树立起"形神合一""天人相应""三因制宜""治病求本"等医学观念。中医学理论和实践的根本出发点,就是把与自然环境和社会环境融为一体的"人"作为研究主体,认为个体是一个整体,个体与所处的自然、社会环境也是一个整体,人的疾病和健康以及人的生、长、壮、老、已整个生命过程都始终处于整体统一的主客观环境中。总之,中医学虽然没有如西医学明确地提出医学模式,但就中医学历代的医学实践活动,以及其生命观、疾病观、诊断观、治疗观及医者的思维和行为方式而言,都体现了"整体统一""天人相应""环境-形神"的整体观念,并逐渐演变成中医学医学模式的基本精神。

（一）中医学"整体辨证医学模式"的内涵

中医学以"藏象学说""天人相应""形神合一"理论为基础,以阴阳-五行-气化为基本思维方法,以整体观指导下的辨证论治临床体系为防治核心的"整体辨证医学模式",深刻反映了人与自然、人与社会、疾病与健康的客观规律。

1. 中医学的整体系统　中医学的整体系统是建立在"藏象学说""天人相应""形神合一"理论系统基础上的复杂而有序的整体系统。

（1）人体是一个有机的整体:藏象学说是人体内中医整体系统模式的重要理论基础,认为人是一个由五脏六腑、奇恒之腑、精、气、血、津液和经络构成的有机整体。各个组织和脏器,既相互区分,各有其生理功能和病理变化,又紧密联系、互相渗透,使人体整体协调并与外界息息相通,成为有着高度适应性的有机整体。中医的藏象学说体现了以五脏为中心的整体观,认为人体通过经络系统联络六腑、奇恒之腑、形体诸窍、四肢百骸等全身各组织器官,同时精、气、血、津液运行其中,统一协调地完成机体的生理活动,以维持机体内环境的相对稳定并沟通和维系外界环境。因此,依据中医藏象学说的整体观念,在局部疾病的临床辨证论治和科学研究中,应该从整体出发,确定治则治法和研究方向。

（2）人与自然交感相应:中医学认为人与自然存在既对立又统一的关系,即"天人相应"。人类在自然界中生活,自然界赐给人类赖以生存的必要条件。因此,自然界的变化也直接或间接地影响着人的机体,使机体产生相应的反应。属于生理范围的,即为生理适应性;超越了这个范围的,即是病理性反应。所谓"人与天地相应也"（《灵枢·邪客》）,"人与天地相参也,与日月相应也"（《灵枢·岁露》）,是指天地与人的交相感应、相互渗透。一方面,如四时气候、昼夜晨昏、地区方域等自然环境的变化会对人体产生影响,人体也可通过适应性的生理调节来适应环境;另一方面,人与天地相应,不是采取消极、被动的态度,而是积极地去发挥主观能动性。人类不仅能适应自然,还能主动改造自然,提高自身的健康水平,减少疾病的发生。如"动作以避寒,阴居以避暑"（《素问·移精变气论》）,"积水沉之可生病,沟渠通浚,屋宇清洁无秽气,不生瘟疫病"（《养生类纂》）等。因此,在临床实践中应注意观察和研究自然与人体的关系,把握外在环境与内在环境整体的有机联系,因时、因地、因人制宜地做好疾病的预防和治疗。

（3）形-神-社会相互和谐统一:人类是社会劳动的产物,除了有确切的自然属性,还因存在精神心理活动而具有社会属性。中医学认为人的精神神志、心理活动与脏腑形体相互依附、不可分割,即所谓的"形神合一"。如"肝藏血,血舍魂""脾藏营,营舍意""心藏脉,脉舍神""肺藏气,气舍魄""肾藏精,精舍志"（《灵枢·本神》）,"人有五脏化五气,以生喜怒思忧恐"（《素问·天元纪大论》）等。金代名医刘守真把形神关系概括为"形质神用",即形体是生命活动的基础,心理活动是形体的功能表现。张介宾也指出:"形者神之体,神者形之用;无神则形不可活,无形则神无以生。"而且,神以气血津液为物质基础,如"血气者,人之神"(《素问·八正神明论》);气血津液的运化、脏腑的功能活动又受到神的主导,如神旺则血流和畅,神恐则血气不升而面色㿠白,神怒则血气逆乱而面色红赤或血溢络伤而吐血。这种"形与神"两者相互依附而不可分割的关系,称之谓"形与神俱"。中医学在长期的医疗实践中,认识到社会活动-精神意识-机体健康的联系,精神活动和生理活动相互联系、相互影响,这是人与社会环境整体统一、相互和谐的基础,对后世心理疾病防治、养生康复等都有着重要的指导作用。

2. 阴阳-五行-气化是中医学的基本辩证思维方法　中医学医学模式"天人相应""形神合一"等整体观念,是通过阴阳、五行、气化等理论辩证统一起来的。"阴阳"是概括事物普遍属性的一种基本观念,用于分析说明相对事物或一个事物的两个方面存在对立制约、互根互用、消长平衡和转化的关系;"五行"是阴阳逻辑的发展和补充;"气化"指"气"的升降出入。中医学以"元气本体论"或称"一元论"为基础;将气化与五行、阴阳联系起来,认为万物源于气,气可分阴阳;气聚合成的具体形态,同样具有阴阳两个方面。阴阳根据性质(运行特性)不同,又划分为木、火、土、金、水五类(行),而每一类中还有阴阳之分。如中医探讨脏腑功能时,不仅脏腑可以分阴阳,各脏也都有阴阳,而且各脏生理功能之间同样存在生克制化的关系,即所谓论阴阳往往联系到五行,言五行则必及阴阳。"气"的升降出入则推动着五行的"生克制化",并贯穿于生命活动的生理、病理、心理现象的复杂变化之中。"气聚成形,形散为气"的气化过程是生命物质与功能变化的过程。只有"气"升降出入的协调平衡即所谓气机调畅,才能维持五行"生克制化"的平衡,维持阴阳的动态平衡;达到"精""气""神",即机体生理心理功能的正常。所谓"阴平阳秘,精神乃治",反之则"阴阳离决,精气乃绝"。因此,中医学以阴阳-五行-气化理论为指导的思维方式,帮助我们在医疗实践中从"气"的动态角度出发,分析疾病"证"的变化机制及其规律,阐释人体生理、病理、心理现象的客观性。

3. 整体恒动观指导下的辨证论治临床应用体系　辨证论治,是中医学认识疾病和治疗疾病的基本原则。临床医疗实践中辨证论治的各个方面都体现了中医学的整体恒动观。首先,中医诊疗疾病,着眼点是患病的"人",强调"以人为本""个体整体和个人-社会-环境整体"。其二,强调生命活动和天地万物始终处于不断的运动变化之中。《素问·六微旨大论》说:"不生不化,静之期也……出入废则神机化灭,升降息则气立孤危。故非出入则无以生长壮老已,非升降则无以生长化收藏。"其三,中医的"证"是对疾病发展过程中某一阶段的病因、病性、病位、病势及邪正关系所作的概括,反映了疾病某一阶段病理变化的本质。它代表着疾病当前的主要矛盾。但中医的"证"不是固定不变的,它随着病程的推移、病情的进展而变化,包括病性向矛盾对立方的"转化"和病情循病势发展的"传变"。其四,中医辨证的方法主要采用整体动态的认识方法,即司外揣内("以表知里法")、揆度奇恒、取类比象法来研究人体的生理与病理。总之,中医学以整体恒动的思维模式来观察、分析人体的健康和疾病状态。辨证论治是在中医整体恒动观指导下的临床诊疗体系,能针对疾病发展过程中不同阶段的病理本质,采用不同的治疗手段使患者重新建立起阴阳协调的动态平衡,促使疾病痊愈,即辨证论治的精神实质。

20世纪70—80年代,学者们提出了"整体医学模式""生命-心神-环境医学模式"

"自然-社会-形神医学模式""天人相应模式""天地人三才医学模式"等多种中医学医学模式,但至今仍没有统一和公认的说法。根据中医学医学模式具有"注重整体""以人为本""个体辨证""取法自然"的四个基本特点,可暂时定义为"整体辨证医学模式"。

（二）中医学医学模式的现实意义

1. 中医学"整体辨证医学模式"可以指导临床上多因素引发疾病的预防与治疗 中医学认为,正气为本,邪气为标,且因时因地因人而异。凡病须认清有无外感;急性病重在表里、寒热;慢性病重在虚实、寒热等。外感病初期,祛邪即可扶正。如针对外感初期的病毒性感冒,西医学重视的是疾病"病因",以抗病毒药物杀灭或抑制病毒而收效;而中医学则重视机体对外因所产生的整体病理反应,通过辨析患者的"证",依"证"采用不同的解表法,调畅气机、驱邪外出。又如临床甲状腺功能亢进症（简称甲亢）,西医学认为是甲状腺激素生成过多所致,因此用硫脲类或咪唑类抑制甲状腺激素的合成而取效;而中医学则认为甲亢早期是气郁致阴精过多聚集于局部,继而阴精化生过多阳气,导致阳热亢盛。因此,在临床早期,当类似甲状腺肿尚无明显阳亢化火时,以理气化痰、软坚散结为主;而到阳亢化火,功能亢进时,其治疗则以滋阴清肝泻火为主。从"气"的动态角度出发,可以辅助西医对主要病因的治疗,以缩短病程、提高临床疗效。

2. 中医学医学模式突出了人与自然、人与社会的密切关系 中医学强调在天人系统中作为主体的人,除了具有生物人的藏象经络系统外,还具有复杂的心理体验并与社会紧密相关,即所谓"天人一体""形神一体"。因此,在临床实践中,中医学的着眼点不仅关注人患的"病",更关注患病的"人",这种思想精神促使历代医家重视对患者精神异常、情感波动等心理疾病或状态的调治,在充分评估患者的心理状态和社会角色的基础上创造了丰富有效的心身调治手段及方法,如转移情感法、厌恶反胜法、药物调理法、语言疏导法等。其中,大多数方法至今仍有重要的应用价值。

3. 在中医学防治理论体系中,强调"天道"与"人事"相结合的基本防治原则,即所谓天道与人事一体 "人事"指饮食起居、贵贱贫富、社会地位、社会生活、社会关系的变化对人体健康或疾病带来的影响。防治疾病,必须把这些社会因素同"天地之道"的自然规律、人体藏象心神活动的生物科学规律紧密结合起来;也就是除了将人体的健康、疾病与社会、心理因素综合起来考虑外,还要综合考虑气候、地域、体质、神气等因素,并贯穿于辨证论治和防病摄生的临床实践全过程。

中医学的"整体辨证医学模式"与西医学的"生物-心理-社会医学模式"在观念和价值上具有同一性,两者都强调心理过程和社会因素对健康和疾病的重要性。同时,中医学的医学模式不仅与西医学模式是合拍的,而且可以为现代医学模式的发展完善提供有益借鉴。

第二节 中、西医临床诊疗学的比较

一、中、西医临床诊断学比较

1. 临床诊断学方面 西医诊断疾病的基本方法主要包括问诊采集病史资料,以及视、触、叩、听四诊进行体格检查,再结合现代科学技术发展的多种诊疗技术,包括实验室检查、超声、核素扫描、电子计算机断层扫描(computed tomography,CT)、磁共振成像(magnetic resonance imaging,MRI)、数字减影血管造影(digital substraction angiography,DSA)等,达到了解患者器官、组织和细胞的受损情况及其形态结构的改变,并借此推测机体代谢功能的变化,确诊疾病。西医学由于现代科学医疗设备的应用,生理学和病理学对于器官、系统功能活动和病理机制的认识,已深入到细胞分子水平;同时,检测仪器的日新月异、检查项目的日益繁多且精细,使医生对疾病的诊断也越来越依赖于各种检测手段。

中医学临床重视机体对疾病反应的整体表达信息,强调辨证。中医学对症状体征资料的搜集,是以望、闻、问、切四诊为基本方法来获得的。除此之外,医生还必须以中医的理论方法为指导,通过分析综合、比较鉴别、抽象概括,由表入里、由此及彼、去粗取精、去伪存真,达到了解病因、明确病位(表里、经络、脏腑等)、掌握病性(寒热、虚实、阴阳等)、判断病势的目的,以掌握疾病的阶段性本质,即所谓辨"证"。证,是机体在疾病发展过程中的某一阶段的病理概括。医生只有把对疾病的感性认识上升为理性认识,才能根据疾病的本质和规律,确定治则并遣方用药,达到治愈疾病的目的。

2. 病理诊断学方面　西医学在病理学上通过不同的层次来考察疾病,如细胞分子、器官组织和整体等几个层次。西医学认为物理、化学或生物学致病因子作用于人体,首先引起细胞分子结构上的改变(消除这些致病因子或防止它们侵害人体,已成为预防医学的主要任务之一);当细胞损伤进一步发展时,就会引起组织或器官的损伤和功能改变,出现组织器官的病理过程。因此,针对这些特异性病因以及由此而引起的特异性病理过程进行干预治疗,是现今西医学的着力点。

中医学认为人是一个复杂的有机整体,局部组织器官的病变,必然是整体病理变化在局部的表现,而决不会孤立于局部(这就是中医辨证注重整体的原因)。特异性的病因引起特异性的病理后果,如果可以用线性的因果关系加以考察和认识的话,那么整体性病理功能态的问题,就不是仅用原始病因与病理间的线性因果关系能够解释的了。中医学的病理概念不仅考虑致病因子在一定条件下作用于机体直接引起的局部病理变化,更有对整体的脏腑、天人和形神相关等诸多因素的考虑。众多因素在不同的层次交互作用的结果,而引发机体反映出的以若干症状和体征为表现形式的整体病理功能态,即中医学的"证"。尽管反应的形式可以多种多样,但均可按一定标准分型,这个标准便是中医研究的阴阳,阴阳又可分为表里、寒热、虚实。各种疾病表现的症状和体征所组成的"证"的背后,必然隐藏着各种疾病的本质和规律;医生在中医思维方法的指导下,运用中医学理论及临床经验,对症状和体征分类、鉴别后得出证型(找到疾病的本质)——即辨证。

二、中、西医临床治疗手段的差异

辨证是决定治疗的前提和依据,论治是治疗疾病的手段和方法。辨证论治的过程,就是中医学认识疾病和解决疾病的过程。通过辨证论治的效果,还可以检验辨证论治的正确与否。人是一个有机的整体,临床治病必须从整体观念出发,不但要重视局部,而且更要重视全局,调整机体的整体平衡,以有效提高患者的生活质量。

《素问·至真要大论》还提出"谨察阴阳所在而调之,以平为期",强调阴阳平和,遵循寒则热之、热则寒之、虚则补之、实则泻之、表病治表、里病治里或表里同治等法则;主张从对立面施以作用,进行滋阴补阳或扶阳抑阴,以纠正人体阴阳失衡,重建机体阴平阳秘和脏腑有序的关系,使机体从病理功能态逐步向健康的正常功能态转化。中医学除整体、阴阳之外又有正邪的观念,任何疾病都是正气与邪气矛盾双方互相斗争的过程。"正"是内因,指人体维持健康,抵抗疾病的能力;"邪"是外因,是指一切致病因素,包括外来邪气和自身的病理产物。"正"和"邪"是互相联系和互相作用的矛盾统一体,"正气衰则虚,邪气盛则实",正气不足可成虚,邪盛伤正也可致虚;邪气盛可成实,正虚不能托邪外出也可致实。在治疗上,以扶正祛邪为治疗原则。中医治则还包括标本缓急、脏腑补泻、治病求本、间接补泻、内治外治、三因制宜等方面,与理法方药共同构成中医学理论体系。中医学的治法是在治则的指导下确定较为具体的治疗手段,主要包括药物治疗、针灸、按摩、推拿、拔罐、刮痧、食疗等。

西医学在治疗上寻求对因、对症治疗,重视局部,深入寻找机体微观的病理改变,注重排除致病因素及实质性病灶,治疗针对性强,以对抗为主,治疗手段不断创新。近百年来,西医学凭借专业化的技术和已定的标准治疗方案,采用磺胺、胰岛素、抗生素等针对病因的药物进行治疗;采用放射介入、内镜介入、γ-刀等技术,延伸了外科的病灶治疗手段;运用器官移植、干细胞移植等技术提高患者存活率;应用 DNA 芯片技术、蛋白组学、代谢组学等观察治疗反应及影响等。尽管西医学对疾病的认识已经超出局部病理学范畴,如俄国学者巴甫洛夫(Pavlov)提出的"大脑在生理、病理过程中有重大作用的学说",加拿大学者塞里(H.Selye)根据下丘脑-垂体-肾上腺皮质激素在疾病过程中的显著作用,提出的"应激学说"等,试图从整体联系的层次来认识疾病更广泛的机制,并在临床实践中取得了良好效果。但是,目前西医临床治疗的主要导向仍然是细胞病理学说和分子病理学,主张消除致病因素和祛除机体中病变组织、器官,更正病变细胞的结构、功能和代谢改变,恢复躯体的正常功能状态。现行多数的临床治愈标准,也多以病变组织细胞的恢复为依据,而忽视了机体的整体联系和社会心理因素。

由于产生的文化背景不同以及认知方法的差异,中、西医在临床诊断学、治疗学方面各有自身的特色与不足。研究发现,双方的不足可能正好是对方的优势所在,可以取长补短、相互提高。而且,两者研究对象(人)、应用目的(保健或治愈)具有同一性,人体对外加药物的反应过程必然是相同的。因此,两者可以在临床医学实践中得到统一。两种医学体系的完善发展,势必形成中西医结合的诊疗方法。中西医结合诊疗强调诊断、治疗上的病证结合,即诊断上以中医辨证重视整体和以西医辨病重视局部相结合的"双辨诊断"或"双重诊断",治疗上以中医强调全身功能状态和以西医针对局部病变相结合的中西并重治疗手法,在彼此的优势互补中发挥最佳的治疗效果。

中、西医两种医学各有自己的优势和不足,见表3-1。

表3-1 中、西医学优势与不足的比较

	西医学	中医学
特点优势	以"唯物论"和"外因论"哲学思想为指导 以"原子本体论"立论 以实验结果为主要依据,理论严谨,概念明确,注重病变局部,诊断规范、精确、直观,思维方式简捷,易学易掌握 强调局部实质性病因,药物靶点明确,针对性强,收效较快,可重复性强 体系开放,手段不断创新,与现代自然科学同步发展	以"反映论"和"可知论"哲学思想为指导 以"元气本体论"立论 重视得病的"人","三因制宜"的辨证论治临床思维与防治方法,更符合现代生物-心理-社会医学模式 中药复方体现多途径、多靶点和整体调节,强调"因人制宜""辨证论治"的个性化治疗
缺点不足	治疗上强调人得的"病" 偏重局部、微观研究,整体认识复杂生命现象不足 思维模式仍偏重于单因单果的生物医学模式,尚未真正完成医学模式的现代转变 医源性、药源性疾病日益增多	理论概念较抽象,思辨性强,难以证实或证伪 经验主导,辨证相对间接模糊 缺乏当代医学可接受的评价方法和技术标准 方法古朴,较难与现代科技接轨,不利于学术发展

第三节 中西医结合的可能性和必然性

从上述中、西医学模式发展及临床诊疗学的比较中可以看出,由于历史、社会、文化背景的差异,中、西医学形成了认识与思维方式不同的两种医学体系。然而中、西医学在研究对象、应用目标的同一性以及诊疗、发展上的互补融合,决定了二者结合的可能性和必然性。

1. 中、西医学研究对象、应用目的的同一性是二者结合的基础 中、西医学的主要研究对象为人,并通过认清人类自身生命的物质基础、结构形态、运动规律,以及人体功能的运作和生理、病理的状态等规律性的认识,创造出防治疾病、增进健康的技术手段。中、西医学通过中草药及生物学制剂对人类机体进行治疗,其在体内所发生的药代动力学复杂多变,但人体组织细胞、器官代谢系统对外加作用的反应过程又必然是相同的。中、西医学无论其医学思想、方法、手段如何不同,但两者所追求的都是机体的平衡稳态,寻求防病、治病以及延长生命、提高生活质量等的方法,并最终取得全面身心健康这一终极目标。

2. 中、西医学临床诊疗上的局限性和互补性决定了二者结合的可能性 中医学注重整体,主要从整体上把握客体(人)的生命表象,不能像西医一样从多系统、多层次(整体、器官、组织、细胞、分子、原子)、生理与病理状态来认识客体。这也是中医学认识、方法、理论局限性的表现之一。同样,"证"这一反映人体整体生理状态或人体疾病或亚健康引起的整体病理生理反应状态的医学概念,是中医学研究人体所获得的理论认识和客观存在,而西医学却没有这方面的认识,这就是西医学认识、方法、理论局限性的表现之一。鉴于两者对客体的把握均有片面性,中、西医学各自的不足正是对方的优势所在,中西医结合有助于克服中西医双方的局限性,形成了优势互补的基础,促进对人体的认识更趋近全面、深刻。

机体"内稳态平衡"是中、西医学都承认的生理学概念,二者都认同健康是人体内外环境的相对平衡状态,稳态的破坏导致疾病的发生。但二者的认识方法和处理原则却不尽相同。西医学通过分析还原法积累关于内稳态的实证资料,深入到组织细胞乃至分子基因水平,并细致准确地掌握发病环节。其恢复内稳态的方法是高度针对性的单一治疗方法,如机体缺什么就补充给予相应替代物的"替代疗法"(如激素替代疗法);为"过亢"一方提供拮抗药的"拮抗疗法"(如用 H_2 受体拮抗药治疗胃酸过多)等。这些疗法都具有迅速恢复内稳态平衡的疗效,但长期应用可能造成严重的不良后果。中医学则根据自身"治病必求于本""本于阴阳""阴平阳秘,精神乃治"的阴阳平衡理论,通过调动或调整机体内固有的适应机制或内源物激发机制,使机体逐渐恢复正常稳态,称为"调动疗法"。尽管其疗效不及西医拮抗疗法或替代疗法"立竿见影",却能从机体动态这一本质上发生较稳定的疗效,并避免或减少替代或拮抗药物使用的副作用。可见,在调整机体内稳态方法上,中医的动态、整体观与西医的静态、局部观是完全可以优势互补、临床互用的。

尽管目前中、西医学还不可能融合成为一种统一的医学模式,但可以独立发展、并存共荣、整合互补。缘于现代信息论、系统论和控制论的影响,西医学的发展趋势若仅仅是单纯地重视分析而忽略整体结构和整体功能,无疑将渐行渐窄。而中医学讲究"感悟",未免夹带有很多主观因素,难以客观地定量、定性。若中医学的诊察疾病能参考西医学的微观分析,将辨证与辨病相结合,实现宏观与微观的统一,使中医诊断客观化,即把分析与综合相结合的方法引入中医理、法、方、药的研究,使两者有机结合、互相借鉴、补充,避免各自的片面性、局限性,这将有利于中、西医学的优势互补,有助于医学的多元发展。

3. 中、西医学体系的发展完善决定了二者最终融合的必然性　在中、西医两种医学体系彼此独立且不断发展的过程中,二者的弊端不断显现,因此寻求两种医学体系的沟通对话,是中西医结合的关键。随着研究和实践的发展,二者也悄然发生变化。比如西医学从注重机体的理化过程,逐步转变为从宏观上把握机体内在的系统性、联系性及社会、心理等诸多特性;从偏重形态结构以静态的观点看待生命活动,逐步转变为把握功能活动的相对性及生命过程的动态性;从注重观察个别因素对机体某一局部效应的认识方法,逐步转变为分析与综合相结合的研究方法。同样的,在经验与思辨中稳定发展的中医学,也正卸下"传统"的包袱,克服自身缺陷与不足,从微观与宏观、静态与动态、分析与综合的"结合"上不断完善自己的理论体系和临床实践体系。

目前,中西医结合在基础研究、临床研究和方药学研究等方面取得了显著成绩。在整体观、阴阳学说、恒动观等理论的指导下,体现宏观与微观的统一,维持阴阳协调的动态平衡,运用西医学及其他现代科学技术和方法,进行实验、临床和多学科合作研究,从器官水平、细胞水平、分子水平深刻地认识中医学所阐述的人体生理、病理现象

笔记

和规律,使中、西医学体系得到进一步的交汇融合,开拓了中西医结合理论研究的新局面。

4. 中西医结合是两种医学从差异、互补走向渗透、融合的新学科 中医学由于其特定的文化背景,偏重于病因治疗的非特异性,习惯于"辨证"论治。西医学偏重于病因和治疗的特异性,习惯于"辨病"治疗。辨证论治、辨病论治的结合,能够互补中、西医自身的局限性,提高疾病诊断的准确性和临床疗效。因此,采用病证结合的中西医结合研究是一种趋势。它是一种将整体和局部相结合起来认识和处理临床问题的新的诊疗方法,既有助于促进西医辨病的整体化、系统化,又有利于用现代科学知识与方法阐明"证"的实质,从而提高临床诊疗水平,提高疗效。目前,中、西医"病证结合"已成为中西医结合临床医学实践中常用的诊疗方法和思维方式。

(1)诊断方法上强调"病证结合"、优势互补:西医对疾病的诊断,中医的辨证,各有优势,而"病证结合"则吸取了中、西医两种医学之长而弥补了彼此的短板。一方面,"病证结合"的思维模式有助于从病因、形态、功能、生化等微观层次上认识疾病的本质,校正中医学司外揣内、由表知里的模糊思维,以正确诊断疾病。另一方面,"病证结合"有利于临床针对疾病进行深入分析,抓住中医学整体观念的合理内涵,不仅要看到疾病的生物因素,也要看到整体以及心理和社会因素,在微观认识的基础上扩展到全体、群体及社会宏观方面,正确认识人体局部和整体、静态与动态、微观和宏观、个性和共性的辩证关系,克服西医学机械和形而上学的弊端,把握疾病全貌。因此,将中医学的四诊合参结合西医学的实验诊断方法,加强对疾病深度和广度的认识,已成为中西医"病证结合"临床诊断的重要手段。如西医学所说的心律失常既可以包括中医学的"心悸",也可以包括"胸痹",辨证可以完全相同,也可以完全不同。所以临床研究时就需要根据病证相结合的模式来进行,既要重视"异病同治""同病异治",也要注重"同证异治""异证同治",病证结合,从不同的侧面把握疾病的病位、病势,才能切中病情,提高临床疗效。

(2)治疗方法上"病证结合"、中西并重:西医治疗针对局部和特异性病因,治疗以对抗疗法为主,强调直截了当;中医治疗则强调全身功能状态的调整,在充分辨证论治的基础上重视协调阴阳和脏腑功能,而对病因、病位的针对性不强。因此,中西医"病证结合"依据具体病人疾病轻重缓急和各阶段的主要矛盾,分析不同阶段中、西医学治疗上各自的优势,按不同的思路,灵活采用中医辨证论治和(或)西医病因治疗,综合运用或选择性运用对抗疗法和调整疗法,有助于达到取长补短、提高临床疗效的目的。如急性心肌梗死的患者要求紧急开通血管进行介入治疗,这是西医的疗效优势,然而术后体力的恢复、并发症的预防,特别是冠状动脉支架术后再狭窄的预防却是中医药的疗效优势。近年来运用活血化瘀药物进行冠状动脉介入术后再狭窄的防治,取得了突破性进展,展示了良好的中西医结合互补融合的范例。

著名科学史家莎特曾说:"西方与东方的影响是相得益彰的,我们忽视了任何一方面都会失去正确的判断能力——在任何情况下,若不同时考虑双方(东方与西方、科学与学术),都同样意味着精神志力的畸形和缺陷。"陈竺院士也指出:"打破中西医之间的壁垒,是东西方两种认知力量的汇聚,是现代医学向更高境界提升和发展的一种必然趋势。"

我们有理由相信,中西医结合这一新兴学科将会在科学相似相近之处寻求还原分析法与系统整体法的有机结合,进而在揭示中西医结合临床特色病种的病理生理学变化规律、病证结合诊疗规律方面,取得重大进展、赢得更多共识,使中医、西医、中西医结合三者的关系得以和谐体现。

学习小结

1. 学习内容　　　　　　　　　　　　　　　　　　　（ * 为掌握,△ 为熟悉）

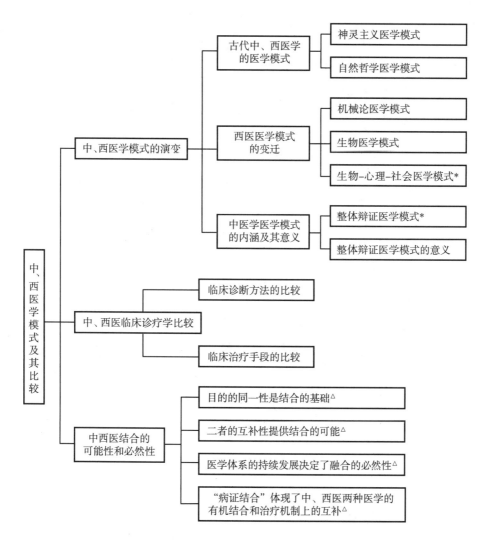

2. 学习方法　本章要结合分析比较、归纳总结的方法来认识医学模式的概念及其意义、中西方医学模式的基本内涵及其现实意义,以及中西医二者临床诊疗学的差异、优势特点及不足,进而理解中西医结合的可能性和必然性。

（洪铭范）

复习思考题

1. 试结合医学模式及其意义,谈谈现代中、西方医学模式的基本内涵。从中你获得了哪些启示?

2. 根据中、西医学诊疗学上的差异,你认为二者在诊断和治疗上可以互补或综合吗? 说说你的观点。

3. 结合中、西医各自的特点优势或不足,你认为中西医结合可从哪些方面予以考虑?

中西医结合临床医学思路与方法

第一节　中西医结合临床诊断的基本思路与方法

一、中西医结合临床医学诊断的基本思路与方法

中西医结合临床诊断学体系的建立应以中医、西医的理论为指导，以古今中外的医学实践成果为基础，以现代科学的先进技术为手段，充分运用中医、西医的技术和方法，综合分析临床上的各种问题，从而获得明确的西医辨病和中医辨证的诊断。开展中西医结合临床研究以来，在实践中逐渐形成了以"辨病与辨证相结合""宏观辨证与微观辨证相结合"为主的新的临床诊断思维模式。这种模式充分利用了现代各种先进技术方法，充分发挥西医对疾病定性定位诊断的长处，作出西医疾病的诊断，又严格按照中医注重疾病的整体反应和动态变化进行对疾病的全面分析，并结合对中医"证"现代研究的一些微观指标，作出中医相应的证的诊断。这种思维模式是两种医学优势的结合与互补，充分利用了中西医结合研究的新成果，在临床实践中更有效地分析问题和解决问题，这对临床诊疗水平的提高是一重大进步。

（一）辨病

1. 辨病诊断的思路与方法　西医辨病诊断一般包括三步：一是收集资料。首先通过问诊询问患者的症状和有关病史，获取探索疾病本质的临床资料，作出症状诊断。其次，通过最基本的望、触、叩、听和嗅诊等进行全面而有重点的深入体格检查，作出体检诊断。最后，在问诊和体格检查的基础上合理选择安排实验室诊断和现代仪器与影像学检查。二是综合分析。综合分析判断上述所收集的资料，进行去伪存真、归纳比较，再结合西医学理论和医生的临床经验，将可能性比较大的疾病罗列出来，形成初步

诊断。三是验证或修正诊断。在临床实践中观察疾病的过程,注意有无新的发现,必要时再次合理进行新的各种检查。分析这些新的检查结果是否符合疾病的发展规律,是否支持诊断,对某些疾病还可采用治疗终点和观察评价指标明确、针对性强的疗法进行试验性治疗,最后确定、补充或修正诊断。

在西医辨病诊断中,存在着许多不确定因素,如病人的主观体验和表述能力,医生的知识、经验和思维方式,疾病的复杂性、潜隐性和变动性,诊疗手段的差异性和不精确性等。因此,在疾病诊断过程中既不能盲目相信患者的主诉和医生的判断,也不能依赖个别仪器的化验检查,而把一些指标绝对化。只有全面、准确地收集临床资料,由表及里、由此及彼地进行分析,动态、辩证地考察疾病诊疗的全过程,才能抓住疾病的本质。

2. 辨病的基本原则

(1) 早期诊断原则:诊断是预防和治疗疾病的前提。对传染病、地方病等,只有尽早发现,才能及时采取有效的预防、治疗和隔离措施,防止进一步传播扩散。其他疾病也应早期诊断,才能防止疾病发展和恶化。早防早治,才能取得更好的疗效。

(2) 综合诊断原则:诊断要求全面完整,重点突出,条理清晰。首先,它至少包括以下内容:一是病因诊断,即致病原因及其本质,是最理想的临床诊断,如风湿性心脏病;二是病理解剖诊断,即疾病的部位、性质、细微结构变化的判断,如二尖瓣狭窄;三是病理生理诊断,即疾病引起的功能变化,如心功能不全,由此可作出疾病的预后判断;四是生物化学或分子生物学诊断,如白化病、镰形红细胞贫血等,可了解单基因或多基因改变引发的机体一系列结构、功能和代谢改变,帮助疾病的治疗及预后判断。其次,还应作出疾病分型或分期的诊断,如心功能不全可分为代偿期和失代偿期。此外,疾病是复杂多变的,如果患者有并发症或伴发病,尚需作出相应的诊断。

(3) 个体化诊断原则:疾病的表现、症状的有无和轻重除受病因、病理、生理等生物学因素影响之外,还可因人、因时、因地而异。例如,临床上同一疾病病情轻者也可能其症状比病情重者明显。因此,临床诊断时必须结合患者的性别、年龄、生活和工作状况、文化修养、心理状态以及发病季节和地域等社会、心理和自然因素综合考虑。

(4) 高效率诊断原则:一是首先考虑常见病和多发病的诊断,这符合概率分布的基本原理,可减少误诊,其次再考虑罕见病;二是首先考虑可治的而疗效较好的疾病诊断,以便尽早、及时、恰当地处理,减少患者的痛苦,其次再考虑目前尚无有效治疗或预后较差的疾病;三是尽可能用一种疾病解释多种临床表现,分清原发病与继发病或并发病,分清主次轻重缓急;四是分清器质性病变和功能性病变,重点考虑器质性病变,以免错失治疗良机。另外,对于错综复杂、危重疑难的病例,通过三级医师查房制度、病例讨论制度和"会诊"制度,分析病情、查找病因,确保不漏诊、不误诊及合理诊断。

(二) 辨证

1. 辨证诊断的基本思路与方法　中医辨证首先是通过望、闻、问、切四诊收集患者的病史、症状和体征等临床资料。在收集临床资料时,中医除像西医那样有详细的问诊外,中医四诊中较独特的是望神色形态、舌诊和脉诊。中医强调四诊合参,从整体出发,多层次、多角度、多方面地收集病情资料,并注意调查社会、心理、环境因素的影响。收集资料的重点是必要性和特异性的资料。这些资料是某证候的诊断必然见到的或仅见于该证的,这是诊断的主要依据,同时也包括具有综合性确定性意义的一般性资料,以及某些对诊断该证具有与他证鉴别意义的否定性或阴性资料,亦可以结合现代研究成果,引进具有诊断和鉴别意义的某些西医理化检查和仪器检查的结果。其次是采用演绎、归纳和类比推理的方法对所有收集到的临床资料进行综合分析，寻找疾病在患者就诊这一阶段的病因、病性、病位，然后将病因、病性、病位等有机结合，根据中医学理论，作出全面统一的病机分析，揭示其内在的联系，并对病情的浅深轻重、病证的预后转归等作出合理的判断。再次用规范性术语高度概括疾病所处阶段的病理变化，形成初步的证的诊断。证名应以国家中医药管理局颁布的国家标准《中医临床诊疗术语》（北京，国家标准出版社，1997 年）为准。最后是确定或修正证名诊断。疾病是复杂多变的，证候亦有由不典型到典型、由简单到复杂的变化过程；医生的认识也有一个由感性到理性，逐步提高升华的过程。初步证名诊断只能当做一种假说，其正确与否尚待进一步对病情观察，因此需要注意发现有关病情的新资料，分析这些新资料对初步诊断的符合度。对某些病证，中医也采用针对性较强的疗法进行试验性治疗，然后确定、补充或修正证名诊断。

20 世纪 80 年代，有学者提出了微观辨证的概念，并指出微观辨证是在临床收集辨证素材过程中，引进现代科学，特别是现代医学的先进技术，发挥它们长于在较深入的层次上，微观地认识机体的结构、代谢和功能特点，更完整、更准确、更本质地阐明证的物质基础，从而为辨证微观化奠定基础。简而言之，是使用微观指标认识与辨别证。微观辨证可以提高临床诊断的准确率，并正确地指导治疗。内镜、X 线、CT、超声波等影像学检查内容，可分别对脏腑色泽、形态、位置及体内积聚、痈疡、水液停聚等情况进行直接或间接探查，以弥补司外揣内之不足，为脏腑、气血病变提供更加可靠的辨证依据。利用现代医学的一些检测手段，发现其潜在证候，可弥补以往中医对这些疾病的无症状情况下诊治的不足。因此，把微观辨证与宏观辨证有机结合起来，就可以加深对疾病的认识，更有效地提高疗效。宏观是微观的综合，微观是宏观的分析，达到两者辨证统一。

2. 辨证的基本原则

（1）主症定主证的原则：四诊过程是围绕主症采集临床资料，力求条理系统，重点突出，主次分明。主症常可揭示病变的位置和性质，如耳鸣健忘、腰膝酸软多揭示肝肾阴虚。主症辨认不清，辨证必然有误，因此辨证须抓主症。其他症也从不同侧面反映证的属性，抓主症的同时应综合他症，方能更全面揭示证的本质。

（2）个体化辨证的原则：个体化辨治是充分考虑疾病所在的部位、寒热虚实、脏腑功能强弱等各个要素，并对其进行有针对性的干预，是中医个体化治疗优势的体现。中西医结合临床各科的教科书或专著中一般是将西医的某一病分为几个不同的证型，但这只不过是一种经验性的概括而已，这些证型是固定的，而临床患者的病情是复杂多变的。个体化辨治是充分考虑个体因素，如时令、环境、个体差异，以及诸多因素作用于个体后所产生的不同反应，而采取的辨证治疗方案，可根据实际情况随机变动处方，具有较强的灵活性和针对性。所以在对某一疾病辨证时，要结合常见"证型"，对具体病人、具体病情作具体分析。

（3）单一证诊断的原则：西医诊病有单一病诊断原则，那么中西医结合诊断亦应遵循单一证诊断的原则。临证时应结合患者的病史和临床表现综合分析病因、病位、病性和病机，力求用一种证来概括，以便于中医的遣方用药和其他疗法的决策。但若不能用单一证来解释概括时，也应作出相应的复合证或兼夹证的诊断。

（4）动态辨证的原则：疾病是一个不断变化发展的动态过程，只有从动态变化的角度去观察、了解病情，才能全面、准确地把握疾病，进行恰当的辨证论治。根据疾病的动态变化去辨证分析,把握其发展趋势,并指导治疗的辨证分析方法称为动态辨证法。随着疾病过程中邪正斗争的变化导致病情的变化,以及患者的体质、情志、饮食以及调护治疗措施的影响,证必然会发生变化。因此,临床辨证要注意主证的转化,应始终动态观察病证的病情变化,通过分析邪正消长及病理演变过程,明确病机性质,进而判断疾病的传变、转归及预后,提示治法,指导治疗。

(5)常见证、多发证诊断的原则:西医辨病有常见病、多发病原则,中医辨证亦如此,这是符合科学概率分布原理的。这样可简化辨证的复杂性,提高诊断和治疗效率。但对于某些疑难疾病,亦应考虑罕见证的可能性,不可固执一见。

(6)综合辨证的原则:中医学在长期的医疗实践中,创立了八纲辨证、脏腑辨证、经络辨证、气血津液辨证、病因辨证、六经辨证、卫气营血辨证和三焦辨证等多种辨证方法,临床要根据具体的病情而灵活选择恰当的方法进行辨证。一般先分析可能的病因,从八纲辨证考虑,判断病位(表里),明确病性(寒热、虚实、阴阳等)。先判断是外感时病还是内伤杂病。若外感时病:用卫气营血辨证/三焦辨证/六经辨证+病因辨证。若内伤杂病:用气血津液辨证/六经辨证+病因辨证。无论是外感时病还是内伤杂病,最终大都会引起相应脏腑的功能变化,因此大都要落到脏腑辨证。经络辨证主要在针灸推拿诊疗时或经络循行部位的证候明显时运用。临床实践中常常是多种"证"夹杂,因此需采用综合辨证原则进行有层次辨证。

(三)辨病与辨证结合

中医、西医临床实践研究的客体目标都是患病的人。西医的"病"和中医的"证"都是对同一客体的认识结论,所以"病"与"证"必然存在着普遍的相关性,但中医、西医的理论体系不同,对同一客体认识的角度不同,这就决定"病"与"证"之间又存在着原则性的差异,所以西医的"病"和中医的"证"之间的关系是复杂的。

1. "病"与"证"交叉相关

(1)同病异证:即西医的某病包含或涉及中医的某个证或多个证。如冠心病下分气虚证、阳虚证、阴虚证、气阴两虚证、气滞证、血瘀证、痰湿证等。

(2)异病同证:即中医的某个证包含或涉及西医的某个病或多个病。如冠心病血瘀证、肝硬化血瘀证、脑栓塞血瘀证等。

中医的某证包含或涉及西医的某病或多个病,或西医的某病包含或涉及中医的某证或多个证,这是临床实践中的大多数情况,也是目前辨病与辨证相结合研究的主要内容。对这种情况,目前学术界处理的方式有两种。第一种是以辨病为纲,以辨证为目,以病统证,即一个西医病种下分中医的若干个证型。这是目前为止绝大多数中西医结合专著或教科书所采用的形式。临床实践运用则是在明确西医疾病诊断的基础上,根据每种病发生发展和变化的全过程的基本矛盾,区分其不同阶段的主要矛盾和临床表现,结合现代研究成果,运用中医理论,对患者的疾病作出中医证的诊断。这种病证结合模式在临床实践中占主流,其形成和发展起来也是必然的和必要的,有利于中西医结合临床全面认识和治疗疾病。

2. "病"与"证"不相关或间接相关

(1)有证无病:即中医的某证不在西医"病"的范围之内,或所谓的"第三状态"。

(2)有病无证:即西医的"病"落在中医的视野之外,传统的中医诊法和辨证无法作出相应的诊断。

笔记

（3）"病""证"间相关联：一些西医一时难以确诊且无药可施的"病"，常常中医有证可辨。这些情况更能体现中西医结合临床诊断的优势互补。

西医辨病准确、深入而又客观，但有时会出现无"病"可辨、无"药"可施的情况，即经各项实验室检查，其各项指标和结果均属正常而没有明确的病理改变，但却有身心上某些不适症状。此类处于健康和疾病之间的"第三状态"（或亚健康状态），或疾病处于早期阶段，西医常不能确诊为疾病或只能诊为"功能性"疾病而没有针对性的治疗办法。例如强直性脊柱炎常发生于青少年，患者早期只表现为腰骶疼痛，而无西医理化检查的异常，因此西医不足以确诊而难以进行规范治疗。中医通过患者多身材矮小、体质瘦弱、抵抗力较差等可辨为肾精亏虚而予以补肾壮骨治疗，可改善症状而延缓或阻止病情进展，有利于患者的治疗，这属于中医的"治未病"范畴。

辨证是中医诊断学的主要特色。但传统的辨证只局限于通过四诊收集的机体外在临床表现，"司外揣内"，通过分析综合进行归纳、演绎和类比推理而得出证的诊断。这种辨证诊断存在不确定因素。其一是收集的临床资料受主客观影响，定量性、可检测的参数极少，而有一定的模糊性。其二是辨证过程受医生的知识结构和思维定式的影响，或医生过度相信自己的临证经验，墨守成规，形成牢固而潜在的经验性思维定式来辨证识证，由此常导致对同一患者，不同医家辨证结果不一，甚至得出相反结论。其三是辨证本身是根据病史和患者外在变化现象来诊病的，然有时中医常处于"无证可辨"的困境。如隐匿性糖尿病、各种肿瘤的早期阶段，可能既找不到明确的病史，也无主观感觉的异常和形体的表现异常，只有通过某些仪器检查或实验室检查才能发现。其四是单纯的中医病证的诊断缺乏对疾病的基本矛盾或本质的认定，常无法判断疾病的预后和转归，如食管癌、贲门痉挛均可表现为进食阻塞，中医均作噎膈予以辨证处理。

3. 中西医临床"病证结合"诊断的意义　虽然中医学与西医学的理论体系不同，但从历史发展观点看今天，中西医临床诊断在局部与整体、微观与宏观的认识上都在朝着统一的方向发展，在理论和实践上不断地互补。以现代哲学和现代科学为基础，发挥中西医理论与实践的各自优势，形成一种中西医结合的现代临床诊断方法，来认识生命体的多层次性、多变性、整体性、综合性，科学地把握疾病的发展变化，在临床工作中已越来越体现出它的实用性、价值性、迫切性和重要性。

二、中西医结合处理危急重症

在临床实践中，判别危急重症是中西医临床医生开始临床思维的第一步。由于危急重症往往发病急骤、病情不清、不确定因素多、变化迅速且预后不定，而疾病性质又要求医生在作出明确诊断前就必须进行医疗干预，加之患者和家属往往对缓解症状和稳定病情的期望值甚高，对医生能否迅速到位并合理介入处理也要求很高，处理不当极易发生医疗纠纷。这些都要求临床医生必须通过最少的病情资料，迅速甄别病情的危急程度；在最短时间内以敏捷的思维果断决策，采取最快速有效的医学方法救治患者。因此，利用现代检查手段精准快速的特点，正确判断和处理危急重症并及时记录，是中西医临床医学诊疗中至关重要的一环，也是避免临床医疗纠纷的关键环节。

（一）危急重症的判别

危急重症一般分为三种类型：濒死，即患者随时有生命危险，如窒息、深度昏迷等；危重病，生命征不稳定或相对稳定，如不及时救治将直接威胁生命，如低血压、呼吸困难等；一般的急诊患者，如急性高热、眩晕、胸痛、腹痛等。

（二）危急重症的临床诊断思维方式

简化思维程序即参照、比较疾病的多种表现，抓住关键性和特征性临床症状、体征，通过鉴别诊断逐步排除其他诊断倾向，进而在最小的范围内选择一个最大可能性的诊断。这种简化程序的诊断思维方式，有利于抓住主要矛盾，予以及时处理。如对于动态下突发性明显头痛、呕吐、意识障碍的中老年患者，应首先考虑脑卒中。简化思维程序原则是有学识、有经验医生（包括中医、西医、中西医结合）临床通用的诊断思维原则。知识阅历越丰富，使用越熟练、越快捷。在危重症病例中，只有依此原则迅速建立初步"病"的诊断，才能及时决定下一步的诊疗方向。

（三）危急重症的处理方法

1. 稳定生命体征　临床急救以抢救患者生命为最高原则。医生必须迅速判断病情，稳定体温、呼吸、脉搏、血压等生命体征，主要采用先抢救再诊断、边治疗边诊断的方法。如对于窒息、发绀的患者，应首先确保呼吸道通畅，给予吸氧并建立静脉通道，迅速进入急救抢救程序。

2. "重病优先"原则　如对于严重胸痛患者，首先应考虑是否存在威胁生命的疾病，如急性心肌梗死、多处骨折伴发心脏破裂、主动脉夹层等。当最严重疾病被排除后，再考虑其他疾病。

这一原则同样适用于医生接诊患者较多时。医生应注意观察周围所有患者，优先诊治最危重者。

3. 重视病史和检查　采集危急重症病史是快速正确诊断的前提。临床上，应根据病情缓急，分清主次轻重，通过不同方式采集病史，避免先入为主而导致误诊误治；同时进行适当的可快速给出急诊报告的现代医学辅助检查，使其成为疾病诊断的重要依据。如怀疑急性心肌梗死时，可急查心电图、心肌酶谱、肌钙蛋白等项目；怀疑病毒性心肌炎、先天性心脏病时，可急查超声心动图等项目；怀疑颅脑损伤、急性脑血管病时，可急查 CT、MRI 等项目。

4. 重视专科会诊　危急重症患者有的患多种疾病，有的病情复杂，有的属危、急、重症；处理困难时，可按急诊会诊制度，请专科专家协助诊断和治疗。在临床上，要重视鉴别诊断，对于急性腹痛育龄女性患者，要高度警惕异位妊娠。会诊不仅有利于解决疑难问题，也是临床医疗安全的要求。

5. 重视急诊留观　危急重症往往存在疾病表现多样性、临床不典型性、不确定因素多及病情变化快等特点。如急性心肌梗死，肌钙蛋白发病 3~4 小时后才升高；急性胰腺炎发病 6~12 小时后，血淀粉酶才升高；又如怀疑腹部、头部外伤或脏器损伤，中毒，硬膜下出血等，当一时无任何实验室阳性征象时，应采取急诊留观的方法，避免漏诊或误治。对病情复杂诊断不明的患者，应放宽留观标准，严密观察病情进展。

第二节　中西医结合临床治疗的常规思维和基本步骤

一、中西医结合临床治疗的常规思维

中西医结合临床治疗应建立在西医辨病和中医辨证正确的诊断基础之上，从临床实际和病人的病情需要及利益出发,单用中医或西医方法治疗的单一模式,或采用以中医为主或以西医为主的主辅互补模式,或二者并重联合模式。

（一）制订综合性治疗方案的原则

在中西医结合临床治疗方案中,最佳治疗方案应具备及时性、有效性、安全性、低廉性、个体化特征。

1. 及时性　时间就是生命。临床医疗实践中,首先是尽早诊断、尽早治疗。疾病的早期,病变局限,机体组织细胞损伤轻,功能障碍相对少,及时治疗可以事半功倍。如急性胰腺炎一般在 12 小时内治疗预后较佳;心肌梗死越早治疗效果越理想;呼吸困难、心脏骤停、各种休克等危急重症均需及时抢救。

2. 有效性　最佳治疗方案是以最小的医疗代价而达到治疗效果的最佳化。当二者冲突时,应以抢救生命、保全功能为前提,确保有效,尽可能做到在最短的时间内,以最小的医疗代价消除病因,减少组织结构损伤,尽早恢复患者的生理功能。

3. 安全性　任何治疗手段和方法都存在一定的不确定因素和一定的风险性。中西药都具有一定的"治病"作用,也都有可能引发不良反应或"致病";加上疾病本身的复杂性、医疗水平发展的局限性等,医疗过程中需时刻注意安全性。因此,在治疗时应首选有效安全、成熟的治疗方案,避免药物本身的副反应和药物之间的相互作用,减少不安全因素,尽量避免医疗事故和医疗纠纷。

4. 低廉性　选择治疗方案和治疗药物应充分考虑患者的经济情况和医疗资源的节约。反对在经济利益驱动下,滥用贵重药;反对为盲目追求先进而滥用昂贵先进的医疗技术;同样也反对盲目地中、西药联合应用。

5. 个体化　临床上西医治病和中医治证都有一定的常规,具有普遍的指导意义。但患者的身体素质、心理素质、功能状态、生理病理反应以及致病因素的致病性强弱和损害机体的部位是不同的,即使是患同一种疾病的患者,其病情轻重缓急的临床表现也不尽相同。因此,治疗上应因人、因时、因地制宜,从患者的整体角度出发,做到以人为本。

（二）中西医临床"病证结合"治疗的常规思维

中医治疗具有明显哲理化、个体化和技艺化的特点,其顺序是理→法→方→药。先确定治则,再确定治法。其治法丰富灵活,如方药、针灸、推拿按摩等。但中医在选择治疗决策时,很大程度上依赖于医者的资历、经验、思维特征和知识结构等。西医治疗决策具有明显的规范化、逻辑化和程式化的特征,其治疗观主要是以对抗为主,针对具体病理环节和躯体的病理改变,强调直截了当地治疗,如抗菌、免疫、利尿、输血等,外科手术治疗则更是像修理机器。

根据西医诊断所得出"病"和中医诊断所得出的"证",综合考虑"病"和"证"的关系,其基本治疗思维如下:

1. 针对有"病"有"证"　通过考虑中、西医各自的优势有哪些、治疗方式有哪些、有无特效的治疗方法或治疗药物,进而决定采用西医治疗为主或是中医治疗为主或是中西医"病证"联合治疗。西医有特效或起效快速的,如休克、外伤等,可先用西医对症治疗,以稳定生命体征;中医疗效有明显优势的,则考虑采用中医药"辨证治疗"为主,如功能性消化不良、神经衰弱、月经不调、痛经等。由于多数疾病,西医病因清楚,疗效确定,故中西医临床治疗中应考虑:

（1）针对西医的"病",首先考虑是否有"对因治疗"特效的西药。如针对疟疾治疗的喹啉类药物,针对细菌感染引发菌血症、败血症治疗的抗生素。

（2）针对西医病理生理学变化或生物化学发病机制特点,考虑是否有肯定疗效的"对症治疗"西药。如针对甲亢(甲状腺激素合成过多所致的临床 T_3、T_4 升高,TSH 下降)治疗有肯定疗效的硫脲类或咪唑类西药;针对经饮食、运动疗法仍无法使血压达标者,可根据患者高血压的病机特点选用不同类的降压药。

（3）根据患者"主证"和"兼证"及个体化特征,考虑"辨证论治"方药。可结合中医相应功效的方剂,在一个主方基础上依据药物性味归经进行加减,或用几个方药复合加减等。

2. 针对有"病"无"证"　主要考虑西医的"对病治疗"。如临床许多慢性疾病如糖尿病早期、高脂血症、胆囊息肉、无症状胆囊结石、肿瘤早期阶段,中医传统辨证虽认为无证可辨,但也可审"因(西医病因)"论治,或针对患者体质、病性、舌脉,或依据微观辨证进行综合调理。又如肾炎患者多数外在血瘀征象并不明显,但现代研究发现肾炎患者的血液呈高凝状态和脂代谢紊乱,符合中医的"血瘀证",通过辨病用药与辨证(微观辨证)用药相结合,也常获良效。

3. 针对有"证"无"病"　如亚健康状态(病情潜隐或未暴露阶段),西医或许"无病可辨",根据中医理论,却可进行辨证论治。但对于临床有"证"者,不能轻易诊断无"病",临床实践中在辨证论治的同时,还应按西医诊断的基本思维和基本原则,进行有针对性的系统排查,以避免漏诊器质性病变,延误治疗时机。

因此,中西医结合临床治疗应充分体现择优而从、取长补短、有机结合的原则,寻求对患者的最佳治疗方案。中西医结合临床医学诊疗过程始终贯穿以"病证结合"为核心的思维,并把这一思维模式具体落实到整个临床治疗的每一步骤。

二、中西医结合临床治疗的基本步骤

中西医结合治疗观念,主要是吸收中医和西医治疗中的特点和优势,把两者有机地结合起来,融会贯通,各取所长,从而达到提高临床疗效的目的,可以取得优于单一西医或中医的更好效果,体现在一系列重大疾病的临床实践中,可以相互结合应用,亦可以一种治疗思路为主,另一种为辅,彼此参合。中西医临床医学治疗的基本步骤包括:采集病史资料→进行合理的"病""证"诊断→制订"病证结合"治疗方案并予以实施→复查、再评定→评估疗效、调整"病证结合"治疗方案→重复循环至转归。

（一）制订治疗方案并予以实施

1. 中西医结合治疗的形式　中西医临床"病证结合"是常用的结合方式,针对西医的"病"和中医的"证",其相应的结合治疗形式有单一式、先后式、主辅式、对等式等四种常用形式。

（1）单一式:适用于西医或中医一方疗效明显优于另一方,或对一方有禁忌证者。如肝硬化和慢性肾小球肾炎,虽然西医已明确其病理结构变化,但却少有使其结构恢复正常的治疗方法,且易造成肝肾进一步损伤,而中医中药的治疗方法却收效明显,此时的临床治疗可以中医中药为主。一些慢性免疫性疾病或长期反复低热等疾病,西医疗效欠佳,对于这些疾病,中医中药治疗立足于"恢复正气""整体调节",常可明显改善症状,提高生活质量。然而对于一些危急重症和一些外科疾病,西药治疗和西医手术见效快、疗效好,理应用西医西药治疗,但进入疾病的康复阶段,仍可辅用中药以缩短疗程。

（2）先后式：一是先中后西。适用于患者全身状况较差，或胃肠道反应较重无法耐受西药。可先用中医辨证给予中药治疗，改善全身状况或缓解胃肠道反应，为西药应用创造条件。二是先西后中。用于：①先用西药效果不明显或无效，加用或改用中药；②所用西药虽已获效，但因其毒副作用而被迫减量（如激素和抗肿瘤药物使用过程中出现的胃肠道反应或肝、肾功能损害等）或停用（如抗生素诱发的二重感染等）而加用或改用中药治疗；③先用西药获效后，再用中药巩固疗效，或为防止、减轻西药的不良反应，改用中药代替之。

（3）主辅式：一是以中医药为主，用西药来解决某些症状。如用中药治疗慢性肾小球肾炎，可辅以西药抗炎等。二是以西药治疗为主。如某些肿瘤放、化疗期间，辅以中药治疗，有助于患者康复和增效减毒。

（4）对等式：中医、西医治疗都有较可靠的疗效时，可根据各自疗效的可靠度、副作用，使用方便的程度，疗法花费的多少灵活而定。在当前中、西医疗法都缺乏整体性治疗效果时，也可于疾病的某一阶段或某一方面有机结合，力求增加疗效，减少不良反应，缩短疗程。如清代名医张锡纯用石膏汤送服阿司匹林治疗温病初得患者；天津王今达等用西药抗生素杀菌抑菌，同时用清热解毒中药抗毒解毒治疗感染性多系统脏器衰竭取得成功的"菌毒并治"等，都是中西医疗法中联合用药的范例。

越来越多的研究表明，对于慢性疾病，综合运用中、西药治疗可以起到明显改善临床症状、缩短病程、减少西药毒副反应、防治并发症、减少临床终点事件的作用。然而由于中医药辨证论治的效果，往往取决于医务工作者对"证"的把握，对中医方剂以及中药功效主治和性味归经的熟悉程度，对中医阴阳五行的感悟力、思辨力以及临证经验等。所以对"证"的规范化、阐明疾病"证"演变的共性病机规律，是临床针对某些疾病在西医治疗基础上提高辨证论治疗效的基础，也是寻求专病专方的中西医结合理论依据。

2. 提高中西医结合临床疗效的途径

（1）传统药性理论与现代药理研究成果相结合：临床上应用中药应以传统辨证、按药性理论指导为基础，利用现代科学技术手段对传统中药化学成分进行分析，并结合疾病的病理生理指标，进行大量的动物实验观察，来研究中药的药理和药效学原理，取得了很大的进展，可更好地发挥中药的治疗作用。例如气虚型的糖尿病患者使用人参和黄芪，既符合传统补气的理论，又符合药理研究降低血糖和增强机体免疫力的认识。

（2）辨证结合辨病用药：传统中医临床治疗疾病是辨证用药，理法方药一脉相承。中西医结合临床诊断是中医辨证和西医辨病结合，诊断是治疗的基础，所以辨证论治也可结合西医辨病用药，以提高临床疗效。例如，消化道溃疡病和慢性乙型肝炎均可出现肝气郁滞证，按传统中医同证同治的方法均可采用疏肝理气治之。但按西医对病因病理的认识，溃疡病有胃酸和溃疡两方面病变特点，治之在疏肝理气的基础上加具有制酸解痉、保护胃黏膜与促进局部溃疡愈合作用的药物，如瓦楞子、海螵蛸、合欢皮、牡蛎等，则可提高疗效；而肝炎其病源为病毒，治之在疏肝理气的基础上酌情选用板蓝根、虎杖、连翘等清热解毒之品则疗效更好。

（3）改革中药剂型，多途径综合治疗：传统中药方剂虽有丸、散、膏、丹、汤、露、酊、锭、胶、茶、栓等多种剂型，但以汤、丸剂为多。随着时代的发展，中药剂型面临挑战。例如中药汤剂费时费劲，丸药不易保存，均不如西药片剂、针剂方便实用。因此，中药剂型改革，结合病位、病情多途径给药势在必行。诸如急症，特别是昏迷不醒的患者，可血管内给药、鼻饲给药、肌内注射给药；呼吸道疾病如哮喘可以考虑呼吸道雾化吸入给药；肠道慢性疾病如溃疡性结肠炎可以直肠给药；妇科疾病如宫颈炎、阴道滴虫病等，还可用中药栓剂或散剂于阴道或宫颈用药等。有些疾病还可用中药注射剂穴位注射给药（中药和针刺两方面取效）或皮肤黏膜给药（如中药穴位贴敷等）。近年来，中药剂型已经有了很大的改进，例如针剂、露剂、口服片剂、植入剂、肠溶片剂、喷雾剂等。

（4）中医非药物疗法的应用：中医非药物疗法包括很多种，如针灸、按摩、推拿等。其中针灸疗效显著，且操作快捷。针灸临床治疗范围几乎涉及内、外、妇、儿、五官等各科疾病。1979年，世界卫生组织（WHO）认定首批43种针灸适应证，此后针灸临床所涉及病种逐渐增多，现已超过200多种。对众多病种针灸适应证的深入研究和观察，以及治疗操作规范化、治疗仪器科学化、疗效标准统一化，是针灸临床治疗要解决的问题。针药并用，即中西医结合临床针灸与药物并用是综合治疗的常用手段。临床可根据病情发展的不同阶段，或针药并用，或先针后药，或先药后针。针药并用的效应并非两者的简单相加，除增效外，尚有无效甚或减效者。欲取得最佳结合效应，必须深入探讨针药结合作用的影响因素，如机体的功能状态，针灸刺激的部位、强度和给药的种类、剂量和时间等。合理处理以上因素是增效的关键。穴位注射疗法是通过针刺及药物的双重作用，从而达到治疗疾病的目的，使药物的药理作用得到最大程度的发挥，并减少药物的副作用。

（5）中西医融合创新：该途径是以先进科学技术为基础，充分融合中、西医的某些理论并以此为指导所形成的一种全新的、独立的疾病治疗方式方法。如用于治疗冠心病、心绞痛等疾病的复方丹参滴丸，就是将中医胸痹与西医冠心病的相关理论观点有机结合，并利用现代药学新技术、新工艺研发的治疗药物，已在我国临床中作为一种独立疗法，被广泛应用于冠心病等疾病的防治。

（二）复查、再评定以调整疾病诊疗方案

疾病诊疗的最终疗效是由各个阶段疗效构成的。它不仅依赖于每一阶段性疗效实现的质量，而对上一阶段疗效的评估又可以纠正或改善下一阶段的治疗方案和执行情况。疾病在发展过程中，既发生着结构和功能的变化，也必然发生着"证"的变化。在治疗方案实施、执行后，临床上必须通过实验室及其辅助检查、功能评定和患者自觉症状的变化来综合评价阶段性治疗方案的正确性及执行的有效性，对中医"证"的变化也需要拟定新的辨证论治方案，逐步调整并完善疾病的中西医"病证结合"诊疗方案。

如果疾病的诊疗方案是正确的，随着方案的实施，疾病症状体征将缓解，实验室指标也将逐渐改善并恢复正常。因此，对实验室指标尤其是原先的阳性指标进行复查，是评估该阶段方案正确与否的重要客观标准之一。而随着主要疾病、主要证候的缓解，原先次要的症状体征就可能成为下一阶段必须解决的主要问题。对诸如糖尿病、高血压等慢性疾病在病因尚无法消除，加之患者的个体差异（年龄、性别、教育程度、疾病知识、心理、家庭和社会环境）以及疾病所累及器官、系统的不同，接下来的阶段性方案则应该是既要考虑主要疾病，也要考虑此时的新"证"——并发症、伴发病导致的各种各样的结构和功能障碍以及其他影响因素的中西医临床综合性诊疗方案。

每一阶段的治疗目标能否实现、疗效如何，都需要通过实验室及辅助检查、中医证候评估、功能评定来综合确定。在治疗过程中不断反思：①原有方案是否正确；②病证结合治疗方案有无改变的必要;③治疗人员是否协同并正确实施;④有无医学外因素(患者生活环境、家庭和社会生活问题)影响疗效等。

中西医结合临床"病证结合"诊疗水平的提高,不仅依赖于现代诊疗技术的发展,而且需要医生具备"中西医整体诊疗"的临床思维,需要医生综合运用多学科的基础理论、基本知识和技能,更需要医生不断地自主学习,并不断地积累临床经验。同时,也需要医院各种医疗核心制度的保障。

（三）临床疗效判断及疾病的转归

临床疗效判断包括痊愈、好转、无效等。临床疾病的转归应根据病情的演变来决定是出院,还是继续治疗或转科治疗。

1. 临床疗效判断的一般标准

痊愈:临床症状、体征完全消失,主病主症(证)的复查项目,指标恢复正常,机体功能基本恢复。

好转:临床症状、体征明显改善,主病主症(证)的复查项目,指标部分恢复正常,机体功能部分改善。

无效或恶化:疾病症状、体征未见改善或病情未见好转,甚至恶化,功能障碍进一步进展。

死亡:患者因救治无效而死亡。

就具体疾病而言,由于不同疾病造成的结构损伤、功能障碍的严重性不同,它们治愈、好转或无效的西医标准是不一样的。如脑出血和脑梗死的痊愈标准是意识清楚,血压平稳,肢体及语言功能恢复较好,能自理生活,可遗有轻度神经损害体征;而蛛网膜下腔出血的痊愈标准则是头痛、呕吐等症状和脑膜刺激征消失,脑脊液恢复正常。

2. 临床疾病的转归——出院、继续治疗、转科　达到临床痊愈标准,患者情况平稳,在各项生命体征允许的情况下,即可出院。但所谓痊愈,并不一定是生理功能的完全恢复,尤其是慢性疾病,仍需要用一定的药物加以控制;对于后遗症,出院后也需要继续治疗,或是在家,或是在社区,或是门诊进行各种形式的长期治疗。

当住院患者出现几种疾病同时存在、相互影响的情况时,应针对其主要疾病即时选择入院科室,而当主要矛盾缓解、解决或出现新的主要矛盾时,则需要针对新的主要矛盾,把患者转诊到专业科室进行专业性治疗。如脑梗死伴有糖尿病,在脑梗死病情缓解、各项生命体征相对稳定后,血糖依然过高,控制不良,就需要转入内分泌代谢病科室做进一步治疗。

临床上但凡遇到死亡病例都应进行讨论,重点探讨死亡病例的临床诊断及死亡原因。对原因不明且条件允许者应进行尸检。这样既有利于提高中西医临床诊疗水平,也能有效避免医疗纠纷。

总之,在中西医临床疾病诊疗过程中,不仅要考虑西医疾病的病因学、病理解剖学、病理生理学、生物化学、分子生物学等方面的原因,还要考虑疾病过程中中医"证"的变化,考虑疾病已经或可能将要导致的并发症、伴发病功能障碍以及对患者各方面的影响。随着现代临床医学生物-心理-社会医学模式被广泛重视并采纳,"西医辨病、中医辨证、择优施治、综合评定"这一中西医临床诊疗模式将有助于更客观、更科学地指导临床诊疗决策和防治疾病。

学习小结

1. 学习内容　　　　　　　　　　　　　　（＊为掌握，△为熟悉）

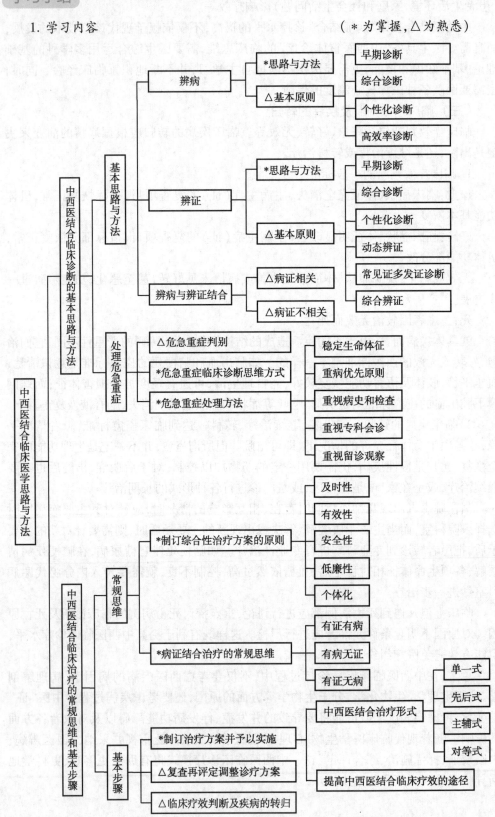

2. **学习方法**　本章要以临床诊疗过程为主线,通过比较、归纳西医辨病、中医辨证的基本思维和基本原则,并结合中西医临床的跟师随诊活动,加深理解病证关系以及"西医辨病、中医辨证、择优施治、综合评定"的中西医病证结合临床诊疗模式。

(战丽彬)

复习思考题

1. 试比较辨病、辨证的基本原则和思维方法,谈谈你制订"病证结合"治疗方案的思路。

2. 中西医结合治疗形式主要分为哪几类?试举例说明如何提高中西医结合临床疗效。

第五章

中西医结合临床疗效评价方法

📖 **学习目的**

通过学习中西医结合临床疗效评价的基本原则及方法,为中西医结合临床实践及其研究奠定基础。

学习要点

中西医结合临床疗效评价的基本原则;中西医结合临床疗效评价的基本方法。

中西医结合临床疗效评价是指在中西医理论指导下验证中西医临床诊断和治疗的有效性和安全性。中西医结合在临床工作中之所以能被广大患者及医务人员接受,其根本原因在于中西医结合诊断、治疗疾病能够提高临床疗效。如何加强中西医的深度融合、切实提高中西医结合临床疗效是当下中西医临床工作者关注的重点,而中西医临床疗效的验证离不开科学合理的疗效评价体系。因此,建立一个既体现中西医结合治疗的优势和特色,又能被国际认可的疗效评价体系,对中西医结合事业的发展至关重要。

第一节 中西医结合临床疗效评价的基本原则

由于中医药的特殊性,中西医结合临床疗效评价的基本原则应在建立标准的病证诊疗规范基础上,借鉴临床流行病学及循证医学的理论、观点和方法,建立科学、客观、完善的具有中医药特点的疗效评价体系,强调规范性、科学性、合理性、重复性、随机性和代表性。

一、建立标准的病证诊疗规范

每一种疾病的诊断、治疗、疗效评定都需要规范进行。如果诊断标准不统一,治疗不规范,势必造成疗效评价的混乱。目前,西医对多种疾病制订了诊治指南,为临床医学研究、临床疗效评定起到了规范统一作用。而中医由于在病证的命名方式、定义、内涵与外延的界定等方面存在诸多问题,使现行中医病证标准往往因程度不同、层次不一、概念宽泛而难以把握,形成中医辨证论治以个人经验为主、主观成分偏多的现象。譬如国家标准、行业标准、《中药新药临床研究指导原则》、各类中医药教材等,因为各自的研究层次不同,研究方式不同加上对中医病证认识的不同,制订的标准也就不同。

它们各有各的标准,没有统一,缺乏规范,这些都给中西医临床疗效评价带来了困难。因此,唯有在建立标准统一的中西医诊疗规范基础上设计出来的疗效评价研究结果才能令人信服,才能得到国际公认。病证诊疗规范的研究可采用文献研究、名老中医经验数据挖掘等方法,即利用古今中外研究成果等文献以及名老中医经验,借助计算机信息技术,提炼出有价值的信息,研究病证诊治规律,为中西医临床疗效评价提供科学、充分、翔实的数据,从而获得专家的共识并形成指南。标准的中西医诊疗规范应包括"病证诊治规范化、标准化""四诊客观化""术语规范化及科学化"等。

二、借鉴临床流行病学方法、循证医学等评价中西医结合临床疗效

临床流行病学是以临床医学为基础、多学科交叉结合的临床基础科学,是从群体的层面、用量化的科学方法对临床疾病进行研究的现代临床研究方法学。该学科讨论的是科研人员如何确立研究课题、进行科学设计、选择最佳与可行的研究设计方案、定量地选择合格研究对象、确立最佳的试验与对照性干预措施、选定科学测量终点指标及合理的统计分析方法、制订防止偏倚因素的干扰方法等,以确保研究的真实性和可靠性,是中西医临床疗效评价研究十分有力的工具。临床流行病学所关注的问题是疾病的病因、诊断、治疗、预防、预后等临床流行规律,适用于群体和个体研究。近年来,应用临床流行病学方法开展中西医结合临床研究已逐渐为人们广泛接受,并在病证结合研究、新药临床试验等方面取得了初步成果。

循证医学(evidence-based medicine, EBM)是一门源于临床流行病学的临床研究方法的新兴学科。循证医学自20世纪90年代用于临床医学领域后迅速发展,是一门遵循科学证据的医学,强调研究设计的盲法、随机、对照、方案标准化、效应指标客观化,力求结果的可信性。借鉴循证医学的原理、方法和研究成果,可最大限度地发挥中医药治疗注重终点结局和生存质量的优势和特色,为中医药的现代化研究提供一种崭新的视角,使之以国际公认的规范和标准建立其疗效评价体系,促进中医药的现代化与国际化。因此,在中西医结合临床疗效研究中引入循证医学,对于完善中医及中西医结合临床研究方法,提高中西医结合的研究水平及科学性具有重要的现实意义。

真实世界研究(real-world study, RWS)是近年日益受到重视的研究方法。它是在采用较大样本量,覆盖广泛人群基础上,在医疗实践中根据患者的病情和意愿非随机选择治疗干预方案,关注有意义的结局,对有效性和安全性进行长期评价。真实世界研究的数据来自真实的医疗环境,反映实际诊疗过程和真实条件下患者健康状况的研究。真实世界研究为中西医结合医学科研树立了新方向,为中西医结合临床疗效评价建立了新方法。计算机技术在大数据时代为真实世界研究提供了大量数据采集、分析的技术支持。随着统计学方法日臻完善,真实世界研究正越来越多地被应用到临床研究中,必将有益于中西医结合临床科学研究的发展。

三、建立科学、客观、完善的中西医结合疗效评价体系

无论是中医、西医还是中西医结合,都有自己的理论及诊疗体系,各以不同的方式从不同的角度来进行疾病防治。中医学是在长期的临床观察,尤其是源于直接的人体试验和反复应用的经验总结基础上,进行归纳、演绎、推理而发展、形成的。中医学的理论体系受到古代的唯物论和辩证法思想——阴阳五行学说的深刻影响,以整体观念

为主导思想,以脏腑经络的生理和病理为基础,以辨证论治为诊疗特点,注重整体又强调个体化诊疗。中医治疗疾病更为重视患者的精神、情绪、心理等状况,更加关注患者的生存质量。比如治疗乙肝患者,不一定去祛除乙肝病毒,可能更强调提高正气,关注其生活质量、机体功能及社会职能;对于肿瘤患者,可能在治疗上不一定是消除瘤体,而是着眼于症状改善,提高生存质量,使之带病延年。因此,建立科学、客观的中西医结合临床疗效评价体系理应充分考虑中医特点,以中医药疗效确切的常见病、多发病、疑难病为切入点,针对中西医病证结合的诊疗特点,着重研究中医证候的生理、病理基础,明确中医证候与西医疾病的关联,学习、借鉴西药疗效评价体系的科学原理、方法及研究成果,推陈出新,寻找中西医学疗效评价的结合点,选择中西医共同认可的、中西医结合疗效评价的相关指标,建立科学、客观、完善的中西医结合临床疗效评价体系。

第二节　中西医结合临床疗效评价的基本方法

临床疗效评价的具体方法可采用循证医学和临床流行病学及真实世界研究等现代临床研究方法学,结合现代计算机技术、统计学方法等进行中西医临床疗效评价工作。目前,中医临床辨证论治体系有待标准化,在此基础上的疗效评价标准难以真正建立。借助循证医学、流行病学及真实世界研究等先进研究手段和多中心、大样本的随机对照研究的方法,重视生活质量量表的评价作用,经过严格的数理统计分析,是真正建立客观、可靠的证候诊断和疗效评价体系的关键。

一、循证医学方法

循证医学即遵循证据的临床医学,其特点是在医疗决策中将临床证据、个人经验与患者的实际状况和意愿三者相结合。循证医学所要求的临床证据有三个主要来源:多中心大样本的随机对照临床试验、系统评价(systematic review)、荟萃分析(meta-analysis)。

(一)多中心大样本的随机对照临床试验

循证医学和临床流行病学十分强调多中心、大规模、前瞻性的临床研究原则,尤其强调随机对照试验(randomized controlled trial,RCT)对干预措施有效性评价的价值,更肯定多个同类 RCT 结果对指导临床治疗决策的作用。其要求体现在如下几个方面:

1. 受试对象的标准应该明确、具体,具有一定的代表性,应有足够的受试例数。

2. 采用严格规范的随机对照设计,尽可能消除系统偏倚。强调随机对照,并采用盲法。

3. 在保障受试者权益和安全的同时,强化管理。定制一套完整的质控系统,设立资料监测委员会定期监测分析资料。

4. 设立终点事件委员会对重要事件作再评估。

5. 随访全部受试对象,研究结论应来自纳入研究的所有受试对象。应派专人审核研究表格和资料,确保数据收集的准确、可靠。

6. 由统计学家处理分析资料,确保统计分析方法的合理性;保证临床试验的可靠性和可信性。

（二）系统评价

系统评价采用明确的、可重复的方法对原始材料进行概括和总结,使其经得起时间的考验。显然,系统评价可以提供更加可靠的临床证据。

系统评价的步骤和方法:

1. 确立题目,制订系统评价计划书。

2. 制订文献检索策略及纳入或排除文献的标准,进行全面无偏倚的文献检索。常用的数据库包括 MEDLINE、EM-BASE、Cochrane 图书馆、中国生物医学文献数据库(CBM)光盘等鉴定研究的工具,还应包括手工检索发表或未发表的资料。

3. 文献评估　对纳入研究的文献质量进行真实性和可能存在的选择偏倚、实施偏倚、退出偏倚和测量偏倚的各种偏倚,以及研究结果的实用性、是否可以推广使用评估。

4. 资料收集　主要包括一般资料、研究特征及结果测量等。

5. 资料分析与结果描述　根据系统评价资料的性质分定性和定量两种分析方法。此外,还应当探讨研究间是否存在异质性,且中医药系统评价要注意测量偏倚。

6. 结果解释(讨论)　主要涉及系统评价所用证据的强度、结果的可应用性、对干预措施的利弊分析及对临床医师和卫生决策者的实用价值。

7. 改进或更新　有新的临床研究证据出现,应当及时改进或更新。

（三）荟萃分析

荟萃分析的主要目的是将以往的研究结果更为客观地综合反映出来,研究者并不进行原始的研究,只是将已研究获得的结果进行综合分析。荟萃分析所依据的基础或数据来源分为三类:文献结果荟萃分析、综合或合并数据荟萃分析、独立研究原始数据荟萃分析。

荟萃分析的作用:可避免单个小样本临床试验的局限性,使分析结果更加全面、可靠,从而为医学决策提供良好依据;能对同一课题中多项研究结果的一致性进行评价;作系统性评价和总结,提出一些新的研究问题,为进一步研究指明方向;发现某些单个研究未阐明的问题;对小样本的临床实验研究,荟萃分析可以统计效能和效应值估计的精确度。

其主要步骤:

1. 首先要确定研究主题,然后明确本方案的目的,确定单个研究报告的明确要求如入选标准、排除标准、文献检索方法、采取的统计分析方法等。当研究的主要目的明确后,可以同时研究其他次要问题。

2. 查找文献　查找期刊杂志上的以及未发表的文献。注意避免文章出版、语言和引用上的偏倚。

3. 按事先确定的统计学方法对各单个研究进行综合分析。

4. 得出的结论须经灵敏度分析,以明确因果关系的强度。

5. 总结成文。

二、临床流行病学方法

临床流行病学是在临床医学科研中,以病人群体为研究对象,利用流行病学原理和方法解决临床中所遇到的各种问题,并进行评价的一门方法学。临床流行病学是一门方法学,用以指导临床应用流行病学、卫生统计学的基本原理和方法去发现和解决临床问题。在进行临床科研时,需要事先周密设计,实施中准确测量,最后进行合理的评价。换言之则是在正确选择科研课题的基础上,进行科学的设计,选择适当的量度指标,对研究结果作出实事求是的综合评价,得出相应结论,这就是临床流行病学的中心内容。有人把它概括归纳为设计(design)、测量(measurement)、评价(evaluation),简称 DME。在临床科研工作中,抉择合理的设计方案,这是成功的关键。临床科研设计方法归纳起来可分为三大类:观察性研究、实验性研究、数学模拟试验。目前临床科研较常用的是前两类。

观察性研究(observational study):基本原理是不能由研究者人为地控制实验条件,只能尽量地控制非研究因素的影响,分组是自然形成的,因此论证强度常不及实验性研究。

实验性研究(experimental study):指设计者按随机分配的原则,将研究对象分为实验组和对照组,在研究者控制下,对实验组施加某种因素或干预措施,然后用相同的方法前瞻性观察相同的时间,比较两组所发生的结果,以判断措施的效果。由于它采用了随机化分配的原则并设有对照,同时可直接探讨某研究因素与疾病的关联,因此它的论证强度较高,结论比较可靠,是当前公认的临床治疗性试验的设计方法。

在中西医临床疗效评价方面引入临床流行病学的原理和方法,其优点在于:

1. 明确临床试验必须遵守对照、随机、重复、盲法的原则。

2. 指导如何选择临床试验设计方案。

3. 提出临床试验在设计、实施、结论推导各个阶段克服、识别偏倚的方法和措施。

4. 减少和识别机遇对研究结论影响的方法。

5. 应用诊断性试验的评价原则和方法建立中医证候标准的研究。

6. 研究结局评价的一系列方法,包括结局指标的选择、评价标准的确定与测量等。

7. 应用软指标的衡量与评价体系的原则和方法,用于证候标准和生命质量评定的研究。

8. 统计分析的应用,临床意义与统计学意义在结论推导中的作用。

近年来,应用 DME 方法开展中西医结合临床研究已逐渐为人们广泛接受,并在病证结合研究、新药临床试验等方面取得了初步成果。

三、借鉴量表测评方法

量表测评的方法在国外已被广泛接受并应用于现代临床研究和新药研究的临床试验中。如患者报告的结局指标(patient reported outcomes,PRO)是临床评价的重要内容,包括患者描述的功能状况、症状和与健康相关的生存质量(health-related quality of life,HRQOL)。侧重健康状况的量表评价有诺顿健康调查表(Nottingham health profile,NHP)、疾病影响调查表(sickness impact profile,SIP)、生存质量指数(quality of well being,QWB),侧重生存质量测评的有世界卫生组织生存质量测定量表(WHOQOL-100)、世界卫生组织生存质量测定量表简表(WHOQOL-BREF)等。这些成熟的观察量表值得中西医结合研究借鉴。在从中医的系统获取证据时,除遵循量表设计的基本原则外,还应注重中医学特点。如体现中医的整体观念、将患者放在社会和自然环境中评价疗效水平等中医诊疗特色。

生存质量测评:生存质量(qualify of life,QOL)又可译为生活质量、生命质量、生命质素等。生存质量是一个多维的概念,包括身体功能、心理功能、社会功能等。1993年 WHO 将 QOL 定义为"个体在其生活的文化和价值体系背景下对所处地位和状态及其相关的目标、期望、标准和关心的一种感受。包括个体在生理健康、心理状态、独立程度、社会关系、个人信念及与所在环境明显特点的相关性,涉及的概念广泛、内容复杂"。

中医学根植于中国传统文化,是融合中国传统文化中哲学、易学、生物学、心理学等多学科知识,用阴阳五行学说构建、形成的医学理论体系。其认识论、方法论以及著作的成就、内容的阐述、临床的处理,都与传统文化息息相关。现代生存质量的研究与传统的中医学有着相同的理念和内在的一致性,传统的中医学理论基本涵盖了现代生存质量的主要内容。作为生存质量主要内容之一的身体功能包括疼痛与不适、睡眠与休息以及身体感觉功能如视觉等内容,而中医学更是把个体机体感觉的痛苦与不适作为衡量健康与否的重要标准。

目前,一些中医药及中西医结合临床研究已将生存质量测评纳入了临床疗效评价的指标体系,着眼于西药治疗毒副作用较大、已严重影响患者生存质量或生存质量严重下降的重大疾病,从国际公认的关于人群健康评定的通用生存质量量表入手,在中医药理论的指导下,建立起适用于中医药、中西医结合疗效评价标准的生存质量通用表;并使制订的量表既能客观反映中医学、中西医结合的自身特点,又具备国际标准,其评价结果易为国际同行接受,便于交流,也有助于改进中西医结合疗效评价指标的量化和客观化,突显中西医结合治疗疾病的特色和优势,进而促进中医药及中西医结合医学的发展和现代化进程。

中西医疗效评价指标的选择原则上以各指标的客观性、科学性为依据,在充分体现中医特色的基础上,合理对评价指标作出选择。因此,中西医结合临床疗效评价主要从以下几个方面进行:

1. 从中医疗效确切的常见病、多发病、疑难病切入,建立中医证候诊断标准。

2. 合理借鉴现代科学的原理和方法,结合中西医临床研究资料的特点,建立中西医临床治疗信息数据库;对临床疗效进行回顾性总结,对其中高质量文献进行系统评价。

3. 在应用国际通用临床疗效评价普遍原则的同时,建立生存质量评价标准、合理选择结局指标,建立体现中西医结合特点和优势的临床疗效评价方法体系和指标体系。

4. 从有效性、安全性、卫生经济学及伦理学等多方面综合评价中西医临床疗效,提高研究结论的可信性、客观性,最大限度展现中西医结合疗效优势。

四、真实世界研究

真实世界研究是基于临床真实的情况采取的一种非随机、开放性、不使用安慰剂的研究。与 RCT 研究方案比较,真实世界研究不强调纳入病例的标准化、治疗方案的标准化,不强调采用随机、对照、盲法、客观的效应指标对试验结果进行评价;而是可以非随机地纳入复杂的、患有多种疾病的患者,可以在治疗中根据患者的需求和医师治疗策略的变化,同时采用多种治疗措施,允许根据病情和患者的全身状况确定不同治疗剂量,以更精确地满足患者的需要,可以设定更长的研究期限以测量干预措施的远期效益和风险,使研究证据更具临床实用价值。

真实世界研究的数据来自真实的医疗环境,是反映实际诊疗过程患者健康状况的研究;可以是患者在门诊、住院、检查、手术、药房、可穿戴设备、社交媒体等多种渠道产生的海量数据。数据类型可以是基于特定研究目的的患者调查、患者注册登记研究(registry study)、电子病历以及基于真实医疗条件开展的干预性研究(如实效性随机对照试验)的数据;也可是非研究数据,如多种机构(如医院、医保部门、民政部门、公共卫生部门)日常监测、记录、储存的各类与健康相关的数据,如医院电子病历、医保理赔数据库、公共卫生调查与公共健康监测(如药品不良事件监测)、出生/死亡登记项目等。

目前,真实世界研究已得到很多医学领域的重视,在中西医结合临床研究疗效评价中具有很好的应用前景,能更好地体现中医临床实践中强调辨证论治,强调治疗的个体化。

五、中西医结合临床疗效评价的常用方法

中西医结合临床疗效评价体系除了应用现代临床研究的评价方法外,必须处理好中医学及中西医结合内容的评价。在长期的临床工作中,形成了可行且具特色的研究评价方法。目前,中西医结合临床疗效评价方法常用的还有中医文献研究、建立临床与科研一体化数据库、名老中医思想及临证经验数据挖掘、专家共识研究、病证结合研究、方证客观化评价体系研究等。现简要介绍如下:

1. 中医文献研究及建立临床与科研一体化数据库　中医文献,浩如烟海,其中详述了大量关于中医疾病与证候的基础理论、诊断、治疗及疗效评价方法及相关指标。中西医临床研究工作者应该充分有效地借鉴循证医学思路对中医文献进行病证诊断和治疗方案、疗效评价及安全性评价的数据挖掘及理论探索,制订出科学、规范的病证诊疗规范及评价标准和体系。利用计算机信息技术,针对古籍文献、所有期刊文献和数据采用现代数理统计方法,进行分析研究。如目前有部分专家对疾病的症状、证型、治则、治法、药物进行聚类分析、关联分析或进行方剂计量学、诊断计量学、文献剂量学研究,从中找出中医诊疗要素以及影响中医临床疗效的因素、疾病诊断与观察指标、治疗方案、用药特点与配伍规律,总结提炼出中医疗效评价的方法、指标及相关特点和规律等。通过文献研究,为指导和制订中医病证诊治规范和临床疗效评价提供翔实的资料和科学依据。基于信息网络和数据库,集成多方面资源,利用云端信息存储和传输技术,建立一个开放共享的、医疗专家群体参与利用的信息平台,构建中西医临床、科研一体化文献数据库。这些数据库系统包括中医临床疾病结构型数据库、中医临床文献数据库、中医临床个案病例数据库、中医诊疗标准与技术规范数据库等。信息平台及数据库的建立可大大方便中西医临床工作者进行数据分析和挖掘以及相关病证诊断方案、治疗方案、疗效评价、安全性评价等研究,制订临床路径,解决临床难点,建立各类疾病和证候的诊疗规范及临床疗效评价体系。

2. 名老中医思想及临证经验数据挖掘　名老中医是当代中医学术发展的杰出代

表,其学术思想及临证经验是其在长期的临床工作中,将中国传统医学基础理论、前人经验与当今自身临床实践相结合的智慧结晶,其善于解决临床疑难问题,有自己独特的见解和显著疗效。由于中医的独特性,名老中医的经验在中医药学术中较之西医有独特的作用和较高的地位。因此,分析和挖掘名老中医们在疾病和证候的诊治中取得疗效的共性规律,利用名老中医临床经验的科学、有效的方法,寻找中医病证的诊治特点和规律,为制订病证诊疗规范、探索研究建立个体化诊疗的疗效评价方法奠定基础、提供科学依据。

名老中医思想及临证经验数据挖掘方法可采用传统方法与现代方法相结合、回顾性研究与前瞻性研究相结合、个性经验总结和规律性探索相结合的方法,通过研究国内有独到学术思想、临床疗效突出的名老中医的辨病辨证思维方法、配伍特点、用药规律,运用多元统计方法对数据进行深入分析和挖掘,并组织中西医学及统计学专家在内的专家进行研讨,从而解释和验证所挖掘出来的知识。

3. 专家共识研究　循证医学是国外制订疾病诊疗指南的主要方法和手段。中医药的标准化研究需要借鉴循证医学方法。但中医学及中西医结合有其自身的特点,专家共识研究经常被采用,近年发布的中医、中西医结合临床诊疗专家共识或指南的数量也在逐年增多。医学领域常用的专家共识研究的具体方法主要有三种,即德尔菲法(Delphi method)、名义群体法(the nominal group technique,NGT)和共识会议法(consensus development conference,CDC),其中以德尔菲法和共识会议法应用较多。此类研究就是充分听取专家的意见,合理地运用德尔菲法进行研究,形成专家共识,指导病证诊疗及临床疗效评价。

德尔菲法是在20世纪40年代由赫尔姆(O.Helmer)和戈登(T.J.Gordon)首创,经兰德公司进一步发展而成的。它是采取匿名的方式,将问卷调查表,通过纸质邮寄或电子邮件发送的方法,以书面的形式征询各专家的意见,背靠背反复多次征询意见与汇总,依据多位专家的知识、经验、综合分析能力和个人价值观对指标体系进行分析、判断并主观赋权值的一种多次调查方法。在经过反复多次的信息交流和反馈修正,使专家的意见逐步趋向一致后,最后根据专家的综合意见,对评价对象作出评价的一种定量与定性相结合的预测、评价。

专家共识研究一般需经过四轮咨询:首先针对本研究主题提问,请专家提供该病的最佳诊疗指南的初步意见。第二步就第一轮专家意见汇总统计分析后,再次提出征询表,请专家就其中各个问题作出选择与评价。第三步是在第二轮专家意见基础上,汇总统计分析,提出第三轮征询表,请专家再一次判断并提出修改意见。最后在第三轮的基础上,专家们再次判断和论证。最终形成初步诊疗方案共识。

共识会议法是指对研究预测对象由有较丰富知识和经验的人员组成专家小组进行座谈讨论,互相启发、集思广益,最终形成预测结果的方法。

德尔菲法、共识会议法均是单纯的专家经验集成,从循证医学的角度来看可靠性较低。因此,专家共识研究应在开展问卷调查、共识会议的同时结合循证医学开展文献研究,将不同研究方法结合起来相互参照、对比,最后形成病证诊疗共识或指南。

4. 病证结合研究　目前,不少科研工作者在探索病与证之间的内在规律时都采用病证结合研究,即对西医学病的中医症状学、证候学、证和检测指标进行相关性研究。研究以"金标准"的病为基础,根据其临床表现进行基础证和各证型分析,以治基础证(病)、治证型、基础证和证型共治(病证同治)的方法,分别展开客观的疗效评价。把病证结合研究作为中医临床研究的切入点,以病为依托、以传统辨证结果为依据,并逐步将现代科学技术提供的手段、方法及其研究结果纳入中医辨证论治体系,全面提高中医临床诊疗水平。病证结合研究的基本方法是在收集所研究病-证全部临床信息的基础上,引用现代统计方法中的结构方程模型(SEM)进行处理和分析,运用"界点"理论从中寻找所研究疾病的证型个数及各证所包含的诊断信息,通过确立该病辨证标准的模式,最终形成研究病-证辨证的标准。

5. 方证客观化评价体系研究 充分运用中医学中具有超前性的哲学思维方法及对复杂现象的非线性思维,在中医理论指导下,从西医病理生理学、分子生物学、细胞学、免疫学等角度阐明方证的微观实质;坚持微观与宏观相统一的原则,防止机械唯物论倾向和绝对微观化,将整体与局部有机结合。宏观就是临床的四诊合参。通过四诊的客观化,使临床收集的资料最大限度地排除主观因素。其中尤为重要的是问诊的客观化,采用方证症状问卷量表的形式,把患者的主观感受以非线性思维的方式,按国际标准进行量化,并以此作为方剂使用的依据之一。微观则是对某一方证进行大范围的实验室指标筛选,最终得出对本方证具有相对特异性的实验室理化指标群。宏观与微观的有机结合,一方面反映了患者的主观症状,另一方面又从西医学的角度得到了精确指征。既符合中医学自身特性,充分反映了中医本质,又在保持中医传统特色的基础上,借鉴了西医学中的有益成分为我所用,为中西医结合开辟出一条新的道路。因此,方证的临床研究可为今后的中西医结合理论及技术创新,乃至整个大的研究方向起到一定的开创性作用。

中西医结合临床疗效系统评价体系的建立、推广和应用,是一项复杂的系统工程。要逐步建立一些中西医结合临床疗效评价中心和资料中心的完整体系,由专业虚拟网络进行联结并协作,实现资源开放和成果共享,科学、系统地评价中西医结合新产品、新技术、新疗法的临床疗效。

第三节 中西医结合临床疗效评价的现状

中医在长期的临床实践中,已建立起一套比较系统的理论体系。自古以来,中医学十分重视疗效评价。最早《黄帝内经》中的《灵枢·四时气》就存在对临床疗效的评价,汉代张仲景在《伤寒杂病论》中用"愈、解、差、未解,未欲解、逆、坏病、死"等术语表示治愈、好转、无效、恶化等。此后从汉唐至明清,在浩如烟海的中医古籍文献中,均有疾病的疗效评价。但是这些评价大多以患者的感受及医师的观察所得症状为依据,主观性很强,准确性与可信性不高,极易出现疾病未愈而被判断为治愈的错误。

近几十年来,中西医结合临床及科研工作者经过不断学习、借鉴,在临床疗效评价方面采用随机对照临床试验、循证医学、临床流行病学及真实世界研究等方法,以及利用计算机信息技术进行诊疗规范、名老中医数据挖掘、专家共识、病证结合、方证客观化、文献系统评价等多种研究,均取得了一定的成绩。主要表现在以下方面:

1. 临床流行病学、循证医学在中西医结合临床领域广泛应用,真实世界研究正越来越多地被应用到中西医结合临床研究中。

2. 国际上通行的提高临床研究质量的方法,在中西医结合临床得到推广应用。

3. 从近年来我国期刊上发表的临床文献来看,随机对照研究方法在中西医结合临床研究中逐渐增加。

4. 在评价指标上,吸纳了许多西医学公认的评价指标,对生存质量、患者报告结局等也给予了高度关注。

中西医结合临床疗效评价目前仍存在一些不足:

1. 缺乏中医临床文献数据的支持。

2. 病证诊断及治疗不够规范,造成疗效评定困难,疗效标准不统一,不能充分体现中医个体诊疗和复合干预策略的特色和优势。

3. 疗效评价缺乏全面、客观的疗效指标。

4. 较难反映中医辨证论治的思想及形神一体观等理论,缺乏影响生命质量的评价及对远期结局的评价。

5. 不够重视临床科研方法学,缺乏严谨合理的设计,RCT 较少,偏倚的控制差,仅从单侧面、生物学指标判断疗效。

6. 系统评价较少,对不良反应、随访资料的收集欠缺,统计方法比较落后。

总之,科学、客观的临床评价是任何一门临床医学学科发展的基础。根据中西医结合临床的特点,弘扬中西医结合医学特色的思维模式,认清并解决中西医结合临床疗效评价各个环节的问题,利用现代科技完善现代临床评价体系,科学地、客观地回答"中西医结合医学的有效性"已经成为中西医结合发展的必经之路,任重而道远。

学习小结

1. 学习内容　　　　　　　　　　　（ ＊为掌握,△为熟悉）

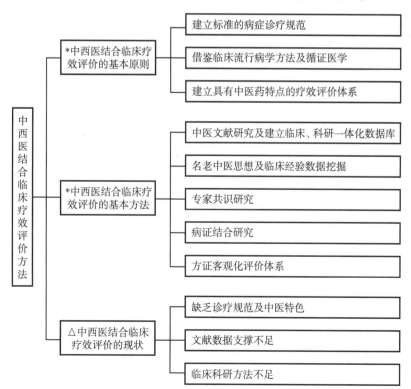

2. 学习方法 作为临床医师及科研工作者,应注意临床、科研相结合。掌握和利用查阅文献方法,拓展中西医学知识,善于思考,创新思维。加强中医基本功的锻炼,掌握现代计算机信息技术及数理统计方法,方可学习好该章节内容,为以后中西医临床科研打下坚实基础。

(刘爱群)

复习思考题

1. 通过查阅文献,目前中西医临床疗效评价有何进展及不足?
2. 中西医临床疗效评价工作有何意义?
3. 如何开展中西医临床疗效评价工作?

第六章

中西医结合临床医学研究进展

学习目的

通过了解中西医临床医学（内、外、妇、儿）的主要研究进展和科学成就，启迪中西医结合创新思维，坚定中西医结合的信念。

学习要点

辨病与辨证相结合、宏观辨证和微观辨证相结合、四诊客观化和标准化；活血化瘀、扶正固本、菌毒并治等治疗新观念、新理论。

由于医学模式的转变和疾病谱的改变，使人类面临着许多新的挑战。现实的需求推动了科学的进步，这就为中西医结合临床医学的发展提供了良好的机遇。近 50 年来，中西医临床工作者们在充分应用中西医结合基础研究成果的前提条件下，融汇中西医理论，通过病证结合、综合诊治，在更新诊疗观念、缩短疾病过程、减少毒副作用等方面带来了积极的影响。中西医结合在诊疗内、外、妇、儿等各科疾病的临床研究中均取得了丰硕成果。

第一节　中西医结合临床诊疗学研究进展

一、中西医结合临床诊断学主要研究进展

中西医结合医学在临床诊断学方面的成就主要表现在辨病与辨证相结合、宏观辨证和微观辨证相结合、四诊客观化和标准化三个方面。

（一）辨病与辨证相结合

通常认为，在临床诊疗思路上，中医以辨证论治为主，西医以辨病论治为主；它反映了两种医学体系在核心理论和科学思维方面的差异。如何处理病证关系，是当代中西医结合临床医学诊疗工作的关键。经过多年的发展，辨病与辨证相结合不断得到深化。

西医辨病诊断与中医辨证诊断相结合，即病证结合。病证结合既要求明确西医诊断，包括病名、病因、病理变化、临床表现特点和病势转归等内容，同时还要求在四诊合参，全面了解患者情况的基础上，进行中医辨证。病证结合拓展了诊断的深度和广度，目前最常用的是辨病基础上进行辨证分型。

57

在辨病基础上进行辨证分型,为针对性治疗提供更加准确的依据。如将慢性肝炎分为气滞血瘀、肝脾湿热和肝肾阴虚3型,对这3种证型均以临床常用的丹参注射液进行治疗。通过疗效评定,结果发现丹参注射液对气滞血瘀型的疗效最为明显。

基于病证结合的原则,我国对中西医结合疗效较为肯定的疾病如消化性溃疡、慢性胃炎、慢性非特异性溃疡性结肠炎、肝硬化、高血压、冠心病、慢性支气管炎、慢性肾小球肾炎等疾病,已相继制订出辨证分型诊断标准和疗效评定标准。

时代呼唤思想的开拓,采用"西医辨病,中医辨证,择优施治,综合评定"的中西医病证观,可更好地发挥中西医结合的优势,提高临床疗效。

(二) 宏观辨证和微观辨证相结合

临床辨证过程中,通过望、闻、问、切四诊进行诊断称为宏观辨证;而引进现代医学技术,从较深层次上认识机体的结构、代谢、功能变化,结合中医传统理论经验进行分析判断,称为微观辨证。临床上经常会出现这样一种情况,在完全正常的健康人和西医明确诊断的病人之间,存在着大量无病可认的病患群体。"医学检查暂无所获,患者症状明确存在",此时借助中医宏观辨证,同样可以有证可辨,有药可用。

宏观辨证和微观辨证的有机结合,可有效延伸中医四诊范围,扩展中医视野,使得辨证资料更完善,分析结论更精确、全面、直观。例如借鉴内镜对胃黏膜的观察,胃黏膜色淡提示患者偏于气血虚证;胃黏膜充血水肿,提示以热证居多;胃黏膜红白相间,黏膜下血管清晰可见,多为气虚血瘀证。因此,宏观与微观辨证的结合,其科学性更强,是中西医结合辨证的重要方向。

(三) 四诊客观化和标准化

数十年来,随着新技术的不断丰富,对四诊客观化的研究日益活跃,尤其是对舌诊和脉诊的研究,促进了中医辨证的规范化和标准化,加快了中西医结合诊断学的发展。

在舌诊的客观化研究中,人们对舌象的形成机制、客观指标、量化诊断等方面的研究不断深入。有学者用光学和电子显微镜观察了齿痕舌突出部等的组织和形态学表现,认为齿痕舌的主要病理变化有上皮层变薄、粗面内质网改变、张力丝减少等变化;有学者发现舌超声对于判断血瘀证程度,在舌诊客观化检查方法中具有明显优势;还有学者应用尿素酶试验、革兰染色、细菌培养三种方法观察表明,胃病黄苔患者胃黏膜幽门螺杆菌阳性率为81.9%,而白苔仅为18.1%。由此推断,黄苔可以间接提示胃内幽门螺杆菌感染情况。由于舌象与消化系统疾病的相关性比较密切,这也成为近几年研究的热点。有学者研究发现,大肠癌术后患者舌象参数与T细胞亚群具有一定的相关性,提示舌象参数的变化与机体免疫功能相关。

脉诊客观化已历经较长时间的研究,人们探索通过对心血管功能、生物力学等方面进行研究,探讨脉象形成的机制。同时,对一些常见脉象,如数脉和迟脉、结脉和代脉、浮脉和沉脉、弦脉和紧脉等脉象的生理、病理进行了细致研究。国内外各种脉象仪的研制也不断增多,多学科交叉协作,努力研制出各种传感手段,以获取更加丰富的四诊信息。

此外,随着现代科技发展,超声被更多地运用于中医诊疗领域。近年来,有学者证明了超声指标与冠心病心力衰竭血瘀证具有一定相关性。当然,无论是脉象仪还是舌诊彩色图像识别系统,或各种诊断系统,目前仅仅实现了检测和量化某些体征信息,尚不能测取人工四诊所获得的全部信息,因此对辨证结果难以起决定性的影响作用。在当今的大数据时代，综合、优化各类传感手段，利用中医四诊检测系统结合互联网技术，对各类信息开展智能集成处理，发掘隐藏在现象背后的知识和规律，将是四诊客观化、标准化的发展方向。

二、中西医结合临床治疗学主要研究进展

近年来，学者们运用多学科手段从不同角度对活血化瘀、扶正固本的中医治法以及菌毒并治等新理论进行了一系列研究，取得了可喜的成绩。上述成果不仅对提高临床疗效产生了积极作用，也为中西医结合的发展模式提供了思路。

（一）血瘀证实质的研究，使活血化瘀法成为治疗多种疾病的重要方法

近年来，随着中西医结合事业的快速发展，涌现了一批高水平的科研成果。由陈可冀院士领衔的"血瘀证与活血化瘀研究"，通过揭示血瘀证的本质和治疗规律，在基础、理论和临床方面均取得重大突破，拓展了活血化瘀的临床应用前景，丰富了冠心病综合治疗的手段和内容，使我国在防治冠心病、心绞痛方面的基础研究与临床治疗居国际领先水平。

在基础研究方面，对多种活血化瘀中药进行了多靶点、多层次、多学科研究，发现了其改善心血管功能、调节心肌代谢、抗高脂血症及动脉硬化、抗血小板聚集等一系列新作用；在临床应用方面，研究以活血化瘀法防治介入治疗冠脉再狭窄及心绞痛复发，使两者的复发率下降了50%，超过了国际水平。目前，活血化瘀法在国际上影响较大，日本、韩国、新加坡和部分欧美国家也选择运用活血化瘀法防治心脑血管疾病。

如今，活血化瘀法广泛应用于临床各科。该治法显效于冠心病、慢性支气管炎、肺源性心脏病、脑血管病、慢性肝炎、肝硬化、慢性肾炎、过敏性紫癜、血小板减少性紫癜、溃疡病出血等内科疾患；应用于外科疾病如急性阑尾炎、肠梗阻、脉管炎等的治疗；应用于皮肤病如银屑病、结节性红斑、慢性荨麻疹、硬皮病、皮肌炎等的治疗；对于"难治之症"如系统性红斑狼疮、恶性肿瘤、类风湿关节炎、急性弥散性血管内凝血、器官移植的排异反应等也有一定的疗效。此外，活血化瘀法在糖尿病、脂肪肝、子宫内膜异位症的治疗中也取得较好疗效。

（二）肾本质的研究，使补肾健脾、扶正固本成为治疗慢性疾病的主要方法

由沈自尹院士领衔的中医理论肾本质研究，率先对肾阳虚进行研究，用现代科学方法在国际上证实肾阳虚证有特定的物质基础，并得到国内外的认可。他的研究发现：肾阳虚患者反映肾上腺皮质功能的尿-17羟皮质类固醇一般呈低值，应用温阳药则升高，甚至超过正常标准；若过用温阳药出现热象后，改用滋阴药或清热药后，则又再次降低；近来更进一步采用分子水平的检测方法证明唯有补肾药才能作用并提高下丘脑的双氢睾酮受体亲和力以及促肾上腺皮质激素释放因子（CRF）、信使核糖核酸的表达水平，对肾阳虚证的发生原理和调节枢纽提出更有利的证据。

将肾本质的结论用于临床，以补肾健脾、扶正固本法为基本原则，治疗老年病及各种慢性疾病，对预防哮喘季节性发作、防治慢性支气管炎、减轻激素副作用等均能提高疗效。如在治疗哮喘时，不论有无肾虚表现，仅参照尿-17羟皮质类固醇值的变化，即可为辨证提供科学依据。

（三）菌毒并治新理论，使中西医结合防治感染性、中毒性休克效果显著

王今达教授主持的"菌毒并治防治感染性多脏器衰竭"的课题，提出了菌毒并治

的新理论,丰富了中西医结合治疗危重病的手段和内容。在总结中西医结合抢救感染性、中毒性休克经验的基础上,针对革兰阴性菌感染导致严重败血症,他提出菌毒并治,即在选用敏感抗生素抑菌的同时,应用清热解毒中药拮抗内毒素的致病作用,使抢救中毒性休克的疗效明显提高。

（四）中药有效成分的提取,使中西医结合论治疾病的运用范围不断扩大

以中国中医科学院研究员屠呦呦为首从中药青蒿中提取的青蒿素,是抗疟药物史上继喹啉类药物后的一个重大突破;它对抗氯喹型疟疾、脑型疟疾、凶险疟疾的治疗达到了国际先进水平。屠呦呦因在"有关疟疾新疗法的发现"中的杰出贡献荣膺 2015 年诺贝尔科学奖。近年来,对丹参活性成分的研究也比较活跃。如丹参酮、隐丹参酮、丹酚酸等,发现丹参在治疗心脑血管疾病、肝病、脉管炎和神经性衰弱等疾病上有新的疗效。

其他如舍病从证和舍证从病研究、古方今用的临床与实验研究、中医治法如通里攻下等研究、治疗专病的新方药的研制开发研究、中西医结合临床药物剂型的改进研究等领域均取得重大成就,为中西医临床医学的发展提升了学术空间,临床疗效不断提高。

第二节　中西医结合临床主要学科研究进展

一、中西医结合内科主要研究进展

1. 呼吸系统疾病的中西医结合研究　近年对呼吸系统疾病的中西医结合的研究主要体现在对慢性阻塞性肺疾病、支气管哮喘、严重急性呼吸综合征(severe acute respiratory syndrome ,SARS)等疾病的研究。

许多学者通过对慢性阻塞性肺疾病(COPD)发作期及缓解期证型演变的研究,发现 COPD 的发生发展是一个"肺气虚→脾阳虚→肾阳虚→阴阳两虚"的过程,为 COPD 的中西医结合诊治提供了依据。中医药治疗 COPD 根据其病因病机,强调整体观念及辨证论治,多采用化痰止咳、温阳化饮等治疗方法,具有副作用小的优点。西医治疗主要采用舒张支气管、抗炎、抗感染、通气支持、祛痰、维持水电解质平衡及营养支持等治疗,有疗效显著之优势。但是西医治疗时间长,容易反复且有不良反应,如二重感染、机体免疫力下降等。所以二者有机结合,使其发挥各自的优势,可进一步控制或减轻症状、延缓肺功能的减损,显著改善患者的生活质量。

在中西医结合防治支气管哮喘方面已取得不少进展。例如姜春华依据中西医结合思想创制截喘方治疗哮喘急性发作;沈自尹依据中医理论,针对哮喘季节性发作的预防,提出发时治肺、平时治肾的观点,并认为肺、脾、肾三脏俱虚所产生的"伏痰"与气道变应性炎症有关;有学者根据肺与大肠相表里的理论,提出哮喘急性发作期治疗当以活血通腑的观点。有研究表明,肺肠之间在黏膜免疫方面具有同步性。目前支气管哮喘临床用药仍然以激素作为基础治疗,虽然不断有新药出现,但是很难作为替代药物在临床上广泛应用。中西医结合治疗支气管哮喘,在急性发作期,以西药治疗为主,适当辅以中药治疗;而在缓解期,则重在预防,中西医并用。

2003 年,SARS 暴发,广大专业工作者们应用中西医结合方法开展对 SARS 的诊断、治疗并研发特色中药。治则治法分为早期清热解毒,中期清热活血、止咳平喘,恢

复期益气养阴、健脾和胃。北京友谊医院在西医对症处理和支持疗法的基础上，加入中医辨证论治，缩短了呼吸机抢救时间，减少了激素使用剂量，减轻其副作用，总体疗效进一步提高，并获得世界卫生组织认可。

2. 循环系统疾病的中西医结合研究 主要体现在对缺血性心脏病、高脂血症、动脉粥样硬化、病毒性心肌炎和心律失常等疾病的研究。

对于冠心病的血瘀证，不仅有血液的高凝、高聚、高黏，还有血液流变学、血脂异常、炎症反应等的参与。以陈可冀院士为代表的专家，近年来所做的一系列研究证明，中医活血化瘀结合病因标本兼治，能整体改善上述情况，稳定而巩固。因此，临床上中医疗法首选的是活血化瘀法，并结合芳香开窍法，包括吴以岭院士创建的络病理论指导的通络疗法等都具有较好疗效。

对于冠心病的危险因素如高脂血症和动脉粥样硬化，中西医结合也做了大量的探索；认为其病机多为本虚标实，心、脾、肾三脏虚损为本，气滞、血瘀、痰积为标，治法当以健脾益气、滋阴养血、补益肝肾治其本，以活血化瘀、软坚散结、消食化痰、通腑化浊共治其标。相比于单纯西药降脂，中西医结合用药能减少不良反应的发生，在不同环节上具有调脂和抗动脉粥样硬化的作用。

病毒性心肌炎是由各种病毒引起的心肌炎性病变。目前临床上西医多采用抗病毒，调节免疫，营养心肌等支持对症治疗，病程长，疗效不明显，而结合中医辨证施治，予以清热解毒、益气养阴、活血化瘀等法，在改善临床症状、增强免疫力，抑制病毒，保护心肌功能等方面取得了显著疗效。

中西医结合治疗心律失常，目前多依据西医学分类，按中医治则遣方用药。如窦性心动过速宜重镇安神，养阴敛心；窦性心动过缓宜益气补中，温阳通脉；期前收缩宜益气养阴，通阳复脉；房室传导阻滞宜祛瘀化痰，理气通阳，心房颤动宜益气养阴，安神定志；病态窦房结综合征宜温阳通脉，养阴安神等。中西医结合因中医辨证治疗的特殊性，能够对患者身体状况进行对症调节，因此效果更为显著。

3. 消化系统疾病的中西医结合研究 主要反映在对慢性萎缩性胃炎、溃疡性结肠炎、慢性乙型病毒性肝炎等疾病的研究上。

针对慢性萎缩性胃炎及胃癌癌前病变，中西医结合专家通过大量临床和实验探索，总结出卓有成效的疗法：以清热解毒、活血凉血药物抑制幽门螺杆菌，恢复胃黏膜炎症异常；以健脾益气、理气化瘀解毒对胃黏膜萎缩、肠上皮化生和异型增生促进逆转；以健脾益气、酸甘化阴促进胃酸分泌，加强胃黏膜屏障功能。

近 10 年来，专家们对溃疡性结肠炎的治疗进行了有益的探索。有学者提出"脾胃虚弱、免疫功能失调"是该病的主要发病机制，所以健脾益气治其本，涩肠止泻、缓解止痛、清肠解毒治其标，治愈率比单用西药提高 30% 以上，复发率降低 40% 以上，并从分子水平阐明部分机制，得到了广泛的认可。

在慢性乙型病毒性肝炎的治疗中，清除肝炎病毒和防止肝纤维化是两个主要的环节。国家科技攻关项目"慢性乙型肝炎中医辨证规范及疗效评价体系的研究"优化了中西医结合治疗方案，取得一系列成果，并证明在 HBeAg 阴转率、谷丙转氨酶（ALT）复常率以及改善患者症状方面较单纯西药组有明显提高；而对于慢性乙肝后肝硬化，有学者通过苦参素联合拉米夫定治疗肝硬化，发现比单一疗法更为显著，能最大限度延长患者的生命。

4. 泌尿系统疾病的中西医结合研究　现阶段主要反映在肾小球疾病的研究。中西医结合治疗肾小球疾病，充分运用病证结合，宏观辨证与微观辨证相结合，在其作用机制、辨证分型和病理基础研究方面取得进展。以陈香美院士、邹燕勤国医大师等的研究工作为代表。

慢性肾小球疾病的病机特点是本虚标实。肾脾亏虚为本虚；湿热瘀血等为标实，最核心是瘀血。结合西医学关于肾炎病理变化常有凝血机制参与的理论，活血化瘀治法被广泛接受，已贯穿于整个病程的治疗当中。

对于肾病综合征的治疗，激素及免疫抑制剂因其疗效确切而被广泛应用，但有较多不良反应，且撤停激素后蛋白尿出现反跳。通过配合使用中药，可减轻不良反应，减少肾病综合征因感染导致的复发，对缓解高凝状态等均有明显优势。

5. 血液系统疾病中西医结合的研究　以白血病、再生障碍性贫血为示范进行介绍。

关于白血病中西医结合治疗提出三步疗法：第一步采用凉血解毒中药结合化疗取得血液学缓解。急性白血病发病时，患者常有发热、出血、肝脾肿大、乏力等表现，此为急性白血病初发阶段，多因感受邪毒，直伤髓府，而成髓毒。此时白血病细胞在患者体内大量产生，邪毒实盛，治疗的目的就是尽快遏制病情，达到血液形态学缓解。中医治则为凉血解毒，西医首选化疗。第二步采用扶正祛邪中药结合化疗或 DC-CIK 细胞治疗取得遗传学或分子生物学缓解。取得血液学缓解的患者，体内白血病细胞经过第一个阶段的治疗已经大为减少，但急性白血病相关基因阳性，残留白血病水平仍较高，患者多有气色差、乏力、食欲不振等表现，此时患者正气已虚，邪已不盛，治当健脾益气，滋阴养血，解毒祛邪，已获得遗传学或分子学缓解，使急性白血病相关基因或异常染色体转为阴性。这一阶段巩固化疗疗效，但是单纯依靠化疗很难取得稳定的分子生物学或遗传学缓解。此阶段要充分利用免疫机制，可采取细胞免疫治疗、中药调节免疫、造血干细胞移植等措施进一步清除白血病细胞。第三步采用解毒祛邪中药结合细胞免疫治疗清除微小残留白血病细胞达到治愈。取得遗传学或分子学缓解的患者体内白血病细胞显著减少，但并未彻底消失、仍是复发的根源。此时化疗对这些残留的白血病细胞作用成效不大，此阶段患者血象、骨髓象正常，自我感觉无明显不适，属正气亦复，邪气已微。西医首选细胞生物疗法，中医重用解毒祛邪中药清解毒邪，以达根治。

关于再生障碍性贫血（简称再障），目前认为肾虚是发病的主要机制，结合临床表现、实验室指标及临床效果，将急慢性再障分为 4 型：急劳髓枯型、肾阴虚型、肾阳虚型和阴阳两虚型。急劳髓枯型相当于急性再障，后 3 型相当于慢性再障。通过中医辨证与西医分型论治这个切入点，中医辨证治疗更客观化，改善症状更具体化，中医药治疗再障通过先"减症"后改善血象等客观指标，让医者和患者更有治病的信心。西医分型治疗，不仅提高了疗效，还避免因过度治疗导致的严重副作用，充分体现个体化治疗原则，使中西医更好地发挥各自的优势。

6. 内分泌代谢系统疾病的中西医结合研究　目前主要体现在对糖尿病、高脂血症等高发病的研究。

中西医结合治疗糖尿病体现在中医病机认识和辨证分型，以及中医辨证与病程的相关性方面。传统观点认为，阴虚燥热为糖尿病的基本病机，随着现代生活方式的改变，糖尿病流行病学调查的开展，这一认识正受到重新审视。有专家结合西医学生理病理,提出中焦脾胃升降失司,脾不散精是消渴的根本病机。脾气散精的功能与胰腺分泌胰岛素水平密切相关,所以治疗以助脾散精为总则。此外,活血化瘀对糖尿病及其并发症的治疗和预防病变进展有重要意义。

胰岛素抵抗是糖尿病发病的重要环节之一,也是促发代谢综合征的始动因素。因胰岛素抵抗出现代谢紊乱,从而表现出一组以中心性肥胖、血糖升高、血脂异常等综合病理变化为特点的代谢综合征。最近几年,上海中西医结合的学者们针对代谢综合征,创制了益气散聚的治疗方法。机制研究表明,益气散聚方(黄芪、黄连、蒲黄等)有明显的胰岛素增敏和抑制炎症反应作用。

高脂血症的发病率逐年增高,如何有效降脂和减轻相关疾病的危害,成为一项重要课题。目前常用的降脂西药,长期应用多有不良反应,一旦停药,血脂水平多又再度升高。而采用中西医结合治疗,可减少西药用量和不良反应,维持疗效稳定,改善患者症状。

7. 风湿类疾病中西医结合的研究　以类风湿关节炎为示范进行介绍。

类风湿关节炎是西医的名称,中医属痹证范畴。中医认为本病与内脏亏虚,禀赋薄弱,外邪侵袭等因素有关。西医认为本病是一种免疫介导的以滑膜炎症为基本病变的慢性进行性致残性风湿病。由于免疫异常与炎症反应贯穿该病的全过程,所以西医强调抗炎和免疫抑制。在疾病急性期予西药及时控制病情,缓解症状,同时也给予清热利湿、消肿止痛、和胃健脾等内服中药,必要时配合中药外洗外敷则可协同西药增强疗效,最大限度减低西药副作用。中期和慢性期,患者多表现为关节晨僵、梭形肿大,贫血,低蛋白血症,形体消瘦,关节畸形、强直、功能障碍等,常可累及五脏。此期患者往往对抗风湿药敏感下降,且无法长期、大剂量使用抗风湿药,而患者多表现关节肿痛、缠绵难愈、体质虚弱、易合并感染,西药难以达到预期的目的。中医学则重视整体与局部的关系,调补气血、滋养肝肾、活血通络、调整机体的免疫功能,增强体质,扶正以祛邪。中医的整体观念和辨证论治,能针对不同的个体、不同的表现用不同的方法治疗。这是西药所不及的,所以对于中后期的类风湿关节炎患者主张中医辨证治疗为主,佐以针灸、按摩及功能锻炼,必要时可配合少量抗风湿药以辅助治疗。

8. 神经系统疾病的中西医结合研究　主要体现在对缺血性中风及帕金森病的研究。

经过长期观察研究,中西医结合工作者发现锥体外系疾病与中医"肝"关系较密切,肌肉疾病与中医"脾"关系较密切。治疗缺血性中风,往往以西医诊断为基础,以脏腑辨证为核心,急性期无论有无意识障碍,均可醒脑开窍,予安宫牛黄丸;以补阳还五汤为代表的益气活血法可治疗急性期和恢复期中风;以地黄饮子为代表的养肝息风法主要运用于缺血性中风的恢复期。

针对帕金森病,有研究认为本病属肝肾亏虚,痰浊内生、阻滞脑络,加剧了内风暗动。补益方药与左旋多巴制剂合用治疗帕金森病的临床与实验研究正在展开,并显示出可喜的前景。此外,中西医结合治疗肝豆状核变性、癫痫、多发性硬化等神经系统常见病也取得重要进展。

9. 精神疾病的中西医结合研究　近年来对常见精神疾病如抑郁症、精神分裂症、神经症等进行了中西医结合治疗,探索出中西医结合在精神科领域的辨治思路,即以西医辨病、中医辨证、躯体症状和精神症状客观化、量表化。在此基础上开展的中西医结合临床治疗,如针对当前抑郁症高发态势,有人治疗卒中后抑郁,给予氟西汀和中风解郁汤,还有人给予电针联合黛力新治疗,均取得较好疗效。智能电针治疗抑郁症与难治性精神分裂症已经较为普遍。此外,运用中药、针灸、心理等综合疗法治疗情感性精神障碍、顽固性癔瘫等,临床疗效较单用抗精神病药物为佳。

二、中西医结合外科主要研究进展

随着临床经验的积累和基础研究的深入,中西医结合治疗外科疾病的水平不断提高,方法日益多样化。主要体现在急腹症、肛门直肠疾病、外科感染、烧伤、乳腺病、血栓闭塞性脉管炎、血管瘤、淋巴结结核、慢性骨髓炎等疾病的中西医结合研究方面。

在急腹症研究中,通里攻下法成为急腹症保守治疗的主要方法。以吴咸中院士为代表采用中西医结合治疗急性重型胰腺炎,运用益气活血通里攻下法。研究表明,通里攻下法和活血化瘀法对重型胰腺炎并发的肺损伤、胰腺血液循环障碍、肠屏障破坏均有较好的保护和改善作用。

又如中医治疗肛门直肠疾病痛苦少,疗程短,操作简便,再按照现代医学技术予以改进,临床疗效显著。特别是随着微创外科、腔镜外科的迅猛发展,中西医结合围手术期治疗已成为重要的研究方向。

三、中西医结合妇产科主要研究进展

近几十年来,通过中西医结合工作者的共同努力,形成了以西医明确诊断,中西医结合进行治疗,或以中医为主辨证论治的临床医疗格局,从而提高了妇科临床的诊治水平及疗效,扩大了治疗病种的范围。中西医结合防治多囊卵巢综合征、不孕症、围绝经期综合征、子宫内膜异位症等疾病均取得良好效果。

近年来,中西医结合对女性生殖功能神经内分泌调节的研究日益深入。基于中医肾主生殖的认识,此认识与西医学的生殖生理功能由下丘脑-垂体-卵巢轴的反馈调节有类似之处。中西医结合实验研究提示,肾阴阳虚证主要与垂体功能和反馈作用有关,补肾治疗对垂体-卵巢功能的调节是多元性、双向性的。例如有学者观察多囊卵巢综合征患者周围血中促卵泡素(FSH)、黄体生成素(LH)、雌激素(E_2)与甲状腺激素(T)在补肾治疗前后的变化,结果显示补肾药可以作用于下丘脑,具有调整促性腺激素释放激素(GnRH)分泌作用;其他学者的研究提示,肾上腺皮质或甲状腺功能低下,也可以从肾论治。因此,中西医结合研究初步揭示肾主生殖的实质是指下丘脑-垂体轴及其所属的三个靶腺轴神经内分泌功能而言。

对于子宫内膜异位症的中西医结合研究,在其病理、机制、诊断、治疗等方面已达到较好水平。近些年,有以生大黄为主"化瘀通腑"治疗该病,从血液流变学和免疫学方面证明治疗的优势;有以化瘀消癥法治疗子宫内膜异位症,研究表明本治法可改善临床症状和卵巢功能,还观察到抗宫内膜抗体和异位病灶转归有关,提示本治法能改善机体免疫功能。抗宫内膜抗体的测定可作为一项诊断及评定疗效的重要指标。

四、中西医结合儿科主要研究进展

随着临床诊断技术的进步和科研方法的应用,中西医结合儿科研究成果不断丰富,诊疗水平得到显著提高。根据中医温病理论指导流行性乙型脑炎的辨证论治,降低了病死率和后遗症发生率;对肺炎、哮喘、癫痫等儿科常见病的研究继续深入;对病毒性心肌炎、厌食、川崎病、传染性单核细胞增多症等疾病的辨证论治总结出规律;对肾病综合征、急性白血病、流行性出血热等疾病的中西医结合治疗研究取得进展。

小儿肺炎是小儿常见病,具有起病急、病程长、难治愈、并发症多等特点。西医治疗以针对性强、起效快、效果明显等特点成为目前治疗小儿肺炎的主要手段。西医治疗多以消除炎症、清除致病菌为目的,所以常规治疗中仍以抗生素及序贯治疗为主。但单一应用抗生素治疗,副作用明显、耐药菌株也随之出现,使疾病反复发作,影响预后。中医认为小儿脏腑娇嫩,形气未充,肺常不足,卫外不固,稍有不慎,外邪入侵,致肺气失宣,气逆而上,发为"咳嗽",形成肺炎。中药以"清热化痰""宣肺平喘"为主,药效温和,副作用少。但是小儿肺炎通常起病急、单一应用中药治疗起效慢、疗程长,如不能及时控制病情,容易使疾病恶化。故需采用中西医结合治疗方案,发挥西药及中药的各自优势。更多研究显示,中西医联合用药治疗小儿肺炎比起单一西药或中药治疗,总有效率更高、更确切,并且在不良反应方面明显低于单一西药组。这是因为,联合用药在一定程度上控制了西药用药量,从而减轻了对胃肠道及其他脏器的刺激,使得药性因中药方剂变得温和,进而削弱了不良反应,进一步增强疗效,获得良好预后。

中西医结合诊治小儿急性传染病,如在防治麻疹、流行性脑脊髓膜炎、猩红热、中毒性细菌性痢疾等方面,优势不断得到发挥。有学者以中西医结合治疗水痘,用清营汤加减,或用清瘟败毒饮加减;有学者运用中西医结合抢救措施治疗细菌性痢疾休克,患儿在 24 小时内脱离休克状态;对于小儿麻痹症的治疗,急性期常用葛根芩连汤,后遗症的治疗往往采取口服、熏洗、穴位注射等综合疗法,取得较好疗效。

对于小儿原发性肾病综合征,中药可以拮抗激素的副作用、减少并发症,综合提高疗效。有学者用防己黄芪汤联合泼尼松治疗该病,能够降低尿蛋白含量,改善肾功能,效果明显优于单纯西药组。

学习小结

1. 学习内容　　　　　　　　　　　　　　（△为熟悉,其余属了解内容）

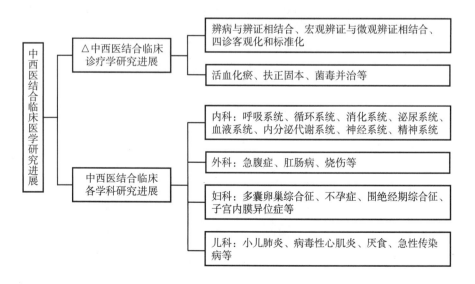

2. 学习方法　结合复习前述各章以及本章中有关中西医结合临床各科的主要研究进展,帮助认识中西医结合临床"病证结合"诊疗中辨病与辨证相结合、宏观辨证和微观辨证结合、四诊客观化和标准化;活血化瘀、扶正固本、菌毒并治等临床新观念、新理论。

(刘　舟　赵　敏)

复习思考题

1. 什么是辨病与辨证相结合? 它主要有哪些形式? 试举例说明辨病与辨证相结合在临床疾病诊疗中的重要性。

2. 何谓微观辨证? 以临床实例说明宏观辨证与微观辨证相结合有何临床意义。

3. 何谓"菌毒并治"? 谈谈"菌毒并治"治疗多脏器衰竭中所贯穿的中西医临床"病证结合"诊疗思想。

第七章

呼吸系统疾病

> **学习目的**
>
> 通过本章节的学习,掌握呼吸系统疾病"病证结合"诊疗思路与方法,为构建中西医结合临床思维奠定基础。
>
> **学习要点**
>
> 掌握中西医结合防治呼吸系统疾病的理论基础/基本思路和原则;熟悉中西医结合治疗的优势病种(支气管哮喘、慢性阻塞性肺疾病)"病证结合"的诊疗思路与方法;了解呼吸系统疾病防治原则和方法。

第一节 呼吸系统疾病概述

一、呼吸系统常见疾病及证候

近年来,呼吸系统疾病的发病率明显增加,与吸烟、大气污染、工业经济发展导致的理化因子、生物因子吸入及人口老龄化等因素密切相关。呼吸系统常见的疾病有急性上呼吸道感染、急性气管支气管炎、肺炎、支气管哮喘、支气管扩张症、肺结核、慢性支气管炎、慢性阻塞性肺疾病(chronic obstructive pulmonary disease,COPD)、肺动脉高压与肺源性心脏病、原发性支气管肺癌、呼吸衰竭、间质性肺炎、肺栓塞等。本章节内容主要介绍支气管哮喘和慢性阻塞性肺疾病的中西医结合诊疗思路。

呼吸系统疾病属于中医肺系病证,主要症状有发热、咳嗽、咳痰、咯血、胸痛、喘促、喉痛、声音变异、鼻塞流涕。肺系证候有虚实两类。虚证多因久病咳喘,或被他脏病变所累,导致肺气虚和肺阴虚;实证多因风、寒、燥、热等外邪侵袭和痰饮停聚于肺而成。

二、呼吸系统疾病常见的症状和体征

呼吸系统疾病常见的症状有发热、咳嗽、咳痰、咯血、胸痛、呼吸困难等,在不同的肺部疾病中常有不同的特点,对辨病和中医辨证都有重要作用。

以咳嗽为例,中医闻诊中认为:咳声重浊多见于实证;咳声无力、声低气怯多见于虚证;咳声重浊紧闷多见于寒痰湿浊停聚,咳声不扬、痰稠而黄多见于热证;阵发、气急、连声不断、终止作鹭鸶的叫声多见于百日咳;咳声如犬吠多见于白喉。

呼吸系统疾病常见的体征有呼吸频率加快或减慢,气管有无偏移,胸廓是否畸形,颈及锁骨上淋巴结是否肿大,肺部呼吸音有无改变,有无干、湿啰音,啰音的部位及性质,有无下肢浮肿。要十分重视呼吸系统体格检查在诊断中的决定性作用。如听到双肺哮鸣音,结合病史,支气管哮喘的诊断就可以明确。

三、中西医结合防治呼吸系统疾病的理论基础

呼吸系统疾病大都可归属为中医的肺系病证。中医的肺和西医的呼吸系统很相似,如功能,肺主气,司呼吸,外邪常首先犯肺,与西医相同;中医认为肺朝百脉,管理调节血液的运行,肺通调水道,下输膀胱,这与西医的慢性呼吸衰竭可引起的并发症肺源性心脏病相通。从病出发研究疾病的发病机制,中西医也有很多共同点,如支气管哮喘,西医认为是气道慢性炎症性疾病,这种慢性炎症与气道高反应性相关;从中医角度认为主因是宿痰内停于肺,由于诱因如外邪内侵、饮食不当、情志失调、劳倦失养均可触动宿痰,以致痰壅气道、肺气宣降功能失常,而西医的慢性炎症与中医的"夙根"极其相似,可见中、西医对发病机制认识的共性为中西医结合防治呼吸系统疾病奠定了理论基础。许多中药的现代药理研究也已经证明中药的抗炎、抗菌、抗氧化、化痰等作用,而中医外治的有效性如针刺、冬病夏治、穴位敷贴等也不断得到了西医学的证据。

西医学基于解剖等方面的认识,建立了呼吸病学,并且随着病毒学、细菌学、免疫学等多学科的发展,对呼吸系统疾病的认识经历了革命性的进步,例如慢性阻塞性肺疾病(COPD)现今认为是气道慢性炎症性疾病,理论的进步带来了治疗的突破,新型的吸入剂取得了空前的疗效;至于呼吸系统感染,包括肺炎,由于有对病原体的认识,不仅在治疗上效果肯定,而且在流感疫苗、肺炎疫苗的预防应用上也卓有成效。许多诊断手段如肺功能、胸部 CT 及肺动脉计算机体层血管成像(CTA)、血管造影、超声、各种病原体检测、肿瘤学检测、免疫学检测,明显提高了诊断水平。而这些诊断手段的进步,则不应有中西之分,同样可以为中医所用。

四、呼吸系统疾病的中西医"病证结合"诊断基本思路

对于呼吸系统疾病的认识,中西医各有不同。中医对疾病的诊断多依据症状而立,如反复发作性喘息、气急、胸闷、咳嗽等症状,中医命名为哮病;如患者以胸部膨满、憋闷如塞、气短喘促等为主,中医命名为肺胀。由于同一症状可以由不同疾病引起,中医的辨证与西医的鉴别诊断有异曲同工之处,但辨证又反映了病期、诱因、个体体质等因素,因此有别于鉴别诊断和分期分级。对疾病的诊断,西医具有显然的优势,已被中医广泛采用,而先诊断病,再中医辨证的"病证结合"的诊断思路更为全面。

五、呼吸系统疾病的中西医结合治疗原则及预防措施

治疗原则:重视预防,尽早诊断,尽早治疗,长期管理。
1. 病因预防　养成健康的生活方式,如戒烟、注射疫苗、整治大气污染等。
2. 临床治疗　及时治疗,预防并发症发生,开展康复工作,以提高患者生命质量。
3. 慢病管理　哮喘、COPD 等呼吸系统疾病要重视持续的管理,包括用药、评估、

笔记

治疗方案调整、健康教育等。

4.注重调护 注意劳逸结合,生活有规律,忌过咸食物,注重营养补充,适当增加水分和维生素的摄入。

5.中医在慢病管理与预防方面有自身优势,除了规律生活、健康饮食之外,中医非常强调疾病缓解期的治疗,比如 COPD 肺肾两虚患者,在缓解期可以服用血肉有情之品,如紫河车、蛤蚧、冬虫夏草等以补益肺肾,提高自身免疫力。《黄帝内经》指出:"正气存内,邪不可干。"西医学也发现许多中药和方剂可以提高患者 T 淋巴细胞群功能,降低患者感染风险,减少发病次数。所以进一步挖掘中医瑰宝,对现代医学发展会有很大推进和作用。

第二节 支气管哮喘

 典型病案

　　高某,男,34 岁。初诊日期:2008 年 12 月 24 日。主诉:反复咳喘、胸闷 7~8 年,加重 1 周。病史:患者自幼有支气管哮喘病史,近 7~8 年反复发作,诊断为支气管哮喘,查过敏原为花粉、尘螨、酒。予以氨茶碱 0.1g、每日 2 次,沙丁醇胺吸入等治疗,近 1 周来咳痰、胸闷加重。刻下:咳(+),喉痒,痰每日 10 口、中小、色白质黏、咳吐较畅,夜间气喘胸闷,可平卧,纳可,口干饮不多,喜温,大便日行偏烂,舌偏黯,苔薄微黄、少津,脉弦。有嗳气、泛酸史。

　　诊断:中医为哮证;西医为支气管哮喘发作期。

　　辨证:寒痰恋肺,肺气上逆。

　　治法及方药:温肺化饮,平喘定哮。射干 15g,炙麻黄 6g,细辛 3g,泽漆 30g,紫菀 15g,款冬花 10g,陈皮 10g,半夏 15g,柴胡 15g,枳壳 9g,桔梗 9g,甘草 9g,丹参 15g,郁金 15g,黄芩 15g,炙苏子 9g,麻黄根 12g,大枣 30g,生姜 3 片。7 剂。泽漆片每日 2 次,每次 2 粒,口服。

　　二诊:夜喘胸闷稍减,自觉稍松快,苔薄微黄、且干,舌质黯红,脉弦滑。近期嗳气频频、腰酸、怕冷。加淫羊藿 10g、川牛膝 15g、黄连 3g、吴茱萸 1g、海螵蛸 30g,14 剂。三诊:近 1 周咳痰增,咯痰不爽,余症如前,苔厚腻淡黄、少津,舌黯红,脉弦。原方加降香 3g。续服 7 剂。四诊:咳痰稍减,咯痰欠畅,近 3~4 日感胸闷增,无支气管哮喘,口不干,余无不适,舌黯红,苔薄腻淡黄、少津,脉弦。初诊方改炙苏子 15g,加茯苓 15g。续服 14 剂。服药后显效,诸症均愈。[余小萍.黄吉赓肺病临证经验集[M].上海:上海科学技术出版社,2011:142-143]

一、中西医对支气管哮喘概念的认识

　　中医:中医学将发作性痰鸣气喘疾患,以呼吸急促、喉中哮鸣有声、甚则喘息不能平卧为临床特征的疾病称之为哮病。中医文献中有关哮喘病的论述始见于《黄帝内经》。《素问·阴阳别论》记载:"阴争于内,阳扰于外,魄汗未藏,四逆而起,起则熏肺,

使人喘鸣。"其后《金匮要略·肺痿肺痈咳嗽上气病脉证治》提出了哮喘的治疗方药："咳而上气,喉中水鸡声,射干麻黄汤主之。"《诸病源候论》称哮喘为"上气鸣息""呷嗽"。宋代王执中在《针灸资生经》中首次提到哮喘之名,但无详细论述,直至元代朱丹溪才开始明确将哮喘作为独立病名。"哮"证与"喘"证分开论述则源自明代《医学正传》:"哮以声响名,喘以气息言。夫喘促喉间如水鸡声者谓之哮,气促而连续不能卧息者谓之喘。"后世医家鉴于哮必兼喘,故统称为哮喘。2011 年,中华中医药学会《哮病诊疗指南》的定义为:哮病,又称哮喘病、哮证,系宿痰伏肺,因外邪、饮食、情志、劳倦等诱发因素引触伏痰,致气滞痰阻,气道挛急、狭窄而发病。它是一种以发作性喉中哮鸣有声,呼吸困难,甚则喘息不得平卧为主要表现的反复发作性肺系疾病。

西医:哮喘实质上是多个疾病引起的一个以气喘为主要表现的综合征,包括支气管哮喘、心源性哮喘,肺气肿和其他各种原因引起的气道狭窄,而支气管哮喘是其中最常见的疾病。狭义的哮喘通常指支气管哮喘,但即使是狭义的,也存在多个表型,如过敏性哮喘、迟发性哮喘、肥胖性哮喘等。支气管哮喘(简称哮喘)的西医定义通常采用全球哮喘防治创议(global initiative for asthma,GINA)的版本,每年都有更新,2018 年定义是:哮喘是一种异质性疾病,通常以慢性气道炎症为特征。其定义包含随时间不断变化强度的呼吸道症状病史,如喘息、气短、胸闷和咳嗽,同时具有可变性呼气气流受限。

共同点:中、西医学都对这个症状有详细的观察,都提出有不同病因和表型或证型。而西医的支气管哮喘可以说是中医哮病的某个或几个证型。

二、中西医对病因和病机认知的异同

(一)中医对哮喘的认识

1. 病因　中医对病因具有整体的认识,强调外邪侵袭、饮食不当、情志刺激、体虚劳倦等诱因引动而触发,以致痰壅气道,肺气宣发、肃降功能失常。哮喘的发生主因是宿痰内停于肺。

2. 病机　张仲景《金匮要略》认为哮病为体内有寒饮,并创射干麻黄汤治之。朱丹溪认为其病机专主于痰,提出"未发以扶正气为主,即发以攻邪为急"的治疗原则。《证治汇补·哮证》中明确提出了"夙根"学说:认为痰饮伏肺为哮病之"夙根"。有关其病机,中医认为哮喘乃因肺、脾、肾三脏功能不足,水湿内聚为痰饮,遇外邪引动而发,痰随气升,气因痰阻,相互搏结,阻于气道,肺失宣肃而出现咳喘痰鸣、甚则不能平卧、胸闷、咯痰不爽等症。哮喘的病位在肺,久病由肺及脾和肾。哮喘的病理历代强调以"痰"为中心。痰的产生主要由于脏腑阴阳失调,对津液的运化失常,肺不布散津液,脾不输化水精,肾不蒸化水液,而聚湿生痰,或素体痰湿偏盛,痰伏藏于肺,则成为发病的潜在"夙根"。发作时为情志、气候、饮食、劳累等诱因引动"伏痰"而发哮病。

(二)西医对哮喘的认识

1. 病因　哮喘的病因还不十分清楚。患者个体过敏体质及外界环境的影响是哮喘发病的危险因素。哮喘与多基因遗传有关,同时受遗传和环境因素的双重影响。

2. 发病机制　哮喘的发病机制尚不完全清楚,多数人认为与变态反应、气道炎症、气道反应性增高及神经等因素相互作用有关,其中气道炎症是哮喘发病的本质,气道反应性增高是哮喘的重要临床特征。

三、中西医诊断方法的相互补充

(一)中医望闻问切

中医首先依据哮喘痰鸣情况辨发作期与缓解期,如起病较急,哮喘气促,喉中痰鸣有声,为哮病发作期;如病延日久,喉中痰鸣改善或消失,临床以气短息促、体质亏虚症状为主,则属哮病缓解期。其次,依痰液及寒热特点结合舌脉辨冷哮、热哮、寒包热哮及风痰哮,如哮喘痰白,多起泡沫,形寒怕冷,苔白脉紧,多属冷哮;如哮喘痰黄,黏浊稠厚,身热面赤,苔黄脉数,多属热哮;如哮喘痰黄,或黄白相间,兼有恶寒发热身痛,苔白罩黄,脉弦紧,多属寒包热哮;如哮喘痰涎壅盛,喉中哮鸣,声如拽锯,寒热倾向不著,发前自觉鼻眼发痒,多属风痰哮。

(二)西医问诊和体格检查

1. 问诊　对于初次就诊的患者,不但要注意其主诉,还要关注遗传因素和环境因素在哮喘发病中所起的作用。遗传因素中许多调查资料表明,哮喘患者亲属患病率高于群体患病率;环境因素中主要包括某些激发因素,如尘螨、花粉、动物毛屑、细菌、病毒、鱼、虾、蟹、蛋、普萘洛尔、阿司匹林、运动等。

转诊或复诊的患者,在关注上述内容的基础上,需注意既往用药及哮喘的控制情况及有无并发症。

2. 体格检查　对于哮喘而言,缓解期可无异常体征;发作期胸廓膨隆,叩诊呈过清音,多数有广泛的呼气相为主的哮鸣音,呼气延长;严重哮喘发作时常有呼吸费力、发绀、胸腹反常运动、心率增快、奇脉等体征。

(三)实验室及辅助检查

1. 血常规检查　发作时可有嗜酸性粒细胞计数增高,如并发细菌感染可有白细胞总数和中性粒细胞计数增高。

2. 痰液检查　痰涂片在显微镜下可见较多嗜酸性粒细胞。

3. 呼吸功能检查　通气功能检测在哮喘发作时呈阻塞性通气功能改变,呼气流速指标均显著下降。肺容量指标可见用力肺活量减少、残气量增多、功能残气量和肺总量增加,残气占肺总量百分比增高;缓解期上述通气功能指标可逐渐恢复。病变迁延、反复发作者,其通气功能可逐渐下降。支气管激发试验(BPT)用以测定气道反应性;支气管舒张试验(BDT)用以测定气道可逆性;呼气峰流速(PEF)及其变异率测定可反映气道通气功能的变化。

4. 动脉血气分析　哮喘发作时通气/血流比值失衡,可致肺泡-动脉血氧分压差增大。

5. 胸部 X 线检查　哮喘发作时可见两肺透亮度增加,呈过度通气状态;缓解期多恢复正常。

6. 特异性变应原检测　哮喘患者大多数伴有过敏体质,对众多的变应原和刺激物敏感。

(四)病理

疾病早期,肉眼观解剖学无明显器质性改变。随着疾病发展,病理学变化逐渐明显,肉眼可见肺膨胀及肺气肿。显微镜下可见气道上皮有炎症细胞浸润,气道黏膜下组织水肿,支气管分泌物增加等病理改变。若哮喘长期反复发作,表现为支气管平滑肌肌层肥厚,气道上皮细胞下纤维化、基底膜增厚等。

四、中西医结合诊断思路

(一)西医辨病

1. 支气管哮喘诊断标准

(1)反复发作喘息、气急、胸闷或咳嗽,多与接触变应原、冷空气、物理或化学性刺激以及病毒性上呼吸道感染、运动等有关。

(2)发作时在双肺可闻及散在或弥漫性、以呼气相为主的哮鸣音,呼气相延长。

(3)上述症状可经治疗缓解或自行缓解。

(4)除外其他疾病所引起的喘息、气急、胸闷和咳嗽。

(5)临床表现不典型者(如无明显喘息或体征)应有如下三项中至少一项阳性:①支气管激发试验或运动试验阳性;②支气管舒张试验阳性;③昼夜 PEF(呼气流量峰值)变异率≥20%。

符合(1)~(4)条或(4)(5)条者,可以诊断为支气管哮喘。

除了正确的疾病诊断,对病情的判断也十分重要。西医根据病程分为急性发作期、慢性持续期、临床缓解期;又根据病情严重程度,急性发作期分为轻度、中度、重度、危重,慢性持续期分为间歇性、轻度持续、中度持续和重度持续四级。

西医对哮喘的评估包括症状控制水平评估和未来不良风险评估。症状控制水平评估包括控制、部分控制、未控制。而未来不良风险评估是确定病人是否处于哮喘不良预后的风险中,尤其是急性加重、固定气流受限和药物的副作用。通过评估,对病人的病情就有了较为完整的认识,对于长期管理有一定优势。

2. 鉴别诊断

(1)左心衰竭引起的喘息样呼吸困难:本病过去称为心源性哮喘,发作时的症状与哮喘相似,但其发病机制与病变本质则与支气管哮喘不同。患者多见于老年人,有高血压、冠心病、风湿性心脏病等病史。阵发性咳嗽,常咳出粉红色泡沫痰,两肺可闻及广泛的湿啰音和哮鸣音,左心界扩大,心率增快,心尖部可闻及奔马律。胸部 X 线可见心脏扩大,肺淤血或肺水肿征,有助于鉴别。

(2)COPD:多见于中老年人,有慢性咳嗽史,患者多有长期吸烟或接触有害气体的病史。有肺气肿体征,两肺可闻及湿啰音。临床上将 COPD 和哮喘区分有时困难,用支气管舒张剂口服或吸入激素做治疗性试验可能有所帮助。COPD 也可与哮喘合并同时存在。

(3)支气管肺癌:肺癌的呼吸困难和喘鸣等症状常无诱因,症状呈进行性加重,痰脱落细胞学、胸部 X 线、CT、支气管镜等检查有助于鉴别。

(二)中医辨证

中医辨证即是依据哮喘患者的发病原因、病程、临床症状体征及实验室检查结果等进行综合判断的过程。分析结果涵盖病因、病位、病性、病机等几个方面。哮喘常见的证型有发作期为冷哮、热哮、寒包热哮、风痰哮,缓解期则多为肺脾气虚和肺肾两虚。

1. 辨邪正虚实 哮病总属邪实正虚之证,发时以邪实为主,一般多见寒、热、寒包热、风痰等,而未发时主要为肺脾肾三脏亏虚。但久病正气不足,多虚实夹杂,需按病程长短及全身症状辨别。

2. 辨寒热 哮病中冷哮、热哮较多见,但在整个病程中,寒热之间又不是一成不变的,常表现为寒热错杂,如痰热内蕴者,复感风寒,可致外寒内热,即寒包热哮。寒热在一定条件下还可发生转化,如寒痰冷哮者,久郁化热;热哮久发,阳气渐衰,又可出现寒象。

（三）中西医结合诊断思路与方法

在西医诊断的基础上进行中医辨证同样是哮喘中西医结合的主要诊断思路。西医的诊断标准容易掌握,对哮喘分期、分级和评估也比较细致,而中医辨证注重整体,每个证型又往往包含了病因、诱发因素、严重程度和合并症等;两者结合,不仅能对哮喘有个体化的全面认识,而且为择优选择中西医治疗方法打下了基础。

五、中西医结合治疗思路及结合点

1. 哮喘急性发作一般病势比较急重,西医的常用治疗如解痉、抗感染、糖皮质激素抗炎等,比单纯用中医方法治疗见效快、疗效好;中医中药或针灸可作为辅助疗法,根据辨证决定药物和穴位。中西医择优施治,使病情得到控制。

2. 慢性持续期的哮喘,应中西医结合治疗,可根据西医评估,针对不同的病情分级治疗,在此基础上进行中医辨证施治,并坚持标本兼治的原则。中药或针灸都可有效提高哮喘控制水平,减少西药的使用,尤其是激素(表7-1)。

表 7-1 哮喘慢性持续期的治疗:长期(阶梯式)治疗方案

	第一级	第二级	第三级	第四级	第五级
推荐控制药物	不需要	低剂量 ICS	低剂量 ICS/LABA	中/高剂量 ICS/LABA	加其他治疗如噻托溴铵、抗 IgE、抗 IL-5
其他控制药物	考虑低剂量 ICS	LTRA,低剂量茶碱	中/高剂量 ICS,低剂量 ICS + LTRA(或+茶碱)	加用噻托溴铵,高剂量 ICS + LTRA(或+茶碱)	加低剂量口服激素
缓解药物	按需使用 SABA		按需 SABA 或低剂量 ICS/法莫特罗		
中医			中药或针灸(辨证论治)		

注:SABA:短效 β_2 受体激动剂;ICS:吸入糖皮质激素;LABA:长效 β_2 受体激动剂;LTRA:白三烯抑制剂

3. 对症状控制的缓解期病人,由于气道炎症的持续存在,以中医为主的治疗有可能达到恢复体质的目的,减少复发。中医应坚持“治病必求其本”的原则,既可用中药,如玉屏风散合六君子汤加减、调补肺肾方加减,也可采用外治的方法,如针灸、穴位敷贴、埋线、推拿等。

4. 预防

（1）脱离过敏原:避免与过敏原接触,是预防哮喘复发的重要措施。

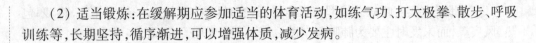

（2）适当锻炼：在缓解期应参加适当的体育活动，如练气功、打太极拳、散步、呼吸训练等，长期坚持，循序渐进，可以增强体质，减少发病。

第三节　慢性阻塞性肺疾病

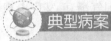

典型病案

　　姚某，男，72岁。初诊日期：2008年10月25日。主诉：反复咳嗽、喘促13年，加重半年。病史：患者反复咳嗽、喘息13年，近半年来加重。刻下：间断咳（＋），痰（＋）、每日10余口、中、白黏泡、欠畅，动则气喘（＋＋＋），无哮鸣，纳可，口微干饮不多、喜温，但畏热，二便正常，苔薄腻微淡黄且干，中裂，舌黯红，脉虚弦滑。患者既往有胃溃疡史，2001年行胃大部切除术。

　　诊断：中医为肺胀（阴虚痰饮证）；西医为慢性阻塞性肺疾病，稳定期。

　　辨证：气阴两虚，肺失宣肃。治法及方药：益气养阴，平喘定哮。太子参15g，麦门冬15g，南沙参15g，茯苓15g，射干15g，炙麻黄3g，紫菀15g，款冬花10g，半夏15g，泽漆20g，枳壳9g，桔梗9g，甘草9g，丹参30g，郁金15g，莪术15g，白术15g，柴胡10g，黄芩10g，沉香粉3g（分吞），炙苏子10g，前胡10g，桃仁10g，杏仁10g，黄连3g，吴茱萸1g，海螵蛸15g，鸡内金15g。14剂。

　　二诊：咳、喘均减，痰（±）亦减少，每日6口、中、白黏泡、咯吐欠畅，纳可，舌黯红、稍胖，苔薄微黄且干、中有裂纹，脉弦滑。原方加生地12g，石斛15g。续服14剂。药后诸症均减。［余小萍.黄吉赓肺病临证经验集［M］.上海：上海科学技术出版社，2011：163-164］

一、中西医对慢性阻塞性肺疾病概念的认识

　　中医：慢性阻塞性肺疾病（COPD）属于中医学的"肺胀"等范畴。肺胀之病名源自于《黄帝内经》。《灵枢·经脉》首先提出肺胀病名，但后世医籍多将本病附载于肺痿、肺痈之后，或散见于痰饮、喘促、咳嗽等门。《灵枢·胀论》云："肺胀者，虚满而喘咳。"《灵枢·经脉》云："肺手太阴之脉……是动则病肺胀满，膨膨而喘咳。"说明咳喘胀满是肺胀的主要临床特点。《金匮要略·肺痿肺痈咳嗽上气病脉证治》指出本病的主症为："咳而上气，此为肺胀，其人喘，目如脱状。"《金匮要略·痰饮咳嗽病脉证并治》言："咳逆倚息，短气不得卧，其形如肿。"提出肺胀还可出现浮肿、烦躁、目如脱等症状。2011年中华中医药学会《肺胀诊疗指南》的定义是：肺胀是多种慢性肺系疾病［慢性支气管炎、支气管哮喘、支气管扩张、矽肺（硅沉着病）合并肺气肿、慢性肺源性心脏病、重度陈旧性肺结核］反复发作，迁延不愈，导致肺气胀满，不能敛降的一种病证。临床表现为胸部膨满，憋闷如塞，喘息气促，咳嗽痰多，烦躁，心悸，面色晦暗，或唇甲发绀，脘腹胀满，肢体浮肿等。严重者可出现神昏、痉厥、出血、喘脱等危重证候。因此，肺胀涵盖了COPD的主要临床症状。

　　西医：慢性阻塞性肺疾病全球倡议（GOLD）是最权威的COPD指南，从每年都有

更新就可以看出,西医对 COPD 的认识在不断进步中。早年把慢性支气管炎发展到肺气肿称之为 COPD,2019 年的定义是:COPD 是一种可预防可治疗的常见病,特点是持续性呼吸道症状及气流受限,通常由于暴露于毒性颗粒或气体造成气道和(或)肺泡异常所致;最常见的呼吸道症状包括呼吸困难、咳嗽和(或)咳痰。过去定义强调"慢性支气管炎"及"肺气肿",但"肺气肿"只是 COPD 患者肺部结构异常的其中一种,而"连续 2 年,每年咳嗽咳痰超过 3 个月"或"慢性支气管炎"只存在于一小部分患者。

从西医定义可以看到,COPD 是一组疾病引起的共同的临床表现,不是单一的疾病,是综合征,与肺胀的中医概念类似。中西医对本疾病的发展过程、认识也很一致。

二、中西医对病因和病机认知的异同

(一) 中医对 COPD 的认识

1. 病因　中医认为 COPD 多因久病肺虚,痰浊潴留,肺不敛降,气还肺间,肺气胀满,逐渐损伤脾、肾、心,每因复感外邪诱使病情发作或加剧。①久病肺虚:内伤久咳、久哮、久喘等慢性肺系疾病迁延不愈,一方面引起肺气宣降失常,津液不布;或肺气虚损,气不布津,津液凝聚为痰浊。另一方面,痰浊滞留日久,气滞血瘀,致痰浊与瘀血互结,痰瘀滞于心、肺,进一步加重肺气胀满,而成为肺胀。②感受外邪:久病肺虚,卫外不固,易致外邪反复乘袭,愈加闭郁肺气,损伤肺脏,加重痰、瘀形成。

2. 病机　《诸病源候论》认为肺胀的发病机制是由于"肺本虚,气为之不足,复为邪所乘"。《丹溪心法》指出:"肺胀而咳,或左或右不得眠,此痰挟瘀血碍气而病。"《医学正传·咳嗽》云:"肺胀者,主收敛……用诃子为君。"强调了肺虚气不敛降的一面。《张氏医通》认为肺胀以"实证居多",《证治汇补》认为对肺胀的辨证施治当分虚实两端。

目前,中医对肺胀的病机认识是,久咳、久喘、久哮等肺系慢性疾患,迁延失治,痰浊潴留,肺气胀满,肺不敛降,气之出纳失常,日久导致肺虚,复感外邪诱发病情加剧。病变首先在肺,继则累及脾、肾,后期及心。病理因素以痰浊、水饮、血瘀为主,三者可相互影响兼病,是本病缠绵迁延、反复发作、经久不愈的根本原因。

(二) 西医对 COPD 的认识

1. 病因和发病机制　COPD 确切的病因不清楚,可能与下列因素有关:吸烟、环境危险因素暴露(感染、空气污染、职业粉尘和化学物质)、宿主因素(遗传、气道高反应性、肺发育不良)等。氧化应激、蛋白酶/抗蛋白酶失衡、炎症细胞、炎症介质、外周气道及间质纤维化都参与了 COPD 的发生、发展。

2. 病理　气道、肺实质、肺血管床的炎症及结构改变。

3. 病理生理　气流受限和空气陷闭、气体交换异常、黏液高分泌、肺动脉高压、多系统合并症等。

三、中西医诊断方法的相互补充

(一) 中医望闻问切

望闻问切:望舌苔舌质、有无发绀、浮肿,闻气促的程度,问痰色、质、量,切脉是否

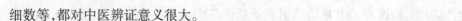

细数等,都对中医辨证意义很大。

(二) 西医问诊和体格检查

1. 问诊　问诊时,应注意患者的性别与年龄,是否有吸烟史及家族史。详细询问慢性咳嗽、咳痰、气喘症状最早出现的时间,以及每年发病持续的时间和伴随症状。仔细询问急性加重史或呼吸道疾病住院史、合并症等,探究疾病发生的诱因如疾病史(哮喘、过敏性疾病、鼻窦炎、鼻息肉、儿童期呼吸道感染、其他慢性呼吸道疾病或非呼吸道疾病等),并针对相似疾病的鉴别点,有目的地问诊,寻找诊断疾病的依据。同时,还应关注危险因素暴露史,关注疾病对生命质量的影响,如活动受限、失业及经济影响、家庭生活影响、抑郁/焦虑等。

2. 体格检查　重点检查呼吸系统和循环系统,早期可无任何体征,晚期出现肺气肿的体征,进一步发展则出现气促、发绀等呼吸衰竭体征和颈静脉怒张、心动过速、下肢浮肿等心衰体征。

(三) 实验室及辅助检查

1. 血常规　合并细菌感染时,可见白细胞总数及中性粒细胞计数增高。

2. 痰液检查　合并细菌感染时痰涂片或培养可见致病菌。

3. 血气分析　对于判定低氧血症、高碳酸血症、酸碱平衡失调及呼吸衰竭的类型有重要价值。

4. 胸部 X 线检查　早期可无异常,反复发作后随病情进展可见肺纹理增粗、紊乱,也可出现肺气肿改变。X 线胸片检查对 COPD 诊断特异性不高,主要作为确定肺部并发症及与其他肺疾病鉴别之用。

5. 肺功能检查　是判定气流受限的主要客观指标,对 COPD 诊断、评价严重程度、疾病进展、治疗反应及预后等有重要意义。

6. 胸部 CT 检查　吸气相和呼气相的 CT 联合检查有可能对判断肺气肿、肺功能损害严重程度有一定意义。

四、中西医结合诊断思路

(一) 西医辨病

1. COPD 诊断

(1) COPD 危险因素:吸烟;职业性或室内外环境有害粉尘、烟雾或气体接触史;幼年营养不良或反复呼吸道感染史。

(2) 慢性咳嗽、咳痰、呼吸困难。

(3) 肺功能检查为不完全可逆性气流受限,即吸入支气管舒张剂后 FEV1<80% 预计值,且 FEV1/FVC<70%。首次诊断最好在缓解期进行。

根据以上条件可作出诊断,其中不完全可逆的气流受限是 COPD 诊断的必备条件。

西医将病程分为急性加重期和稳定期。又根据病情严重程度,将急性加重期分为轻度、中度、重度;稳定期根据 FEV1% 对严重度分为四级,综合评价又分为 ABCD 四组,根据肺功能异常的严重程度、症状评分、急性加重史及未来发生急性加重的风险、合并症四个方面评价。这样的诊断方法有助于对病情的全面掌握和长期管理。

2. 鉴别诊断

（1）支气管哮喘：哮喘起病多在儿童或青少年期，以发作性喘息为特征，发作时两肺布满哮鸣音，常有家族或个人过敏史，症状经治疗后可缓解或自行缓解。哮喘的气流受限多为可逆性，其支气管舒张试验阳性。

（2）肺结核：可有午后低热、盗汗、乏力等结核中毒症状，痰检可发现抗酸杆菌，X 线检查可发现病灶。

（3）支气管肺癌：多发生于 40 岁以上男性，有多年吸烟史，常有刺激性咳嗽、咳痰，可有痰中带血，X 线检查及 CT 可发现占位病变。痰脱落细胞学检查及支气管镜活检可明确诊断。

（二）中医辨证

中医辨证需依据 COPD 患者的发病原因、病程、临床症状体征及实验室检查结果等进行综合判断。肺胀为本虚标实之证，但有偏实偏虚不同。一般感受外邪时偏于标实，平时偏于本虚。偏实者须分清外邪、痰浊、水饮、瘀血的偏盛，偏虚者当区别气（阳）虚、阴虚的性质，肺、心、肾、脾病变的主次。后期痰瘀壅盛，正气虚衰，本虚与标实并重。分析结果涵盖病因、病位、病性、病机等几个方面。COPD 常见的证型有痰浊壅肺、痰热郁肺、痰蒙神窍、阳虚水泛、肺肾气虚。COPD 稳定期患者证属本虚标实，本虚多为肺、肾、脾气虚为主，实证多为血瘀、痰浊等。

（三）中西医结合诊断思路与方法

在西医诊断的基础上，根据西医的分期分级和严重程度评估，再结合中医的辨证分型，就是 COPD 中西医结合诊断的思路与方法。COPD 的中医证型往往包含了疾病的病因、发作和不同阶段，中西医诊断有交叉，GOLD-C、D 组急性发作以痰浊壅肺证为主，COPD 急性发作合并感染以痰热郁肺证为主，COPD 急性发作合并肺性脑病以痰蒙神窍证为主，COPD 急性发作合并肺源性心脏病以阳虚水泛证为主，COPD 急性发作合并呼吸衰竭以肺肾气虚证为主。中医诊断独特的整体观思路，对制订全面有效的治疗方案具有重要意义。

五、中西医结合治疗思路及结合点

1. 急性加重期　西医对 COPD 在控制急性发作、控制感染、治疗合并症方面具有明显的优势，目前仍无可替代。但治疗上也出现了一些问题，特别是抗生素的滥用及糖皮质激素类药物的不恰当应用，造成患者耐药，使治疗越来越难。在西药综合治疗的基础上加用中医药辅助治疗，其疗效明显优于单纯西医常规疗法，疗效肯定（表7-2）。中医治疗的主要优势：协同抗生素抗感染治疗，减轻激素不良反应和激素依赖，提高危重患者的救治疗效。标实者，根据病邪的性质，分别采取祛邪宣肺、降气化痰、温阳利水、活血化瘀，甚或开窍、息风等法。各种病理因素相兼为患者，又当数法同用。本虚者，当以补养心肺、益肾健脾为主，分别兼以益气、养阴，或气阴双补，或阴阳兼顾。正气欲脱时则应扶正固脱，救阴回阳。虚实夹杂者，应扶正与祛邪共施。

表7-2　COPD 急性加重期的治疗

	轻度	中度	重度
西医	仅使用短效支气管扩张剂	使用短效支气管扩张剂联合抗生素和(或)口服激素	需要住院治疗或急诊抢救
中医	根据标本虚实,分别选用祛邪扶正		
内治法	清热化痰法,温肺化饮法,活血祛瘀法,痰瘀热并治,扶正祛邪法		
外治法	针灸,穴位敷贴,中药雾化吸入,中药灌肠		

2. 稳定期　治疗策略主要基于症状及未来急性加重风险的评估,对所有的吸烟患者强烈鼓励其戒烟,治疗目标是减轻症状及减少未来急性加重的风险,治疗策略不仅限于药物治疗,还包括非药物干预措施。根据综合评估,按分组分级治疗(表7-3)。中西医结合治疗,可相互补充,相得益彰。中药、针刺、灸法治疗、康复锻炼(如五禽戏、八段锦)等具有改善症状、调养体质、减少发作次数,提高免疫功能且不良反应小的优点。

表7-3　稳定期 COPD 治疗法则

	Group A	Group B	Group C	Group D
初始	持续使用短效或长效支气管扩张剂	长效支气管扩张剂	LAMA	LABA/LAMA
可选		β受体激动剂和(或)抗胆碱能药物,如增加第二种支气管扩张剂后不能进一步改善症状,则建议降级为单用一种支气管扩张剂;该级患者应积极诊断合并症	反复急性加重者推荐LAMA/LABA或LABA/ICS	哮喘-COPD 重叠、血高水平嗜酸性粒细胞者,初始治疗可选择LABA/ICS;使用 LABA/LAMA 后仍出现急性加重者可考虑:①升级为 LABA/LAMA/ICS;②改为 LABA/ICS,如无效再加用 LAMA;使用 LABA/LAMA/ICS 后仍出现急性加重者可考虑:①加用 PDE4 抑制剂(罗氟司特);②加用大环内酯类药物(阿奇霉素);③停用 ICS
非药物治疗			氧疗,机械通气,肺泡减容术	
	流感疫苗,肺炎疫苗			
	戒烟+体能锻炼	戒烟,肺康复+体能锻炼		
中医	辨证施治,预防发病:扶正固表防外感:理脾和胃祛痰浊;益气活血通肺络			
	冬病夏治,调整阴阳,综合调养,提高疗效			

注:ICS:吸入糖皮质激素;LABA:长效 $β_2$ 受体激动剂;LTRA:白三烯抑制剂

学习小结

学习内容　　　　　　　　　　　　　　　　　（＊为掌握,△为熟悉）

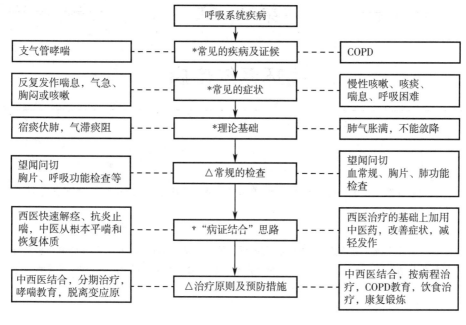

支气管哮喘	---	*常见的疾病及证候	---	COPD
反复发作喘息,气急、胸闷或咳嗽	---	*常见的症状	---	慢性咳嗽、咳痰、喘息、呼吸困难
宿痰伏肺,气滞痰阻	---	*理论基础	---	肺气胀满,不能敛降
望闻问切 胸片、呼吸功能检查等	---	△常规的检查	---	望闻问切 血常规、胸片、肺功能检查
西医快速解痉、抗炎止喘,中医从根本平喘和恢复体质	---	*"病证结合"思路	---	西医治疗的基础上加用中医药,改善症状,减轻发作
中西医结合,分期治疗,哮喘教育,脱离变应原	---	△治疗原则及预防措施	---	中西医结合,按病程治疗,COPD教育,饮食治疗,康复锻炼

呼吸系统疾病

（王雄彪）

复习思考题

1. 通过本章节学习后,请到医院呼吸科,了解支气管哮喘和COPD常规治疗及常见的并发症有哪些?

2. 对支气管哮喘和COPD患者的治疗情况进行社会调查,了解单纯中医治疗、单纯西医治疗、中西医结合治疗各占多少比例? 效果怎样?

3. 查阅相关资料,了解支气管哮喘和COPD中西医治疗的最新进展。

笔记

第八章

循环系统疾病

 学习目的

　　通过学习循环系统疾病的相关知识,掌握中西医"病证结合"诊疗思路和方法,初步培养中西医结合的临床思维。

　　学习要点

　　掌握循环系统常见疾病、典型症状及中西医结合的基本思路;熟悉循环系统中西医结合治疗的优势病种(慢性心力衰竭、冠状动脉粥样硬化性心脏病)"病证结合"的诊疗思路与方法;了解循环系统疾病的防治原则和方法。

第一节　循环系统疾病概述

一、循环系统常见疾病及证候

　　循环系统疾病包括心脏和血管的疾病,在内科疾病中所占比重甚大,以心脏疾病最普遍。循环系统常见的疾病有高血压、冠心病、心力衰竭、心律失常、心肌疾病(如心肌炎、扩张型心肌病)、心脏瓣膜病、心脏骤停、心包疾病、少见的感染性心内膜炎和先天性心脏病。本章节内容主要论述慢性心力衰竭及冠状动脉粥样硬化性心脏病。

　　中医心系病证主要有心悸、胸痹、真心痛、心衰、厥证、不寐等病证。心系证候中,本虚有气血阴阳亏虚,即心气虚证、心血虚证、心阴虚证、心阳虚证;标实证候有痰浊证、血瘀证、气滞证、寒凝证;脏腑兼证有心脾两虚证、心肾阳虚证、心肾不交证、心肺气虚证、心肝血虚证等。

二、循环系统疾病常见的症状和体征

　　循环系统典型的症状有心悸、胸闷、胸痛、气短、水肿、发绀、呼吸困难、晕厥,其他症状还有头晕及头痛、咳嗽、咯血、声音嘶哑、腹胀、恶心、呕吐等。多数症状也见于一些其他系统的疾病,因而要仔细鉴别。

　　循环系统常见的体征有发绀、心前区隆起、心尖搏动异常、心前区震颤、心包摩擦感、心脏扩大、心脏节律和频率异常、心音异常、心脏杂音、心包摩擦音、颈静脉怒张、肝大、浮肿、血压及脉压异常、周围血管征等。

三、中西医结合防治循环系统疾病的理论基础

循环系统疾病大多数都可归属于中医的心系病证。中医的心和西医的循环系统很相似。中医认为,心主血脉,是指心具有推动血液在脉管中运行的功能;心主神明,当血脉运行障碍到一定程度时会出现神志活动异常。西医认为,心脏具有泵血功能,从而维持血液循环,血液循环停止,就会失去意识。中医认为心主血以心气为主要动力,宗气滋生心气而行血,而宗气的生成与肺、脾、胃密切相关,有赖于肺吸入的自然之清气和脾胃运化的水谷精微。循环系统血氧交换在于肺脏的通气换气;足阳明胃经的胃之大络——虚里,实际位置在是心尖搏动处;脾主肌肉,心脏的搏动是心脏肌肉收缩的结果,足见心受肺、脾、胃等脏腑的影响。随着医学的不断进步,藏象学说与西医解剖学、生理学相互印证,从结构到功能上,中医和西医的认识逐渐趋同,这是中西医结合的理论基础。例如中医认为脾胃为后天之本,饮食不节,损伤脾胃引起气虚、血瘀等证,发生胸痹心痛。饮食不节与西医认为进食高胆固醇、高动物脂肪、高糖饮食易患冠心病观点一致。治疗时西医强调调脂,中医还要调理脾胃。对病因和发病机制认识的相通也是中西医结合防治循环系统疾病的理论基础。

四、循环系统疾病的中西医"病证结合"诊断基本思路

循环系统疾病的西医诊断应首先注意全面询问病史、体格检查和实验室检查,然后再对所有资料进行综合性分析,作出疾病的诊断。而中医的辨证多以虚实作为辨证纲领,虚则脏腑气血阴阳亏虚,实则气滞、痰浊、瘀血、水饮等,再辨别罹患脏腑。传统中医诊断更多依赖主观意识、经验积累等,缺乏客观标准,这是由中医学历史发展特点所决定的。中医根据"整体观"和"辨证论治"的原则对疾病进行诊疗。西医诊断疾病看重客观检查,在西医诊断"病"的基础上,结合中医"证"的辨别,中西医"病证结合"诊疗循环系统疾病,有许多优势。如冠心病,根据症状和心电图、冠状动脉血管的影像学检查可以明确西医疾病的诊断。中医在观察局部表现的同时,也重视是否有乏力懒言、畏寒肢冷、口渴喜饮、异常出汗、饮食与尿便变化等整体情况,辨别心脉痹阻是由正气亏虚、痰浊、气滞、寒凝等何种病机引起的证型。如反复心悸,西医常见病因为心律失常。在心悸辨证时需分清虚实,结合原发疾病的诊断,提高辨证准确性。冠心病心悸多为阳虚血瘀,慢性肺源性心脏病心悸多为心肾阳虚,病毒性心肌炎引起的心悸多为邪毒犯心。中西医"病证结合"诊断的基本思路使诊断更为全面。

五、循环系统疾病的中西医结合治疗原则及预防措施

治疗原则:重视预防,尽早诊断,尽早治疗,尽快康复。

1. 着重病因的预防和治疗　有许多循环系统疾病,其病因和发病机制已阐明,如针对其病因是可以进行预防或治愈的。中医在治未病方面有独特疗效。《素问·四气调神大论》云:"是故圣人不治已病治未病,不治已乱治未乱。"古人强调保持心情舒畅,避免情志刺激,饮食有节,起居有常,保证睡眠,以养心神。注意寒暑变化,避免外邪侵袭。西医学也证明,良好的生活方式能减少冠心病、高血压的发病;通过积极防治链球菌感染和风湿热,可预防风湿性心瓣膜病。这与传统中医"治未病"理论不谋而合。大多数循环系统疾病的病证诊断明确,一般可采取中西医结合药物治疗。此外,

先天性心脏病、心瓣膜病、冠心病等涉及病理解剖异常的疾病,选择介入治疗、外科治疗,常常可获得单纯药物治疗难以达到的效果。

2. 注重运动康复　根据病变程度、年龄、体力等情况,结合监测心功能的方法,在疾病恢复期尽早进行适当的体力活动及有氧运动,对改善心脏功能,促进身体康复有良好作用。《素问·上古天真论》有云:"形劳而不倦……不妄作劳。"《素问·经脉别论》提出:"春秋冬夏,四时阴阳,生病起于过用,此为常也。"传统中医强调动静有度,合乎自然,对于心系疾病患者运动康复有很好的借鉴意义。

3. 注重调护　已恢复工作或学习的患者需注意劳逸结合和生活规律化,如戒烟限酒,多吃低盐、低脂、清淡、粗粮、高纤维素饮食等。

4. 中西医结合治疗　西医治疗针对疾病本身,希望消除疾病,有时过于局限;中医强调整体观念,扶正固本,提高人体自身抗病能力,难免缺乏特异性。单纯强调局部或整体均有不足。循环系统疾病大多不能完全根治,单纯西医或中医治疗均有不足,如能够中西医"病证结合"治疗,西医治疗结合中医方药、针刺、推拿、膏药穴位敷贴等,两者相辅相成,优势互补,有助于减轻患者症状,延缓疾病进展,促进康复,改善生活质量。例如冠心病急性心肌梗死,在急性期西医介入治疗效果最佳,同时给予扩张冠状动脉、调脂、抗血小板、改善心室重构等治疗,同时结合中医的辨证论治,根据患者体质,辨证后采用祛痰化湿、活血化瘀、补气养血等不同方法治疗,会取得更好的临床效果。

第二节　慢性心力衰竭

 典型病案

　　周某,男,56岁。2008年3月10日初诊。主诉:反复气喘水肿3个月。病史:3个月来反复气喘水肿,住某西医院,查心脏彩色超声心动图提示:扩张型心肌病,左室68mm,左心功能不全,射血分数(EF)27.5%。给予标准抗心衰治疗1个月后病情未缓解,西医建议看中医。现服倍他乐克47.5mg、每日1次,地高辛0.125mg、每日1次,依那普利10mg、每日1次,呋塞米40mg、每日1次,螺内酯20mg、每日1次。症状:胸闷气喘,心悸乏力,夜间不能平卧,伴口干纳差,下肢水肿,小便偏少,大便自调,舌淡紫,少津,苔少,脉细无力。检查:血压(BP)90/60mmHg,慢性病容,颈静脉怒张,肝颈回流征(+),口唇发绀,双肺呼吸音低,双下肺可闻及细湿啰音,心界向左下扩大。心率64次/min,律齐,心音低钝,心尖区可闻及Ⅲ级收缩期杂音(SM)。腹软,肝脾肋下未及,移动性浊音(+),双下肢Ⅱ度凹陷性水肿。

　　西医诊断:扩张型心肌病,心力衰竭,心功能Ⅳ级。

　　中医诊断:心衰病,气阳亏虚、阴血不足、水湿瘀阻。

　　治法:益气温阳,滋阴养血,活血利水,化痰软坚。

　　方药:生炙黄芪各30g,山萸肉12g,麦冬16g,海藻15g,桂枝9g,生蒲黄(包)10g,当归10g,益母草20g,大腹皮10g,路路通30g。7剂,每日1剂,水煎,分2次服;西药继续使用。

二诊(2008 年 3 月 18 日):药后气喘水肿减轻,纳差、脘腹痞满明显。

原方加炒苍白术各 12g、生炒苡仁各 30g、青陈皮各 10g。14 剂,煎、服同前。西药呋塞米减为 20mg、每日 1 次,其余西药继用。

三诊(2008 年 4 月 2 日):患者服 14 剂后胸闷气喘、乏力水肿明显好转,脘腹痞满减轻,纳食有增。

上方去益母草、大腹皮,14 剂,煎、服同前;西药继用。

四诊(2008 年 4 月 17 日):患者胸闷气喘不明显,乏力同前,无水肿,纳食可,二便调。治守原法。

方药:生炙黄芪各 30g,山萸肉 12g,麦冬 16g,海藻 15g,桂枝 9g,生蒲黄(包) 10g,当归 10g,炒苍白术各 12g,生炒苡仁各 30g,青陈皮各 10g,路路通 30g。14 剂,水煎服。

地高辛改为 0.125mg、隔日 1 次,呋塞米、螺内酯各 20mg、隔日 1 次。

以上方为基本方加减,经 7 个月治疗,症状平稳,日常活动不受限。复查心脏彩色超声心动图提示:扩张型心肌病,左室 56mm,EF51%。[李七一.李七一从痰瘀论治心系病集验录[M].北京:人民卫生出版社,2014:214-215]

一、中西医对慢性心力衰竭概念的认识

中医:心衰是以乏力、心悸、气喘、肢体水肿为主症的疾病。慢性心力衰竭归属于中医的"心悸""怔忡""喘证""痰饮""心痹""胸痹""水肿"等范畴,统一为"心衰病"。《灵枢·胀论》记载:"心胀者,烦心短气,卧不安。"《素问·痹论》曰:"脉痹不已,复感于邪,内舍于心……心痹者,脉不通,烦则心下鼓,暴上气而喘。"《素问·逆调论》说:"夫不得卧,卧则喘者,是水气之客也。"张仲景发展了《黄帝内经》水气为病的思想,提出了"支饮"和"心水"两个与心衰相关的疾病概念。支饮病在心肺,以咳喘为主。《金匮要略·痰饮咳嗽病脉证并治》言:"咳逆倚息,短气不得卧,其形如肿,谓之支饮。"心水病在心肾,水肿身重为主。《金匮要略·水气病脉证并治》言:"心水者,其身重而少气,不得卧,烦而躁,其人阴肿。"提出心力衰竭的主要病机,并创立苓桂术甘汤治疗。晋代王叔和在《脉经》中提出:"心衰则伏,肝微则沉,故令脉伏而沉。"可见,心衰是一个中医和西医共有的名词。中医认为心主血脉,以气为用。当慢性"心"功能衰退时,如果气虚推动血行乏力,可导致心血瘀滞,水湿内停。中医根据临床症状的差异,分为不同的证型。心衰是各种心脏疾病的最终转归,亦见于其他脏腑疾病的危重阶段。

西医:心力衰竭(heart failure,HF)是各种心脏结构或功能性疾病导致心室充盈和(或)射血功能受损,心排血量不能满足机体组织代谢需要,以肺循环和(或)体循环淤血,器官组织血液灌注不足为临床表现的一组综合征,主要表现为呼吸困难、体力活动受限和体液潴留。慢性心力衰竭是缓慢的发展过程,一般均有代偿性心脏扩大或肥厚及其他代偿机制的参与,是各种心血管疾病的终末期表现和最主要的死因。

二、中西医对病因和病机认知的异同

（一）中医对心力衰竭的认识

1. 病因　本病主要是由于外邪入侵、心脏自病（心悸、胸痹、心痹）久而不愈，他脏之病及心（肺、脾、肝、肾等病），其他包括饮食不节、情志所伤、劳逸失度、先天禀赋不足、年老体虚、妊娠分娩等病因，久之使心气血阴阳衰败，发展为心衰之病。

2. 病机　心衰属于本虚标实。本虚以气血阴阳亏虚；标实为血瘀、气滞、痰浊、水停。心衰病位在心，但可累及肺、肾、肝、脾等脏器。外感或内伤直接损伤心脏，或他脏疾病日久损伤心，初期气虚为主，心气衰弱，气不行血，血行不畅而成瘀，血不利则为水，瘀水互结，损及心阴阳气血，逐渐进展为心衰病。心衰与其他脏器功能失调密切相关，如心阳亏虚，累及肾阳，气不化津，阳虚水泛；心肺气虚，脾肾俱病，水湿不化，聚而为痰，痰饮阻肺。血瘀、气滞、痰浊、水停可以出现在心衰的各个时期，与气血阴阳亏虚互为因果，影响着心衰的病势和病机转化，至心衰后期，五脏同病。慢性心力衰竭是本虚标实之证，标本俱病，虚实夹杂，常交互出现，逐渐加重，恶性循环，终致阴竭阳脱乃至死亡。

（二）西医对心力衰竭的认识

1. 病因　各种原因引起的心肌损害或心脏负荷过重或心室前负荷不足，均可以导致心力衰竭。心肌损害包括冠心病、心肌炎、心肌病、心肌代谢障碍等引起的原发性心肌损害，以及其他系统疾病或心脏毒性药物引起的继发性心肌损害等。心脏负荷过重的原因主要有瓣膜疾病、先天性心脏病、慢性贫血、甲状腺功能亢进等。心室前负荷不足见于二尖瓣狭窄、缩窄性心包炎等。

2. 发病机制　心力衰竭的发病机制较为复杂，目前尚未完全清楚。引起心力衰竭的原因不同，发病机制也不同。基本机制是心肌收缩性能减弱和（或）舒张功能障碍。病因持续损害心脏泵血功能，使神经-体液调控机制过度激活，伴随着心室重构和心肌能量代谢障碍等改变，并形成恶性循环，使心肌本身的收缩和舒张性能进行性降低。

三、中西医诊断方法的相互补充

（一）中医望闻问切

注意四诊合参，不同的伴随症状为辨证分型提供依据。望色，面色淡白无华，为气血不足；面色青紫晦暗，提示气血瘀滞。注意面色变化和水肿部位，有助于判断气血运行是否通畅和脏腑病位。舌诊包括舌质和舌苔，对判断脏腑的虚实、气血的消长、病邪的性质、病势的进退有帮助。问诊既要了解患者一般情况、主诉、现病史、既往史等常规内容，又要问是否有少气、气短、喘、咳嗽、怔忡、端坐呼吸、不能平卧等。同时注意问寒热、问汗、问头身胸腹不适、问二便、问睡眠等情况。切诊注意脉诊和按诊。

（二）西医问诊和体格检查

1. 问诊　采集病史时，询问既往是否有心血管疾病史，有无肺淤血表现，如出现不同程度的呼吸困难、咳嗽、咯痰、咯血等；有无心排血量减少、器官组织灌注不足表现，如乏力、疲倦、头晕、心慌以及尿少等症状；有无体循环静脉淤血的表现，如食欲不振、腹胀、恶心、呕吐等。通过采集完整的病史，正确选择辅助检查。

2. 体格检查　除原有心脏病体征外，慢性心力衰竭一般均有心脏扩大，心率加快,肺动脉瓣区第二心音亢进,心尖区可闻及舒张期奔马律和(或)收缩期杂音,可出现交替脉及肺部啰音;体循环静脉淤血体征如颈静脉怒张和(或)肝颈静脉回流征阳性,下垂部位凹陷性水肿,胸水和(或)腹水,肝肿大等。

（三）实验室及辅助检查

1. 实验室检查　包括血常规、尿常规、肝肾功能、血糖、血脂、电解质等常规检查,现在最常用的有心衰标志物 BNP/NT-proBNP 的测定,其升高有助于心衰诊断和预后判断。此外,肌钙蛋白对判断心衰预后也有帮助。

2. 影像学检查　X 线检查,为心脏病的病因诊断提供参考,心脏扩大的程度和动态改变间接反映心脏功能状态,肺淤血的有无及其程度直接反映心功能状态。超声心动图,比较直观准确地了解各心腔大小、心瓣膜结构及功能情况,评估心脏收缩功能和舒张功能:左室射血分数(LVEF)反映心脏收缩功能,一般正常应大于 50%,若 LVEF ≤40%代表收缩功能下降;舒张期心室充盈速度最大值,早期为 E 峰,晚期为 A 峰,一般 E/A 大于 1.2,下降代表舒张功能减退。另外,还有心脏核素检查、心脏磁共振、有创性血流动力学检查等。

四、中西医结合诊断思路

（一）西医辨病

1. 诊断　有明确器质性心脏病,结合病史、症状、体征、辅助检查可作出诊断。主要诊断依据为原有基础心脏病的证据及循环淤血的表现。心力衰竭完整的诊断应包括病因学诊断、心功能分级。

2. 鉴别诊断

（1）支气管哮喘:心源性哮喘有心脏病史,多见于老年人,发作时强迫端坐位,双肺湿啰音为主,可伴有干啰音,甚至咳粉红色泡沫痰;而支气管哮喘多见于青少年,有过敏史,咳白色黏痰,肺部听诊以哮鸣音为主,支气管扩张剂有效。BNP<35pg/ml,NT-proBNP<125pg/ml 时不支持心力衰竭诊断。

（2）肝硬化:可引起水肿和腹水,无颈静脉充盈,无肝颈静脉回流征,结合基础疾病体征有助于鉴别。

（二）中医辨证

辨证要点是辨明标本虚实及脏腑病位。常见的证型有气虚血瘀、气阴两虚、阳虚水泛、痰饮阻肺等。首先辨阴阳虚实。气虚以气短、乏力、心悸为主;阳虚常见畏寒、肢冷;阴虚则有口干咽燥、潮热盗汗。标实证如见唇面色黯、发绀则为血瘀;浮肿尿少为水饮;咳嗽咯痰为痰饮。其次辨脏腑病位。心病时,心悸失眠、气短乏力;肺病时,咳嗽咯痰、喘憋;肾病时,肢肿尿少;脾病时,身重腹胀、纳呆便溏;肝病时,肋腹胀痛、黄疸等。

（三）中西医结合诊断思路与方法

首先是辨病,其次是辨证,对病期、严重程度进行评估。要病证结合、以病统证。运用西医诊断方法确定疾病,同时进行中医辨证,作出证型诊断。西医通过详细的问诊和体格检查,根据病情需要,合理安排辅助检查,利用现代先进的检查技术,更有利于准确诊断疾病。例如心力衰竭和支气管哮喘相鉴别,测定血浆 BNP 水平对心源性和支气管哮喘有重大参考价值。中医则主要通过"望、闻、问、切"四诊合参获取病情资料,辨清疾病的病因、病位、发展阶段,达到辨证的目的。中西医结合可以更全面、动态、多角度地分析病情。在掌握西医疾病、中医病机的基础上,结合中医不同阶段证候特点,辨证分型。

五、中西医结合治疗思路及结合点

慢性心力衰竭的治疗原则是采取综合治疗措施,早期控制心衰的高危因素,调节心衰的代偿机制,防止和延缓心室重塑的进展。中医治疗原则是补虚泄实,平衡阴阳,养心为本,兼治五脏,消除病因,防治结合。

中西医都共同强调消除病因,防治结合。首先应去除或缓解病因;控制诱发因素;改善生活方式;干预心血管损害的危险因素。近年研究发现,部分中药也有和西药一样的强心、利尿、扩血管、抑制心室重构的药理作用。西药利尿剂在心力衰竭治疗中起关键作用,控制液体潴留,是改善症状的基石,但容易发生电解质紊乱和利尿剂抵抗。中药茯苓、白术、泽泻、猪苓等也有利水作用,可以弥补西药的不足。对收缩性心力衰竭,西药口服强心药物仅有洋地黄类药物,容易中毒,急性心肌梗死时或心率慢时不宜使用,而中药黄芪、人参、三七等有强心作用。当归可对抗地高辛所致的心律失常。丹参、黄芪等有扩血管和抑制心室重构的作用。心衰的某些本虚标实症状应用西药不能改善,如出现五心烦热、潮热盗汗、眩晕耳鸣等症状,考虑气阴两虚兼肝肾阴虚,给予益气养阴治疗,应用生脉饮合用六味地黄丸,可收到奇效。中医治疗心衰辨证论治。气虚血瘀时当益气养心、活血化瘀,这也是治疗心衰病的基本治则。阳虚水泛时温阳利水;痰饮阻肺时温化痰饮、泻肺逐饮。中医治疗基础上如果联合 RAAS(肾素-血管紧张素-醛固酮系统)抑制剂、醛固酮受体拮抗剂、β 受体阻滞剂可以改善和延缓心室重塑,延缓患者心力衰竭进展。当心衰危重时,中医治疗起效慢,侧重应用西医扩血管药物减轻心脏负荷,而应用正性肌力药物和利尿剂可以较快缓解心衰症状。严重的慢性心力衰竭晚期,药物治疗效果差,可以选择手术治疗,包括心脏再同步化治疗(CRT)、左室辅助装置、心脏移植等。

慢性心力衰竭的不同阶段,在西医常规治疗的基础上,以病证结合为切入点,合理加用中药,可以改善其临床症状和预后。

第三节 冠状动脉粥样硬化性心脏病

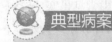 典型病案

患者,女,62 岁。主诉:左胸阵发性疼痛 1 年余,于去年春节前突然发病,在本院诊断为冠心病心绞痛,曾用冠心苏合丸、复方丹参片、硝酸异山梨酯(消心痛)、中药汤剂治疗,未见显效。现仍觉心前区隐痛、胸闷,劳累后加重,每日发作 3~4 次,每次约 2 分钟,含服硝酸甘油可缓解。兼见心悸、气短、倦怠乏力、失眠多梦、脘痞腹胀、纳呆食少、大便溏、面色萎黄,舌胖淡有齿痕、苔薄白,脉沉细小弦,重取无力。心电图示 ST-T 改变,24 小时动态心电图见 T 波改变。西医诊断为冠心病,中医诊断为胸痹。证属中气不足,心脉痹阻。治以健运中气。

方药:党参 10g,炒白术 10g,云茯苓 12g,陈皮 9g,砂仁 6g,广木香 3g,枳实 10g,桂枝 6g,白芍 10g,丹参 12g,炙甘草 6g,炒枣仁 12g。

服药 7 剂后,胸痛减少,饮食增加,便溏消失;服药 10 剂后,停服硝酸甘油片;服药至 21 剂后,胸痛消失,劳作后胸痛未发;服药至 28 剂后,诸症消失,胸痛未作,心电图大致正常。遂以原方改配丸剂,调理善后。

西医诊断:冠心病,不稳定型心绞痛。

中医诊断:胸痹,心脉瘀阻。[吴焕林.名老中医治疗优势病种诊疗方案选[M].北京:人民卫生出版社,2014:76]

一、中西医对冠状动脉粥样硬化性心脏病概念的认识

中医:胸痹心痛是以胸部闷痛,甚至胸痛彻背,喘息不得卧为主症的疾病。轻者胸闷、短气,胸膺、背、肩胛间区隐痛或绞痛,持续数分钟,反复发作,休息或服药后缓解;痛重者心痛彻背,背痛彻心,持续不缓解,甚至喘不得卧,大汗淋漓,脉微欲绝。中医学关于胸痹心痛的临床表现,早在《黄帝内经》中便有记载。如《灵枢·五邪》曾经指出:"邪在心,则病心痛。"《灵枢·厥病》还说:"真心痛,手足青至节,心痛甚,旦发夕死,夕发旦死。""厥心痛,色苍苍如死状,终日不得太息。""厥心痛,卧若徒居心痛间,动作痛益甚。"真心痛和厥心痛是心痛重证。《素问·脏气法时论》亦说:"心病者,胸中痛,胁支满,胁下痛,膺背肩胛间痛,两臂内痛。"《金匮要略·胸痹心痛短气脉证治》专门论述:"夫脉当取太过不及,阳微阴弦,即胸痹而痛,所以然者,责其极虚也。今阳虚知在上焦,所以胸痹、心痛者,以其阴弦故也。"故阳微阴弦为其病因病机,即上焦阳气不足,下焦阴寒气盛。有学者认为《金匮要略》之胸痹即冠心病心绞痛。《圣济总录·胸痹门》亦指出:"胸痛者,胸痹痛之类也……胸膺两乳间刺痛,甚则引肩胛,或彻背膂。"根据胸痹心痛证候不同,辨证论治。"胸痹之病,喘息咳唾,胸背痛,短气,寸口脉沉而迟,关上小紧数,栝蒌薤白白酒汤主之""胸痹不得卧,心痛彻背者,栝蒌薤白半夏汤主之"。《黄帝内经》上记载也可针刺治疗。

西医:冠状动脉粥样硬化性心脏病(coronary atherosclerotic heart disease)指冠状动脉发生粥样硬化引起管腔狭窄、痉挛或者闭塞,导致心肌缺血缺氧或坏死而引起的心脏病,简称冠心病(coronary heart disease,CHD)。

 知识链接

冠心病的分型

1979 年,根据病理解剖、病理生理不同,我国将冠心病分五型:①无症状型心肌缺血或隐匿型冠心病;②心绞痛;③心肌梗死;④缺血性心肌病;⑤猝死。近年来,因为临床表现和治疗原则的不同又分为慢性冠脉疾病和急性冠脉综合征两大类。慢性冠脉疾病包括无症状心肌缺血、稳定型心绞痛和缺血性心肌病;急性冠脉综合征包括不稳定型心绞痛、急性心肌梗死、猝死。

二、中西医对病因和病机认知的异同

（一）中医对冠心病的认识

1. 病因　胸痹心痛与寒邪内侵、饮食不当、情志失调、劳倦内伤、年老体虚等有关。

2. 病机　主要病机为心脉痹阻，病位以心为主，与肝、脾、肾三脏功能失调有关。其病机有虚实两方面：虚为气、血、阴、阳不足，脾、肝、肾亏虚，脾失健运生痰、肝失疏泄致瘀、或肾阳虚失于温煦可致血脉痹阻、肾阴虚失于濡养可致心脉失养。实为寒凝、气滞、血瘀、痰阻，痹遏胸阳，阻滞心脉；本虚标实，虚实夹杂，病机复杂多变。甚至阳衰阴竭、虚阳外脱。

体虚者多为胸阳不振，阴寒上乘，寒凝气滞，痹阻胸阳。饮食失调，损伤脾胃，聚湿生痰，气机不畅，心脉痹阻。情志失调，忧伤脾，脾失健运生痰；怒伤肝，肝郁气滞。发作期以标实为主，多痰瘀交阻，壅塞胸中。缓解期多气血阴阳亏虚。

（二）西医对冠心病的认识

1. 病因　本病为多种因素作用于不同环节导致发病，一般发病年龄多在 40 岁以上。常见的危险因素包括血脂异常、高血压、吸烟、糖尿病和糖耐量异常、肥胖、年龄、性别（男性、绝经期后女性）、有家族史等。

2. 发病机制　动脉粥样硬化的发病机制有多种学说，多数专家支持"内皮损伤反应学说"，即各种危险因素损害冠状动脉血管内膜，巨噬细胞吞噬氧化修饰的低密度脂蛋白胆固醇并转化为泡沫细胞，在内膜沉积形成粥样硬化病变。平滑肌细胞增殖，促进粥样硬化病变进展，造成管腔狭窄。心肌缺血缺氧会引起疼痛。稳定型心绞痛是在冠状动脉粥样硬化固定狭窄基础上，由于心肌负荷增加引起心肌急剧的、暂时的缺血缺氧的临床综合征，是需氧增加性心肌缺血。当动脉粥样硬化斑块发生破裂、糜烂或出血，血小板聚集，继发血栓形成，或在冠状动脉粥样硬化的基础上冠状动脉发生痉挛，使心肌氧供减少，发生供氧减少性心肌缺血，引起急性冠脉综合征，而持续的、严重的心肌缺血可引起心肌坏死即为心肌梗死。

3. 病理　冠状动脉粥样硬化时先后出现脂质点和脂质条纹、斑块前期、粥样斑块和纤维粥样斑块、复合病变等变化。其中复合病变包括纤维斑块发生出血、坏死、溃疡、钙化和附壁血栓。

三、中西医诊断方法的相互补充

（一）中医望闻问切

望、闻、问、切应四诊合参。可先行总体望诊，再有序地进行分部望诊，对病人全身和局部的神、色、形、态等进行观察，其中舌诊特别要仔细观察看舌质和舌苔。望、闻、问、切相结合，才能全面系统地了解病情，有利于辨证。刺痛多由血瘀或痰瘀；绞痛多由阴寒凝滞，胸阳痹阻；闷痛多痰浊或气滞；胸痛彻背，为阴寒凝滞。通过四诊合参而辨气血阴阳亏虚。气虚表现神疲气短，舌淡有齿痕，脉沉细或结代；血虚表现为心悸失眠多梦，脉细或涩；阴虚表现为口干舌红，脉细数或促；阳虚表现为畏寒肢冷，面色㿠白，舌质淡胖，脉沉。阳脱表现为四肢厥冷大汗，脉微欲绝。

（二）西医问诊和体格检查

1. 问诊　采集病史时，注意患者疼痛的性质、部位、诱因、持续时间及缓解方式，是否伴随胸闷、心悸、气短等症状。心绞痛的诊断主要依靠症状,典型的临床表现为疼痛在胸骨后或左前胸,范围常不局限,可以放射到其他部位,常呈紧缩感、压迫感、憋闷感、烧灼感、辣痛,或胸部不适感;呈阵发性,一般 3~5 分钟;发作与劳力或情绪激动有关,休息或舌下含服硝酸甘油可迅速缓解症状。心肌梗死疼痛程度重,持续时间长,有濒死感,可有全身症状,如胃肠道症状、心律失常、休克和低血压、心力衰竭等。严重者发生猝死。

2. 体格检查　心绞痛患者体格检查通常无特殊体征,发作时可有心率增快、血压升高、焦虑紧张。急性心肌梗死时可出现第三或第四心音;可因乳头肌缺血导致功能不全或断裂,引起二尖瓣关闭不全,此时可闻及暂时性心尖部收缩期杂音;室间隔穿孔可在胸骨左缘第 3~4 肋间新发粗糙的收缩期杂音;合并反应性心包炎可以出现心包摩擦音;可合并各种心律失常。

注意中西医问诊相结合,不同的伴随症状为辨证分型提供依据。

（三）实验室及辅助检查

1. 心电图检查　最常见的检查方法。①常规心电图:心绞痛发作时,可出现 ST 段或 T 波改变。发生心肌梗死时,可出现动态 ST-T 改变及坏死性 Q 波等。静息心电图正常并不能除外冠心病。②心电图负荷试验:通过运动增加心脏负荷而激发心肌缺血。③动态心电图:可以监测心电图 ST-T 改变和各种心律失常。

2. 超声心动图、放射性核素心室造影　可发现心室壁运动异常或缺血改变。

3. 冠状动脉 CT 检查（CTA）　为无创性检查方法,目前临床应用广泛的是多层螺旋 CT 冠状动脉成像,用以进行冠状动脉三维重建,可以评估冠脉狭窄程度、管壁病变分布和斑块性质,但是钙化病变会影响判断。有较高阴性预测价值,CTA 未见狭窄病变,一般可不进行有创检查。

4. 冠状动脉造影术　为有创性检查方法,是目前诊断冠心病较准确的方法,有助于评估冠脉病变的严重程度并决定治疗策略。

5. 实验室检查心肌损伤标记物　有肌红蛋白、肌钙蛋白、心肌酶等,一般升高水平与心肌坏死范围及预后明显相关。

四、中西医结合诊断思路

（一）西医辨病

1. 诊断　临床根据典型缺血性胸痛的发作特点,心电图改变,结合年龄和存在冠心病的危险因素就可以作出冠心病的临床诊断。诊断困难者可进一步行冠脉影像学检查。可根据不同的临床表现进行分型:没有临床症状为无症状型心肌缺血;有短暂的缺血性胸痛为心绞痛;症状持续时间长,心电图动态改变,同时伴有心肌损伤标记物升高,提示心肌梗死。

2. 鉴别诊断　心绞痛要与心脏神经症、肋间神经痛、肋软骨炎、反流性食管炎等相鉴别。急性心肌梗死要与主动脉夹层、肺栓塞、急腹症等相鉴别。

（1）主动脉夹层:剧烈撕裂样胸部疼痛,可放射至背肋腰腹等处,双上肢血压可有明显差别,心脏查体可有主动脉瓣关闭不全的表现。血清心肌坏死标记物正常,超声心动图、胸主动脉 CTA 或 MRI 有助于诊断。

（2）肺栓塞:可有胸痛、咯血、呼吸困难和晕厥。心电图可有改变。肺动脉 CTA

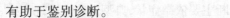

有助于鉴别诊断。

（二）中医辨证

首先辨轻重缓急，辨心痛性质，再辨标本虚实。胸痛时间短暂，偶尔发作，程度轻多为轻症；疼痛持续时间超过 20 分钟以上，频繁发作，或休息、睡眠时发作为重症。闷痛善太息者属气滞，闷痛伴痰涎，阴天易发作属痰浊。胸痛如绞，遇寒则发，为寒凝心脉。实证主要证型有寒凝心脉、气滞心胸、痰浊痹阻、瘀血痹阻，虚证主要包括心气不足、心阴亏损及心阳不振。临床以气滞、血瘀、痰浊、气虚、阴虚、阳虚多见。病程日久，辨证时要考虑虚实夹杂。寒凝心脉时胸痛，遇寒加重，苔白脉紧。气滞心胸时痛无定处，时欲太息，于情志不遂时容易诱发或加重，或兼胃脘胀闷。痰浊痹阻时胸闷重而心痛轻微，体型肥胖，痰多气短，遇阴雨天加重，纳呆便溏，咯吐痰涎。瘀血痹阻时心胸疼痛剧烈，甚则心痛彻背，背痛彻心，舌质紫黯。气阴两虚时心胸隐痛，心悸气短，失眠多梦，手足心热，舌质嫩红，舌体胖且边有齿痕。心肾阴虚时心胸疼痛时作，五心烦热，口干盗汗，舌红少津，苔薄或剥。心肾阳虚时心悸而痛，神倦畏寒，面色㿠白，舌质淡胖，苔薄或腻。心阳欲脱时持续心胸绞痛，四肢厥冷，面色青紫，脉微欲绝。

（三）中西医结合诊断思路与方法

中西医结合诊断思路强调辨病与辨证相结合。首先辨病，从西医角度进行辨病，诊断疾病，分型。掌握疾病发生、发展的情况，并判断预后。然后再辨证，并结合证候给予中医诊断。

五、中西医结合治疗思路及结合点

冠心病心绞痛的治疗原则是改善冠脉血供，降低心肌耗氧，减少缺血发作，预防心肌梗死，改善预后。心肌梗死的治疗原则是尽快恢复心肌的血液灌注，挽救濒死心肌，防止梗死扩大，保护心脏功能，防止并发症，改善心室重构，延缓病情进展，预防猝死。中医胸痹治疗原则为急则治标，缓则治本，祛邪扶正；其治则应补其不足，泻其有余，辨证论治。

中西医治疗都强调控制易患因素，控制血糖、血脂、血压，控制体重，戒烟限酒，合理膳食，适当运动，保证良好的生活方式。西医药物治疗常用的有：①抗心肌缺血药物如硝酸酯类药物、β-受体阻滞药、钙离子拮抗剂及改善心肌能量代谢的药物；②抗栓治疗药物：包括抗血小板药物、抗凝药物、溶栓药物，急性 ST 段抬高型心肌梗死可以溶栓治疗；③调脂药物以他汀类药物为主，根据 LDL-C 水平调整用量，其他调脂药物包括选择性胆固醇吸收抑制剂、贝特类、烟酸类等；④血管紧张素转换酶抑制剂（ACEI）或血管紧张素受体拮抗剂（ARB）：在急性冠脉综合征时应用。中医胸痹胸痛发作时要立即口服速效治疗药物，然后再辨证论治。寒凝心脉用瓜蒌薤白白酒汤祛寒活血，宣痹通阳。气滞心胸用柴胡疏肝散疏调气机，活血通络。痰浊痹阻用瓜蒌薤白半夏汤通阳泄浊，豁痰开结。瘀血痹阻用血府逐瘀汤活血化瘀，通脉止痛。气阴两虚用生脉散合人参养营汤益气养阴，活血通脉。心肾阴虚用天王补心丹滋阴清热，活血养心。心肾阳虚用参附汤合右归饮补益阳气，温振心阳。心阳欲脱用四逆汤合人参汤回阳救逆，益气固脱。除方剂和中成药外，中医还有针刺、推拿或膏药敷贴穴位等治疗方法。

冠心病的中医、西医治疗各有所长，中西医结合效果更佳。西医可以有针对性地给予扩张冠状动脉、调脂、抗栓、改善心肌能量代谢的药物治疗,但是临床中仍然面临很多难题。在西医治疗基础上,通过中医辨证论治,不同阶段选择不同的治则及方药治疗,可成为西药治疗的重要补充。中医治疗心绞痛不存在硝酸酯类药物头痛及耐药的问题,有中药、针刺、推拿、膏药敷贴穴位等多种方法。由于某些原因不能耐受西药抗血小板药物治疗,可以应用水蛭、丹参等,有抗栓作用。与药物治疗相比,西医血管重建(经皮冠状动脉介入治疗、冠状动脉旁路移植术)治疗疗效显著,可以提高患者生活质量,尤其对于急性心肌梗死患者,急诊经皮冠状动脉介入治疗是目前恢复心肌再灌注的首选方法,早期、快速开通梗死相关动脉是改善预后的关键。但介入术中可能出现慢血流或无复流,术后可能出现支架内再狭窄,中西医结合治疗可预防其发生。中医将介入治疗后再狭窄归属于血瘀痰阻、气阴两虚,给予活血化瘀、化痰通脉、益气养阴的治疗,可以预防支架后再狭窄。川芎嗪、丹参、三七总皂苷等可以抑制血管平滑肌增殖;中医药也有稳定斑块、止痛、改善心肌微循环障碍的作用。此外,多种中药、中成药及中药汤剂均被证实有降低冠心病患者全血黏度、血浆黏度、血细胞比容、纤维蛋白原等作用,使心肌缺血、缺氧得以改善,防止心绞痛的发作。对于冠心病,大多可以中西医联合治疗。

学习小结

学习内容　　　　　　　　　　　　　　　　　（＊为掌握,△为熟悉）

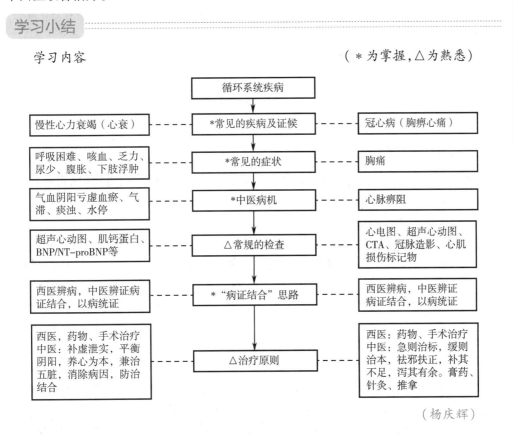

（杨庆辉）

复习思考题

1. 循环系统常见疾病及证候有哪些?
2. 简述冠心病中西医的治疗原则。
3. 查阅相关资料,分析中西医结合防治循环系统疾病的理论基础。

第九章

消化系统疾病

📖 学习目的

通过本章节的学习,掌握消化系统疾病"病证结合"的思路与方法,为拓展中西医结合临床医学思维奠定基础。

学习要点

消化系统常见疾病,如慢性胃炎、溃疡性结肠炎的典型症状和证候、体征,常规检查项目,中西医结合治疗的基本思路和原则。

第一节 消化系统疾病概述

一、消化系统常见疾病及证候

消化系统常见的疾病有胃炎、消化性溃疡、炎性肠病、食管癌、胃癌、结直肠癌、自身免疫性肝病、肝硬化、原发性肝癌、胰腺炎、消化道出血等。本章介绍慢性胃炎和溃疡性结肠炎的中西医结合诊疗思路。

证候:胃痛以胃脘部疼痛为主症,兼见胃脘部痞满、胀闷、嗳气、吐酸、纳呆、胁胀、腹胀等。外受寒凉或过食生冷而发病或加重,得温痛减为寒证;胃中灼热得冷痛减为热证。暴痛拒按、食后痛甚属实证;疼痛反复发作,痛而喜按,得食痛减属虚证。胀痛明显,痛处游走不定者为气滞证;刺痛明显,痛处固定或有积块者为血瘀证。

二、消化系统疾病常见的症状和体征

消化系统疾病常见的症状包括:常见于慢性胃炎、功能性胃肠病、肝硬化及胃肠道肿瘤、胰腺炎等的腹痛、食欲缺乏;常见于胃部器质性疾病,如胃炎、胃癌、幽门梗阻,肝、胆、胆道、胰腺病变等引起的恶心呕吐、呕血、黑便;常见于消化性溃疡及腹部脏器炎症引起的腹痛;常见于肠道炎症、溃疡、肿瘤等引起的腹泻、便脓血、便秘、里急后重;常见于自身免疫性肝病、肝硬化、胆道梗阻、肝癌等导致的黄疸等。消化系统疾病可发生多种危急重症,如肝性脑病,是由严重肝病或门-体分流引起的、以代谢紊乱为基础的中枢神经系统功能失调综合征,以轻微智力减退、意识障碍、行为失常和昏迷等为主

笔记

92

要临床表现,是肝硬化最严重的并发症,也是最常见的死因。上消化道出血也是本系统疾病常见的危急重症,是指包括十二指肠屈氏(Treitz)韧带以上的消化道病变引起的出血。在短时间内失血超出1000ml或循环血容量的20%称为大出血,常表现呕血和(或)黑便,伴有急性周围循环衰竭,可危及生命。临床上以消化性溃疡、肝硬化所致的食管胃底静脉曲张破裂为常见病因。

消化系统疾病常见的体征有黄疸及蜘蛛痣,锁骨上淋巴结是否肿大,胸腹壁静脉曲张等。腹部检查更应深入细致,如腹部有无膨隆、蠕动波、腹肌强直、压痛、反跳痛、振水音、移动性浊音、肠鸣音异常等。肝脾检查很重要,应注意大小、硬度、边缘、表面及有无触痛。消化系肠道疾病、老年患者肛指检查应列为常规,不可忽略。

三、中西医结合防治消化系统疾病的理论基础

消化系统疾病的病因多为外邪侵袭、饮食不节、情志失调、脾胃素虚等所致。在此基础上,慢性胃炎主要分为肝郁气滞、肝胃郁热、脾胃湿热、胃络瘀阻、脾胃虚寒、胃阴不足六个证型;溃疡性结肠炎分为大肠湿热、热毒炽盛、脾肾阳虚、肝郁脾虚、脾气虚弱、寒热错杂六个证型。

总体而言,中医对疾病的诊断多依据症状而立,如慢性胃炎是指不同病因引起的胃黏膜的慢性炎症或萎缩性病变,属中医学的"胃脘痛""痞满";以腹痛腹泻、黏液脓血便、里急后重为特征的溃疡性结肠炎,属中医学的"泄泻""痢疾""肠风"范畴,其中慢性复发型又属中医"休息痢"范畴,慢性持续型属中医"久痢"范畴。

四、消化系统疾病的中西医"病证结合"诊断基本思路

对于消化系统疾病,如慢性胃炎,西医认为是幽门螺杆菌、十二指肠-胃反流、自身免疫等造成胃黏膜的损伤而形成的一种疾病。从中医角度看,与外邪犯胃、饮食伤胃、情志不畅和脾胃素虚等有关。上述病因如寒邪、饮食伤胃等皆可引起胃气阻滞,胃失和降而发生胃痛,所谓"不通则痛";若为素体脾胃虚弱,或中阳不足,中焦虚寒,失其温养而发生疼痛,所谓"不荣则痛"。

五、消化系统疾病的中西医结合治疗原则及预防措施

与中、西医发病机制相对应,中西医"病证结合"治疗本病多互为辅助,即在西医根除幽门螺杆菌、抗酸治疗、保护胃黏膜基础上结合中医的辨证论治,依从"虚则补之,实则泻之"的原则进行治疗。如脾胃虚寒证以温中散寒,健脾和胃为主;胃阴不足证以健脾养阴,益胃止痛为主;肝胃郁热证以清肝泄热,疏肝理气为主;久病入络,久病多痰,故病程后期应注意活血化瘀和化痰。重视健脾益胃固本治疗,巩固其疗效,减少复发。

治疗原则:重视预防,尽早诊断,积极治疗,防止复发和避免并发症。

1. 饮食调理　饮食调理对消化系统疾病的治疗相当重要。如饮食清淡、规律,定时定量有利于慢性胃炎的治愈、防止复发;注意饮食卫生、富营养易消化的少渣饮食、充分休息、调节情绪能使溃疡性结肠炎患者的病情得到有效改善。

2. 心理康复　消化系统疾病多呈慢性过程,患者心理压力较大。因此,在康复过程中,应重视医患沟通和心理治疗,使患者正确认识、看待自身疾病,树立信心,保持患

者心情愉快。

3. 重视预防　加强饮食卫生,合理的营养搭配,注意饮食规律,注意生活规律,劳逸结合,避免各种诱发因素。

本系统疾病的治疗康复疗效的综合评定,涵盖了实验室及辅助检查指标的恢复、症状和体征的改善、功能的增强,以及工作、生活能力的提高。

第二节　慢性胃炎

 典型病案

> 赵某,女,39 岁。
>
> 初诊日期:1992 年 11 月 20 日。
>
> 主诉及病史:胃脘胀痛 1 年多,近 2 个月症状加重。素体较弱,1 年前开始胃脘胀痛不适,时轻时重,无节律性,常在饭后疼痛较明显,痛连两胁,但有时饭前亦痛。伴有食欲不振、嗳气、疲乏无力、无恶心呕吐、大便不成形,每日 1~2 次,曾服中成药三九胃泰等药治疗,效果不明显。伴有月经不调、经期错后、经量较少、腹部隐痛等。经胃镜检查诊断为非萎缩性胃炎。
>
> 望诊:形体消瘦、面色黄无光泽、舌质红、苔薄白。
>
> 切诊:上腹部轻度压痛,范围广泛,无局限性压痛点,脉细弦。
>
> 辨证:肝郁气滞,脾胃虚弱。
>
> 治法:疏肝理气,健脾和胃。
>
> 中医诊断:胃脘痛。
>
> 西医诊断:非萎缩性胃炎。(王永炎,陶广正.中国现代名中医医案精粹(第 5 集)[M].北京:人民卫生出版社,2016:70-71)

一、中西医对慢性胃炎概念的认识

中医:凡由于脾胃受损,气血不调所引起胃脘部疼痛的病证,称之胃痛,又称胃脘痛。胃脘部一般系指上、中、下三脘部位,或指两侧肋骨下缘连线以上至鸠尾(剑突下)的梯形部位。古典医籍中对本病的论述较多,《黄帝内经》中有关"厥心痛"的内容,与本病有密切的关系。《素问·举痛论》曰:"寒气客于肠胃之间,膜原之下,血不得散,小络急引故痛。"《素问·六元正纪大论》曰:"木郁之发……民病胃脘当心而痛。"《素问·气交变大论》曰:"岁金不及,炎火乃行……复则……民病口疮,甚则心痛。"《金匮要略》将胃脘部称为心下、心中,将胃痛分为痞证、胀证、满证与痛证,对后世很有启发。如:"心中痞,诸逆心悬痛,桂枝生姜枳实汤主之。""按之心下满痛者,此为实也,当下之,宜大柴胡汤。"书中所拟的方剂如大建中汤、大柴胡汤等,都是治疗胃脘痛的名方。《仁斋直指方》对胃痛的原因已经认识到"有寒,有热,有死血,有食积,有痰饮,有虫"等不同。《丹溪心法·心脾痛》在论述胃痛治法时曾指出"诸痛不可补气",对后世影响很大,而印之临床,这种提法尚欠全面,后世医学逐渐对其进行纠正和补充。对于胃脘痛的辨证论治,《景岳全书·心腹痛》分析极为详尽,对临床颇具指导意义,指出:"痛有虚实……辨之之法,但当察其可按者为虚,拒按者为实;久痛者多虚,暴痛者多实;得食稍可者为虚,胀满畏食者为实;痛徐而缓,莫得其处者多虚,痛剧而坚,一定不移者为实;痛在肠脏中,有物有滞者多实,痛在腔胁经络,不干中脏而牵连腰背,无胀无滞者多虚。脉与证参,虚实自辨。"《证治汇补·胃脘病》对胃痛的治疗提出:"大率气食居多。不可骤用补剂,盖补之则气不通而痛愈甚。若曾服攻击之品,愈后复发,屡发屡攻,渐至脉来浮大而空者,又当培补。"值得借鉴。

西医:慢性胃炎实质上是多种病因引起的胃黏膜慢性炎症性病变,包括非萎缩性胃炎、萎缩性胃炎。幽门螺杆菌感染是引起慢性胃炎最常见的病因。胃镜下可见胃黏膜呈非糜烂的炎性改变,如黏膜色泽不均、颗粒状增殖及黏膜皱襞异常等;组织学上以显著炎症细胞浸润、上皮增殖异常、胃腺萎缩及瘢痕形成等为特点。

共同点:都对这个疾病有明确的观察,都提出有不同病因和表型。

二、中西医对病因和病机认知的异同

(一)中医对慢性胃炎的认识

1. 病因　中医对病因具有整体的认识,强调六淫、七情、饮食不当、身体素质,认为胃脘痛与外邪犯胃、饮食伤胃、情志不畅和脾胃素虚等有关。

2. 病机　胃痛与胃、肝、脾关系最为密切,初起病位主要在胃,间可旁及于肝,病久主要在脾,或脾胃同病,或肝脾同病。胃为阳土,喜润恶燥,主受纳、腐熟水谷,以和降为顺。胃气一伤,初则壅滞,继则上逆,此即气滞为病。其中首先是胃气的壅滞,无论外感、食积均可引发;其次是肝胃气滞,即肝气郁结,横逆犯胃所造成的气机阻滞。气为血帅,气行则血行,故气滞日久,必致血虚,也即久病入络之意。另外,"气有余便是火",气机不畅,蕴久化热。此火也有单纯在胃或同在肝胃之说。火能灼伤阴津,或出血之后,血脉瘀阻而新血不生,致阴津亏虚。阴血虚少也有胃阴不足或脾胃阴虚,或肝胃、肝脾阴虚的不同。胃痛延久,内传于脾,脾属阴土,喜燥恶温,主运化,输布稍微,以升为健。故脾气受伤,轻则中气不足,运化无权;继则中气下陷,升降失司;再则脾胃阳虚,阴寒内生,胃络失于温养。总之,胃痛病因虽有上述种种不同,病机尚有虚实寒热、在气在血之异,但其发病机制确有共同点,即所谓"不通则痛"。若胃痛失治误治,血络损伤,则可见吐血、便血等。

(二)西医对慢性胃炎的认识

1. 病因　幽门螺杆菌感染是最常见的病因,其他原因尚有十二指肠液反流、自身免疫、年龄因素和胃黏膜营养因子缺乏等。

2. 发病机制　幽门螺杆菌产生氨及空泡毒素导致细胞损伤,促进上皮细胞释放炎症介质;菌体细胞壁 Lewis X、Lewis Y 抗原引起自身免疫反应等;胆汁及胰液的反流导致胃黏膜慢性炎症;血液中存在壁细胞及内因子的自身抗体,以胃体黏膜萎缩为主的萎缩性胃炎,伴有恶性贫血。

3. 病理　慢性胃炎是从浅表逐渐向深扩展至腺区,继而腺体有破坏和减少(萎缩)的过程。非萎缩性胃炎的炎性细胞浸润局限于胃小凹和黏膜固有层的表面,腺体则完整。萎缩性胃炎除炎性细胞浸润外,有腺体破坏、萎缩、消失,黏膜变薄。表面上

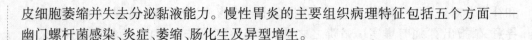

皮细胞萎缩并失去分泌黏液能力。慢性胃炎的主要组织病理特征包括五个方面——幽门螺杆菌感染、炎症、萎缩、肠化生及异型增生。

三、中西医诊断方法的相互补充

（一）中医望闻问切

望闻问切：中医认为胃痛的病理性质有虚实、寒热之不同。需辨虚实，辨寒热，辨气血，辨在胃、在肝、在脾。

（二）西医问诊和体格检查

1. 问诊 对于初次就诊的患者，不但要注意其主诉，还要关注饮食、药物和环境因素在慢性胃炎中所起的作用。长期饮酒的患者，乙醇具有亲脂性和脂溶性，高浓度乙醇可直接破坏胃黏膜屏障。长期应用非甾体类抗炎药（NSAID）的患者如阿司匹林、吲哚美辛等，NSAID 可直接损伤胃黏膜上皮，并通过抑制环氧合酶的作用，而抑制胃黏膜生理性前列腺素 E 的产生。

转诊或复诊患者，在关注上述内容的基础上，需注意既往用药及慢性胃炎的治疗情况及有无并发症。

2. 体格检查 对于慢性胃炎而言，大多无明显体征，有时可有上腹部轻度压痛或按之不适感。少数患者伴有舌炎、消瘦和贫血。

（三）实验室及辅助检查

1. 幽门螺杆菌检查 侵入性试验：快速尿素酶试验（首选）、黏膜涂片染色、组织学检查、微需氧培养、PCR。非侵入性试验：^{13}C 尿素呼气试验（^{13}C-UBT）、^{14}C 尿素呼气试验（^{14}C-UBT）、血清学试验、粪便抗原检测。其中，^{13}C-UBT、^{14}C-UBT 为根除治疗后复查的首选方法。

2. 壁细胞抗体（parietal cell antibody，PCA）、内因子抗体（intrinsic factor antibody，IFA）检测 自身免疫性胃炎以富含壁细胞的胃体黏膜萎缩为主，血液中存在 PCA 及 IFA 等自身抗体。该检测项目有助于诊断自身免疫性胃炎。

3. 胃泌素、胃蛋白酶原测定 在慢性胃炎中，胃体萎缩者血清胃泌素 G17 水平显著升高，胃蛋白酶原Ⅰ或胃蛋白酶原Ⅰ/Ⅱ比值降低；胃窦萎缩者血清胃泌素 G17 水平降低，胃蛋白酶原Ⅰ或胃蛋白酶原Ⅰ/Ⅱ比值正常；全胃萎缩者则两者均降低。检测血清胃泌素 G17 及胃蛋白酶原Ⅰ和Ⅱ有助于判断有无胃黏膜萎缩和萎缩部位。

4. 内镜检查 非萎缩性胃炎可见红斑（点状、片状和条状）、黏膜粗糙不平、出血点（斑）、黏膜水肿、出血等基本表现。萎缩性胃炎可见黏膜红白相间，以白为主，皱襞变平甚至消失，黏膜血管显露；黏膜颗粒或结节状等基本表现。黏膜颗粒或结节状系伴增生性病变所致。

四、中西医结合诊断思路

首先是辨病，其次是辨证，对病期、严重程度进行评估。

（一）西医辨病

1. 慢性胃炎的诊断

（1）主要依赖内镜检查和胃黏膜活检。

笔记

（2）力求明确病因,常规幽门螺杆菌检测。

2. 鉴别诊断

（1）消化性溃疡:上腹痛或不适为主要症状,慢性病程,周期性发作,节律性上腹痛,发作时剑突下可有局限性压痛,缓解后无明显体征。依据胃镜检查,可明确鉴别,消化性溃疡好发部位多见于胃角、胃窦小弯、十二指肠球部。

（2）胃癌:早期胃癌多无症状,部分患者可有消化不良症状。进展期胃癌可有上腹痛、餐后加重、纳差、厌食、乏力及体重减轻。胃镜检查结合黏膜活检,是目前最可靠的诊断手段。

（二）中医辨证

1. 肝郁气滞证　主症:①胃脘胀痛或痛窜两胁;②每于情志因素而痛作;③脉弦。次症:①嗳气频繁;②胸闷喜太息;③不思饮食;④精神抑郁;⑤舌质淡红,苔薄白。胃镜象:①蠕动活跃或减慢;②胃黏膜红斑,呈点、片状或条状;③胆汁反流。证型确定:具备主症 2 项加次症 1 项,或主症第 1 项加次症 2 项,并结合胃镜象。

2. 肝胃郁热证　主症:①胃脘灼痛,痛势急迫;②嘈杂泛酸;③脉弦滑数。次症:①嗳气频繁;②烦躁易怒;③口干口苦;④渴喜凉饮;⑤舌质红,苔黄。胃镜象:①蠕动活跃或亢进;②胃黏膜充血水肿;③胃黏膜可见糜烂或散在出血点;④胆汁反流。证型确定:具备主症 2 项加次症 1 项,或主症第 1 项加次症 2 项,并结合胃镜象。

3. 脾胃湿热证　主症:①胃脘痞胀或疼痛;②舌质红,苔黄腻或黄厚。次症:①胃脘灼热;②口苦口臭;③恶心呕吐;④大便黏滞;⑤脉滑数或濡数。胃镜象:①黏液黏稠混浊;②胃黏膜明显充血、水肿和糜烂。证型确定:具备主症 2 项加次症 1 项,或主症第 1 项加次症 2 项,并结合胃镜象。

4. 胃络瘀阻证　主症:①胃脘痛有定处,拒按;②舌质黯红或紫黯,有瘀点瘀斑。次症:①胃痛日久不愈;②大便色黑;③面色晦暗;④脉弦涩。胃镜象:①胃黏膜呈颗粒状或结节;②黏膜下血管透见;③黏膜陈旧性出血。证型确定:具备主症 2 项加次症 1 项,或主症第 1 项加次症 2 项,并结合胃镜象。

5. 脾胃虚寒证　主症:①胃脘隐痛;②喜按喜暖。次症:①食后胀满;②纳呆少食;③大便稀溏;④神疲乏力;⑤舌质淡有齿痕,苔薄白;⑥脉沉细。胃镜象:①黏液稀薄而多;②胃黏膜炎症减轻或呈苍白,黏膜变薄;③胃蠕动缓慢。证型确定:具备主症 2 项加次症 1 项,或主症第 1 项加次症 2 项,并结合胃镜象。

6. 胃阴不足证　主症:①胃脘隐痛;②胃脘灼痛;③舌红少津无苔或剥苔或有裂纹。次症:①嘈杂似饥,饥不欲食;②口干舌燥;③大便干结;④脉细数或弦细。胃镜象:①黏液量少黏稠;②胃黏膜充血水肿或呈颗粒状或血管显露。证型确定:具备主症 2 项加次症 1 项,或主症第 1 项加次症 2 项,并结合胃镜象。

五、中西医结合治疗思路及结合点

（一）中西医结合治疗思路

1. 西医理论,中药治疗　西医认为,慢性胃炎系由不同原因引起的胃黏膜的炎症或萎缩性病变,主要表现为浅表性胃炎或萎缩性胃炎。针对前者,主要病变是充血、水肿、糜烂、出血等表浅炎症,可采用具有清热消炎、去腐生肌、护膜止血等作用的中药如黄芩、栀子、连翘、黄芪、茯苓、白芍、白及、延胡索、木香、砂仁、败酱草、鱼腥草、甘草等

笔记

治疗,或采用黄芪建中汤、香砂六君子汤等方加减治疗;而后者主要是腺体减少,后期可出现肠腺化生和不典型增生等胃癌前病变,对此可选用具有逆转萎缩和癌前病变作用的中成药如荆花胃康胶丸、胃复春、三九胃泰、摩罗丹等进行治疗,亦可按活血化瘀、健脾益气、扶正祛邪等治则针对具体病情选药组方进行个体化治疗。

2. 中医理论,西药治疗 慢性胃炎属中医学"胃脘痛""痞满"等范畴,主要表现为上腹部近心窝处隐痛、胀痛或灼痛,以及胀满感、堵闷感、上顶感,伴嗳气、早饱、嘈杂、泛酸等,每于情志因素而加重;系由肝郁气滞、脾失健运、胃气上逆,或肝郁化火,灼胃伤阴,湿浊内阻,终致郁热、虚热、湿热等证所引起。对此可按中医辨证论治给予中药治疗;但亦可按中医"证"的本质内涵给予西药治疗:如针对肝郁的本质系指肝疏泄情志之功能障碍,可给予心理疏导或酌情应用抗抑郁药治疗;针对痞满气滞的本质系指胃运动功能失调,可给予胃肠运动调节剂或促胃肠动力剂;针对热证本质系指胃黏膜炎症活动、充血水肿糜烂明显,或有 Hp 感染,可给予抑酸剂、黏膜保护剂、根除 Hp 三联或四联疗法。

3. 病证合参,中西医结合治疗 根据中医证型与胃黏膜病变关系研究的文献报告,进行病证结合治疗的探索,提出设想和初步实践如下:对每个患者要进行具体地辨证与辨病,实行病证合参个体化治疗。一般多数情况下,肝郁气滞证常有抑郁易怒等情志变化、胃肠运动功能失调、胆汁反流等改变,则给予舒肝解郁、理气导滞与心理疏导抗抑郁、调节胃肠动力等相结合的治疗;肝胃郁热证多有胃黏膜充血水肿明显,可见糜烂或散在出血点,则给予清肝泻热、和胃止痛与护膜生肌、消炎止血相结合的治疗;脾胃湿热证多有显著充血水肿糜烂和 Hp 感染,则给予清热化湿、和中醒脾与抑酸护膜、抗菌消炎相结合的治疗;胃络瘀阻证常见萎缩、癌前病变和陈旧性出血,则给予理气活血、化瘀止痛与改善微循环、抗癌止血相结合的治疗;脾胃虚寒证常表现胃黏膜炎症缓解,胃肠功能低下,体质虚弱,则应给予温中健脾、和胃止痛与护膜生肌、增强功能相结合的治疗;胃阴不足证常有充血水肿或兼少许糜烂及萎缩性病变,则应给予养阴健脾、益胃止痛与抑酸消炎、逆转萎缩相结合的治疗。以上仅是一般规律,对每个患者要根据中医基本理论具体辨证,同时按病史症状、内镜病理和实验室检查结果进行辨病,明确每个患者的胃黏膜病变和病理生理改变,将病证合参进行个体化的中西医结合治疗。

(二)一般治疗

饮食宜选用富营养、少刺激、易消化的食物,避免吸烟、酗酒、喝咖啡、饮浓茶以及服用对胃有刺激的药物。消除患者疑虑,调整精神情绪,保持心情乐观、舒畅、平和,确立积极健康的生活态度。

(三)西医治疗

1. 抑酸或制酸剂 适用于黏膜糜烂或以烧心、反酸、上腹痛等症状为主者。可根据病情或症状严重程度选用 H_2 受体拮抗剂、质子泵抑制剂、制酸剂等。

2. 胆汁结合剂 适用于各类胃炎伴胆汁反流者。常用药物如考来烯胺(消胆胺)、铝碳酸镁等,有抗酸、保护黏膜作用。

3. 根除 Hp 治疗 适用于 Hp 阳性者,目前推荐方案是铋剂、PPI 加 2 种抗生素组成的四联方案,为克服耐药,提高 Hp 根除率,可在疗法基础上加用中药、益生菌或口腔洁治等形成新的四联疗法。

4. **黏膜保护剂**　适用于胃黏膜糜烂、出血或症状明显者。常用药物有铋剂(如枸橼酸铋钾胶囊、胶体果胶铋胶囊等)、硫糖铝、康复新液、米索前列醇(喜克馈)、复方谷氨酰胺、吉法酯、替普瑞酮胶囊(施维舒)、瑞巴派特片(膜固思达)等。

5. **促动力剂**　适用于上腹饱胀、早饱、嗳气、呕吐等症状为主者。常用药物有多潘立酮、莫沙比利、盐酸伊托必利、马来酸曲美布汀等。

6. **助消化药**　适用于慢性萎缩性胃炎、胃酸偏低,或食欲减退等症状为主者。常用药物有稀盐酸、胃蛋白酶、复方阿嗪米特肠溶片(泌特)、米曲菌胰酶片(慷彼申)、胰酶肠溶胶囊(得每通)等。

7. **抗抑郁药和镇静药**　适用于睡眠差、有明显精神因素者。常用药物有三环类抗抑郁药(阿米替林、多塞平等)、选择性5-HT再摄取抑制药(帕罗西汀、盐酸氟西汀、西酞普兰、氟伏沙明、舍曲林)、选择性5-HT及NE再摄取抑制药(文拉法辛)等。

8. **手术治疗**　慢性萎缩性胃炎伴重度不典型增生或重度大肠型肠腺化生者,可行胃切除手术治疗。对病灶局限、范围明确的胃癌前病变可行内镜下黏膜切除术(EMR)、内镜下黏膜剥离术(ESD),也可酌情分别采用微波、激光、射频、氩气刀或高频电切治疗。

（四）中医辨证论治

1. 辨证论治

（1）肝郁气滞证

治则:疏肝理气,和胃降逆。

主方:柴胡疏肝散(《景岳全书》)。

药物:柴胡、陈皮、枳壳、芍药、香附、川芎、甘草。

加减:胃脘疼痛者,可加川楝子、延胡索;嗳气明显者,可加沉香、旋覆花。

（2）肝胃郁热证

治则:清肝泻热,和胃止痛。

主方:化肝煎(《景岳全书》)合左金丸(《丹溪心法》)。

药物:青皮、陈皮、白芍、牡丹皮、栀子、泽泻、浙贝母、黄连、吴茱萸。

加减:反酸明显者,可加乌贼骨、瓦楞子;胸闷胁胀者,可加柴胡、郁金。

（3）脾胃湿热证

治则:清热化湿,和中醒脾。

主方:黄连温胆汤(《六因条辨》)。

药物:半夏、陈皮、茯苓、枳实、竹茹、黄连、大枣、甘草。

加减:腹胀者,可加厚朴、槟榔;嗳食酸腐者,可加莱菔子、神曲、山楂。

（4）胃络瘀阻证

治则:理气活血,化瘀止痛。

主方:失笑散(《太平惠民和剂局方》)合丹参饮(《时方歌括》)。

药物:五灵脂、蒲黄、丹参、檀香、砂仁。

加减:疼痛明显者,加延胡索、郁金;气短、乏力者,可加黄芪、党参。

（5）脾胃虚寒证

治则:温中健脾,和胃止痛。

主方:黄芪建中汤(《金匮要略》)合理中汤(《伤寒论》)。

药物:黄芪、芍药、桂枝、生姜、大枣、饴糖、党参、白术、干姜、甘草。

加减:便溏者,可加炮姜炭、炒薏苡仁;畏寒明显者,可加炮附子。

(6)胃阴不足证

治则:养阴健脾,益胃止痛。

主方:一贯煎(《续名医类案》)。

药物:北沙参、麦冬、地黄、当归、枸杞子、川楝子。

加减:胃痛明显者,加芍药、甘草;便秘不畅者,可加瓜蒌、火麻仁。

2. 中成药治疗 荆花胃康胶丸、气滞胃痛颗粒、康复新液、温胃舒、养胃舒、胃复春、摩罗丹、复方陈香胃片等。

3. 针灸治疗 可选用体针、耳针辨证施治。

小结:西医治疗慢性胃炎往往从保护黏膜、抑制胃酸、根除 Hp 入手,减少胃黏膜损害,维持良好的胃部功能。然而西医治疗慢性胃炎病程长,长期应用西医治疗副作用大,容易症状反复。中医认为,本病属"痞满""纳呆""胃脘痛"范畴,长期饮食不节、情志不遂、劳逸失常能够导致胃脘失和、肝气郁结、中气亏虚、脾失健运,长此以往引发慢性胃炎。中药的药力持久,且药效温和,结合西药治疗,能够充分发挥中医与西医的治疗优势,有助于患者症状改善,缩短治疗时间,治疗效果显著,可提高生活质量,安全可靠。

第三节 溃疡性结肠炎

 典型病案

陈某,男,75 岁。

初诊日期:2002 年 4 月 8 日。

主诉及病史:间歇性脓血便 4~5 年,2002 年 4 月初行结肠镜检查诊为"溃疡性结肠炎",曾住院治疗,症状时轻时重,目前脓血便日 5~6 次,伴小腹坠痛,肠鸣,周身乏力,自感虚弱,行走需家人搀扶。

诊查:年迈体弱,痛苦面容,面色㿠白,舌苔白厚腻,舌质淡,边有齿痕,脉弦细无力。

大便常规:黏液(++),WBC 20~30/HP,RBC 10~20/HP。

结肠镜检查:直肠内黏膜水肿,可见散在糜烂、溃疡。

辨证:脾胃两虚,湿毒内蕴,气滞血瘀,络伤肉腐。

治法:健脾益肾,利湿解毒,理气活血。

中医诊断:大肠湿热证。

西医诊断:溃疡性结肠炎。[王永炎,陶广正.中国现代名中医医案精粹(第 5 集)[M].北京:人民卫生出版社,2016:1]

一、中西医对溃疡性结肠炎概念的认识

中医：本病在《黄帝内经》中称为"肠澼"，发病与饮食不节及湿热有关。汉代张仲景将泄泻与痢疾统称为"下利"，不但创制了治疗湿热痢的白头翁汤，而且还提出了"下利便脓血者，桃花汤主之"的虚寒久痢的治疗方药。《诸病源候论·痢病候》将痢疾分为"赤白痢""脓血痢""冷热痢""休息痢"等21种痢病候，并在病机方面提出"痢由脾弱肠虚……肠虚不复，故赤白连滞……血痢者，热毒折于血，入大肠故也"，强调了热毒致病。至明清时期，对痢疾的认识更趋深入，进一步阐发了痢疾的病因病机和辨证论治，提出痢有伏积，所谓"无积不成痢也"。因外感、内伤者，根据人体气盛、气虚的不同，发病有热化、寒化二途。如《证治汇补·痢疾》曰："无积不成痢……痢起夏秋，湿热交蒸，本乎天也。因热求凉，过食生冷，由于人也。气壮而伤于天者，郁热为多。气弱而伤于人者，阴寒为甚。湿土寄旺四时，或从火化，则阳土有余，而湿热为病；或从水化，则阴土不足，而寒湿为病。"并详尽提出了辨寒热、辨虚实、辨五色等。特别对休息痢的认识更为深刻，认为"屡发屡止，经年不愈，多因兜涩太早，积热未清所致。亦有调理失宜，亦有过服寒凉，亦有元气下陷，亦有肾虚不固，均能患此"。另外，中医学强调本病与脾肾的关系。如《医宗必读·痢疾》云："痢之为证，多本脾肾……在脾者病浅，在肾者病深……未有久痢而肾不损者。"在治疗方面，金代刘完素提出的"调气则后重自除，行血则便脓自愈"的法则，至今仍属治痢之常法。明代张景岳特别强调，治疗痢疾"最当察虚实，辨寒热"。清代喻昌创"逆流挽舟"之法，并在《医门法律·痢疾论》中云"引其邪而出之于外"，创活人败毒散。

西医：溃疡性结肠炎（ulcerative colitis，UC）是病因未明的直肠和结肠炎性病变，病变限于大肠黏膜与黏膜下层，呈连续性弥漫性分布。持续或反复发作的腹泻、黏液脓血便，伴腹痛、里急后重和不同程度的全身症状，病程多在4~6周以上，可有关节、皮肤、口及肝、胆等肠外表现。本病可发生在任何年龄，多见于20~49岁，男女发病率无明显差别。

共同点：都对这个症状有明确的观察，都提出有不同病情分期和表型。

二、中西医对病因和病机认知的异同

（一）中医对溃疡性结肠炎的认识

1. 病因　痢疾多由外感湿热、疫毒之气，内伤饮食，损及脾胃与肠而致。古人云："实则阳明，虚则太阴。"即素体阳盛者，易感受湿热，或感受湿邪后，湿从热化；素体阳虚者，易感受寒湿，或感受湿邪后，湿从寒化。

2. 病机　夏秋季节，暑湿秽浊、疫毒易于滋生，人处湿热熏蒸之中，若起居不慎，劳作不休，暑湿之邪，侵及肠胃，湿热蕴蒸，气血与暑湿毒邪搏结于肠之脂膜，化为脓血，而成为湿热痢。疫毒之邪侵及阳明气分，进而内窜营血，甚则进迫下焦厥阴、少阴，而致急重之疫毒痢。

嗜食肥甘厚味，酿生湿热，在夏秋季节内外湿热交蒸之时，再饮食不洁或暴饮暴食，湿热毒邪蕴结肠之脂膜，邪毒繁衍与气血搏结，腐败化为脓血，则成湿热痢或疫毒痢。若湿热内郁不清，易伤阴血，形成阴虚痢。若平素恣食生冷瓜果，伤及脾胃，中阳不足，湿从寒化，寒湿内蕴，如再贪凉饮冷或不洁食物，寒湿食积壅塞肠中，气机不畅，

气滞血瘀,气血与肠中腐浊之气搏结于肠之脂膜,化为脓血而成寒湿痢。

（二）西医对溃疡性结肠炎的认识

1. 病因 是一种病因尚不十分清楚的慢性非特异性肠道炎症性疾病。缺乏诊断的金标准,主要结合临床表现、内镜和病理组织学进行综合分析,在排除感染性和其他非感染性结肠炎的基础上作出诊断。

2. 发病机制 本病病因不明,发病机制亦不甚清楚,目前认为由多因素相互作用所致,主要包括环境、感染、遗传、免疫、精神等因素。

（1）环境因素:发达国家发病率持续增高,与环境改变有关。吸烟能有预防 UC 的作用。快餐食品增加克罗恩病(Crohn's disease,CD)、UC 的发病率。过敏食物可能加重肠道反应。

（2）感染因素:多种微生物参与,自身正常肠道菌群的异常免疫反应。

（3）遗传因素:大量研究资料表明,本病具有遗传倾向,在同一家族中单卵双胎高于双卵双胎。患者一级亲属发病率高,其配偶发病率不高。在不同种族间也有明显差别,白种人发病高于黑种人,提示其发病可能与遗传因素有关。多数学者认为,炎性肠病符合多基因病的遗传规律,是由许多对等位基因共同作用的结果,在一定的环境因素作用下由于遗传易感性而发病。

（4）免疫因素:炎性肠病(inflammatory bowel disease,IBD)与免疫反应异常有重要的关系。各种自身抗体→病理损伤→疾病发生。p-ANCA(抗中性粒细胞胞浆抗体)、CCA-IgG(结肠炎结合抗体)阳性,Th2 产生体液免疫反应均致溃疡性结肠炎发病率升高。IL-2、IL-10、IL-6 等参与肠黏膜屏障免疫损伤。

溃疡性结肠炎发病机制可总结概括为:环境因子作用于遗传易感者,在肠道菌群参与下,启动肠道天然免疫和获得性免疫反应,导致肠黏膜屏障损伤,而出现一系列临床症状。

三、中西医诊断方法的相互补充

（一）中医望闻问切

望闻问切:痢疾为患,有初痢与久痢之不同,初痢宜通,久痢宜补;其病因有虚实、寒热之不同,但不论虚实,肠中总有邪滞,气血失于调畅。需辨虚实、寒热、邪正盛衰;舌诊、脉诊可帮助辨证虚实寒热。

（二）西医问诊和体格检查

1. 问诊 对于初次就诊的患者,不但要注意其主述,还要关注饮食、生活习惯、环境因素、遗传因素等在溃疡性结肠炎中所起的重要作用。转诊或复诊患者,在关注上述内容的基础上,需注意结肠镜检查结果、既往用药史、治疗情况及有无并发症等。

2. 体格检查 对于溃疡性结肠炎而言,轻、中型者左下腹轻压痛,条状包块。重型和暴发型者,明显压痛和肠型。中毒性结肠扩张、肠穿孔等并发症时,可出现腹膜炎。活动期:低热或中等发热,重症或有合并症者,可见高热、心率增快。病情进展与恶化者:出现衰竭、消瘦、贫血、水电解质失衡、低蛋白血症、营养障碍等表现。

（三）实验室及辅助检查

1. 血液检查 中、重度患者血红蛋白水平下降;血白细胞计数活动期升高;血沉加快;C-反应蛋白水平升高亦是活动期的标志。严重患者血清白蛋白水平下降、水电解质失衡、凝血时间延长。

2. 粪便检查　常规检查常有黏液、脓血便,镜检有红细胞、白细胞及巨噬细胞。病原学检查可排除感染性结肠炎,包括常规致病菌培养、新鲜粪便找阿米巴滋养体及包囊、血吸虫卵及孵化等检查。

3. 自身抗体检测　外周血 p-ANCA(抗中性粒细胞胞浆抗体)阳性是溃疡性结肠炎的相对特异性抗体,有助于诊断。

4. 内镜检查　结肠镜下 UC 病变多从直肠开始,呈连续性、弥漫性分布。表现为:①黏膜血管纹理模糊、紊乱或消失,黏膜充血、水肿、质脆、自发或接触出血和脓性分泌物附着,亦常见黏膜粗糙、呈细颗粒状;②病变明显处可见弥漫性、多发性糜烂或溃疡;③可见结肠袋变浅、变钝或消失以及假息肉、桥黏膜等。我们觉得肠镜表现最要看重的是病变从直肠开始,呈连续性、弥漫性分布,这是最起码的特征,如果初诊患者这点不符合就不能诊断 UC。要注意的是,治疗过的 UC 可以不均衡愈合而表现为非连续性病变。

5. 钡剂灌肠检查　其目的为确定病变部位和范围;了解病变活动性和严重性;确诊并发症和鉴别诊断。表现为:①黏膜粗乱和(或)颗粒样改变;②肠管边缘呈锯断状或毛刺样,肠壁有多发性小充盈缺损;③肠管短缩,袋囊消失呈铅管样;④息肉形成。

四、中西医结合诊断思路

首先是辨病,其次是辨证,对病期、严重程度进行评估。

(一)西医辨病

1. 溃疡性结肠炎诊断标准　持续性或反复发作的黏液脓血便、腹痛,伴有不同程度的全身症状。

(1)在排除细菌性痢疾、阿米巴痢疾、慢性血吸虫病、肠结核等感染性结肠炎以及 CD、缺血性结肠炎、放射性结肠炎等疾病的基础上,具有上述结肠镜检查、病理、X 线钡剂灌肠征象中之一项,可以诊断本病。

(2)临床表现不典型而有典型结肠镜表现或典型 X 线钡灌肠检查表现者可诊。

(3)有典型的临床表现或典型既往史而目前结肠镜检查或 X 线钡灌肠检查无典型改变,应列为"疑诊"随诊。

一个完整的诊断应包括疾病的临床类型、严重程度、病情分期、病变范围和并发症。临床类型分为初发型、慢性复发型。病情分期分为活动期和缓解期。活动期按严重程度分为轻度、中度和重度。轻度:患者腹泻每日 4 次以下,便血轻或无,无发热、脉搏加快或贫血,红细胞沉降率(ESR)正常;中度:介于轻度和重度之间;重度:腹泻每日 6 次以上,伴明显黏液血便,体温>37.5℃,脉搏>90 次/min,血红蛋白(Hb)<100g/L,ESR>30mm/h。病变范围分为直肠型、左半结肠型和广泛结肠型。

肠外表现和并发症:肠外可有关节、皮肤、眼部、肝胆等系统受累;并发症可有大出血、穿孔、中毒性巨结肠和癌变等。

2. 鉴别诊断　需要鉴别诊断的疾病包括急性感染性肠炎、阿米巴肠病、肠道血吸虫病及其他疾病如肠结核、真菌性肠炎、抗生素相关性肠炎、缺血性结肠炎、放射性肠炎、嗜酸性粒细胞性肠炎、过敏性紫癜、胶原性结肠炎、白塞病、结肠息肉病、结肠憩室炎以及 HIV 感染合并的结肠病变。这些疾病有时候肠镜下很难与 UC 鉴别，但可通过发病史、病理组织学、病原学检查等方法找到鉴别点。总之，溃疡性结肠炎鉴别并不困难，前提是内镜表现符合溃疡性结肠炎时我们要有排除其他疾病的意识。结肠镜检查发现的直肠轻度炎症改变，如不符合溃疡性结肠炎的其他诊断要点，常为非特异性，应认真寻找病因，观察病情变化。

（二）中医辨证

1. 大肠湿热证　主症：①腹泻黏液脓血便；②腹痛或里急后重；③肛门灼痛；④舌苔黄厚或腻。次症：①身热；②口干口苦；③小便短赤；④脉滑数或濡数。证型确定：具备主症 2 项（第 1 项必备）加次症 2 项，或主症第 1 项加次症 3 项。

2. 脾气虚弱证　主症：①腹泻、便溏，有黏液或少量脓血；②纳差食少；③肢体倦怠；④舌质淡胖或有齿痕，苔薄白。次症：①腹胀肠鸣；②腹部隐痛喜按；③面色萎黄；④脉细弱或濡缓。证型确定：具备主症 2 项（第 1 项必备）加次症 2 项，或主症第 1 项加次症 3 项。

3. 脾肾阳虚证　主症：①久痢迁延；②脐腹冷痛，喜温喜按；③腰膝酸软，形寒肢冷；④舌质淡胖，苔白润或有齿痕。次症：①腹胀肠鸣；②面色㿠白；③少气懒言；④脉沉细或尺脉弱。证型确定：具备主症 2 项（第 1 项必备）加次症 2 项，或主症第 1 项加次症 3 项。

4. 肝郁脾虚证　主症：①下痢多因情绪紧张而发作；②腹痛欲便，便后痛减；③胸胁胀闷；④脉弦或弦细。次症：①善太息；②嗳气；③食少腹胀；④矢气频作；⑤舌质淡红，苔薄白。证型确定：具备主症 2 项（第 1 项必备）加次症 2 项，或主症第 1 项加次症 3 项。

5. 寒热错杂证　主症：①黏液血便；②腹痛绵绵，喜温喜按；③倦怠怯冷；④舌质红或淡红，苔薄黄。次症：①便下不爽；②口渴不喜饮或喜热饮；③小便淡黄；④脉细缓或濡软。证型确定：主症①②必备，再加 1 项主症或 1~2 项次症即可。

6. 热毒炽盛证　主症：①发病急骤，暴下脓血或血便；②腹痛拒按；③发热；④舌质红绛，苔黄腻。次症：①口渴；②腹胀；③小便黄赤；④脉滑数。证型确定：主症①②必备，再加 1 项主症或 1~2 项次症即可。

辨证说明：除上述 6 个证型外，尚可见瘀血、阴虚等兼证。

五、中西医结合治疗思路及结合点

（一）中西医结合治疗思路

中西医结合治疗方案需根据分级、分期、分段的不同而制订。分级指按疾病的严重度，采用不同的药物和不同治疗方法；分期指疾病分为活动期和缓解期，活动期以控制炎症及缓解症状为主要目标，缓解期应继续维持缓解，预防复发；分段治疗指确定病变范围以选择不同给药方法，远段结肠炎可采用局部治疗，广泛性结肠炎或有肠外症状者以系统性治疗为主。其临床治疗方法包括病因治疗与对症治疗、整体治疗与肠道局部治疗、西医药治疗与中医药治疗相结合。

轻-中度患者可应用中医辨证或中药专方制剂治疗，或口服柳氮磺吡啶（SASP）或5-氨基水杨酸（5-ASA）制剂，若无效可中西药物联合应用，对远段结肠炎可结合直肠局部给药治疗。以上治疗无效时可使用泼尼松口服治疗。

难治性 UC(激素依赖或激素抵抗)宜早期采用中西医结合内科综合治疗方案,必要时选用嘌呤类药物、甲氨蝶呤等免疫抑制剂,或选择英夫利昔单抗静脉滴注。

重度 UC 建议采用中西医结合治疗,患者对口服泼尼松、氨基水杨酸类药物或局部治疗无效,或出现高热、脉细数等全身中毒症状者,应采用糖皮质激素静脉输注治疗7~10 天。如无效,则应考虑环孢素或英夫利昔单抗静脉滴注治疗,必要时转外科手术治疗。在西药治疗的同时,结合中医辨证口服中药及灌肠治疗,有益于症状缓解。

维持治疗:当急性发作得到控制后,宜选用中药维持治疗,亦可配合小剂量的氨基水杨酸类制剂。

（二）一般治疗

1. 活动期　患者应充分休息,调节好情绪,避免心理压力过大。

2. 急性活动期　可给予流质或半流质饮食,病情好转后改为富营养、易消化的少渣饮食,忌辛辣,注重饮食卫生,避免肠道感染性疾病。

（三）西医治疗

UC 治疗目标:诱导并维持临床缓解及黏膜愈合,防治并发症,改善患者生存质量。

治疗药物包括氨基水杨酸制剂、皮质激素、免疫抑制剂和生物制剂。药物的选择依病情轻重和病变部位而异。氨基水杨酸制剂包括传统的 SASP 和其他各种不同类型 5-ASA 制剂。出现大出血、穿孔、癌变及高度疑为癌变,严重影响生存质量者,可考虑外科手术。

（四）中医辨证论治

1. 辨证论治

（1）大肠湿热证

治法:清热化湿,调气行血。

主方:芍药汤(《素问病机气宜保命集》)。

药物:白芍、黄连、黄芩、木香、炒当归、肉桂、槟榔、生甘草、大黄。

加减:脓血便明显,加白头翁、地锦草、马齿苋等;血便明显,加地榆、槐花、茜草等。

（2）脾气虚弱证

治法:益气健脾,化湿和中。

主方:参苓白术散(《太平惠民和剂局方》)。

药物:党参、白术、茯苓、甘草、桔梗、莲子肉、白扁豆、砂仁、山药、薏苡仁、陈皮。

加减:大便白冻黏液较多者,加苍术、白芷、仙鹤草等;久泻气陷者,加黄芪、炙升麻、炒柴胡等。

（3）脾肾阳虚证

治法:温阳祛寒,健脾补肾。

主方:附子理中丸(《太平惠民和剂局方》)合四神丸(《证治准绳》)。

药物:制附子、党参、干姜、炒白术、甘草、补骨脂、肉豆蔻、吴茱萸、五味子。

加减:腰酸膝软,加菟丝子、益智仁等;畏寒怕冷,加肉桂;大便滑脱不禁,加赤石脂、禹余粮等。

（4）肝郁脾虚证

治法:疏肝理气,补脾健运。

主方:痛泻要方(《景岳全书》引刘草窗方)合四逆散(《伤寒论》)。

药物:陈皮、白术、白芍、防风、炒柴胡、炒枳实、炙甘草。

加减:腹痛、肠鸣者,加木香、木瓜、乌梅等;腹泻明显者,加党参、茯苓、山药、芡实等。

(5) 寒热错杂证

治法:温阳健脾,清热燥湿。

主方:乌梅丸(《伤寒论》)。

药物:乌梅、黄连、黄柏、桂枝、干姜、党参、炒当归、制附子等。

加减:大便稀溏,加山药、炒白术等;久泻不止者,加石榴皮、诃子等。

(6) 热毒炽盛证

治法:清热解毒,凉血止痢。

主方:白头翁汤(《伤寒论》)。

药物:白头翁、黄连、黄柏、秦皮。

加减:血便频多,加仙鹤草、紫草、槐花、地榆、牡丹皮等;腹痛较甚,加徐长卿、白芍、甘草等;发热者,加金银花、葛根等。

2. 中成药治疗　如香连丸适合于大肠湿热证。参苓白术颗粒适合于脾气虚弱证。补脾益肠丸适合于脾气虚弱或脾肾阳虚证。四神丸适合于脾肾阳虚证。乌梅丸适合于寒热错杂证。

3. 中药灌肠治疗　如锡类散、康复新液、结肠宁灌肠剂等,稀释后均可以 1 次/d 保留灌肠。

4. 栓剂治疗　针对溃疡性直肠炎,或直、乙状结肠炎,病变位置偏下,脓血便、里急后重明显者,可给予肛门栓剂治疗。药物选择与灌肠药类似,可用清热解毒中成药如野菊花栓(1 粒,纳肛,1~2 次/d)。

小结:近年来,国内外炎性肠病的发病率逐渐增高,对于常规治疗无反应、反应差或减药过程中出现症状反跳,或长期依赖激素且出现不良反应的患者随之增加。溃疡性结肠炎归属中医学“痢疾”“泄泻”“肠风下血”等范畴,其中中医辨证内服中药配合灌肠是治疗溃疡性结肠炎的中医特色手段。由于该病好发于左半结肠,尤其是直肠、乙状结肠,而中药保留灌肠的优点是无消化道刺激等毒副作用,肠壁吸收药物的有效成分比内服药快,故效果直接,对促进消炎、止痛、止血及溃疡愈合有很大帮助,且避免了药物代谢的首过效应,减少药物浪费。溃疡性结肠炎以脾虚为发病根本,热毒内蕴是发病的条件,瘀血阻络是病理产物,故治疗上采用益气健脾、清热解毒、化瘀通络的基本方法。中医辨证配合中药灌肠治疗难治性溃疡性结肠炎有以下优点:①疗效可靠持久,并能缩短疗程,减少复发;②相对西药激素和免疫抑制剂来说中医药毒副作用轻微,患者依从性较好;③医疗价格相对低廉,便于基层医院推广。虽然,我们用中西医结合的办法治疗溃疡性结肠炎取得了较好的疗效,但从总有效率及目前发病趋势、治疗现状看,难治性溃疡性结肠炎的治疗仍是摆在我们临床医生面前的大难题。

学习小结

学习内容　　　　　　　　　　　　　　　　　　　（＊为掌握，△为熟悉）

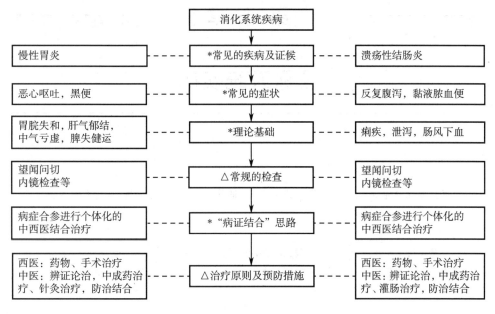

慢性胃炎	— →	消化系统疾病		
慢性胃炎	←-- -→	＊常见的疾病及证候	←-- -→	溃疡性结肠炎
恶心呕吐，黑便	←-- -→	＊常见的症状	←-- -→	反复腹泻，黏液脓血便
胃脘失和，肝气郁结，中气亏虚，脾失健运	←-- -→	＊理论基础	←-- -→	痢疾，泄泻，肠风下血
望闻问切内镜检查等	←-- -→	△常规的检查	←-- -→	望闻问切内镜检查等
病症合参进行个体化的中西医结合治疗	←-- -→	＊"病证结合"思路	←-- -→	病症合参进行个体化的中西医结合治疗
西医：药物、手术治疗中医：辨证论治，中成药治疗、针灸治疗，防治结合	←-- -→	△治疗原则及预防措施	←-- -→	西医：药物、手术治疗中医：辨证论治，中成药治疗、灌肠治疗，防治结合

（陈　健）

复习思考题

1. 通过本章节学习后,试述慢性胃炎确诊的主要依据。
2. 查阅相关资料,试述溃疡性结肠炎活动期临床严重程度分级。

第十章

泌尿系统疾病

📄 学习目的

　　通过本章节的学习,掌握泌尿系统疾病"病证结合"的思路与方法,为建立中西医结合诊疗泌尿系统疾病的临床思维奠定基础。

　　学习要点

　　熟悉泌尿系统常见的疾病及证候,掌握慢性肾小球肾炎、肾病综合征的典型症状,常见的实验室辅助检查项目,基本诊断思路,了解中西医结合治疗泌尿系统疾病的思路和原则。

第一节　泌尿系统疾病概述

　　泌尿系统是由肾、输尿管、膀胱、尿道及相关的血管、神经、淋巴管等组成,具有生成和排泄尿液的功能。在这些器官中,肾脏尤为重要。它不仅是一个排泄器官,还是一个重要的内分泌器官,对调节和维持机体内环境的稳定起着相当重要的作用。

一、泌尿系统常见疾病及证候

　　泌尿系统常见的疾病有慢性肾小球肾炎、肾病综合征、尿路感染、肾衰竭等。其证候表现既有实证,如水湿证、湿热证、血瘀证、湿浊证等,亦有虚证,如脾肾气虚证、肝肾阴虚证、气阴两虚证、肺肾气虚证、脾肾阳虚证等;虚实夹杂证更为多见。

二、泌尿系统疾病常见的症状和体征

　　水肿常见于泌尿系统疾病,多发于眼睑、颜面及下肢等处,严重者可波及全身,出现胸水、腹水。排尿异常包括排尿功能异常、尿量及尿液成分异常。前者多有尿频、尿急、尿痛等表现,可伴排尿不尽感及小腹坠痛,亦可见到尿失禁、尿潴留;尿量异常可见少尿、无尿、多尿;尿液成分异常包括蛋白尿、血尿、白细胞尿、脓尿、菌尿、管型尿等。高血压、腰痛、贫血等亦为泌尿系统疾病常见临床表现。

三、中西医结合防治泌尿系统疾病的理论基础

　　中医的肾和西医学的肾脏概念有所不同。西医学的肾就解剖实体及其生理功能而言:两个肾脏呈蚕豆形,位于腹部深处、肋骨的下方,功能主要是清除体内的代谢废

物及过多的水分。除此之外,它还协助机体控制血压、调节电解质浓度、调节酸碱平衡、产生红细胞和保持骨骼健康等。而中医学中的肾就人五脏六腑整体功能系统而言,是脏腑中极其重要的一个"脏"。具体来说,肾的主要生理功能包括藏精,主生殖和生长发育;主水,司开阖,对于津液的输布和排泄有重要作用;主纳气,对人体的呼吸运动具有重要意义。此外,肾对骨骼、智力、头发、生殖、大小便、听力、唾液、血液等有重要的影响。其综合功能相当于西医学中的内分泌、泌尿、生殖、呼吸、神经、血管、消化、免疫等多系统的作用。因此,中医的"肾"大大超过了泌尿系统的范围。

中医认为肾藏精、主水、主骨生髓。肾藏精或(和)肾主水的功能失调,出现大量的精微外泄、小便不利、水肿等病患,临床上常见有腰痛、水肿、淋证以及虚劳等,这些病证在泌尿系统疾病尤其是肾脏疾病中均可显现。上述病证久治不愈,或失治、误治导致肾精虚衰,肾不主水,水液代谢严重障碍,水浊毒邪上泛,殃及脾胃,凌心射肺,蒙蔽清窍,引起恶心呕吐,心慌气短,嗜睡昏迷及癃闭、关格等病证;此外,肾精匮乏,不能主骨生髓,导致严重的髓亏血虚,患者出现面色晦暗无华、腰膝酸痛等,这与西医慢性肾衰竭中出现的消化系统、循环系统、神经系统、血液系统、骨代谢等功能异常是一致的。

在疗效判断上,中医可汲取西医学微观辨病的优势。如中医治疗"风水",水肿消失即"证"消失,中医则认为"水肿"治愈;但是如微观检测患者尿蛋白仍然存在,那么"慢性肾小球肾炎"的治疗效果只能是"好转",还需针对肾功能损害做进一步调治,这是二者差异。此外,在急性肾损伤等危急症救治上西医也可以弥补中医治疗的不足。

四、泌尿系统疾病的中西医"病证结合"诊断基本思路

泌尿系统疾病尤其是肾脏疾病的主要致病因素是风、湿、寒、热以及瘀血等,主要的病机为脏腑虚损,阴阳失调,实邪停滞,其中以脾肾不足、气阴两虚、水湿内停、湿热壅遏、瘀血阻滞最为常见,其病证多为虚实夹杂证。

中医重宏观长于辨证,西医重微观强调辨病,因泌尿系统疾病发病原因复杂,症状为综合性症候群,中医从整体出发因人、因时、因地制宜在改善患者症状方面有较好的效果,而现代医疗检测手段则可以在危急重症急救、改善微观病理损害方面解决中医存在的不足。

如急性肾小球肾炎早期,相当于中医的"风水"。"风水"有虚实之分,审其虚者,则用防己黄芪汤,抓住"身重汗出恶风"的主症;审其实者,则用越婢汤,紧扣"脉浮、恶风,身肿不渴"的主症。

五、泌尿系统疾病的中西医结合治疗原则及预防措施

泌尿系统疾病的中西医结合治疗原则及预防措施主要指以下几方面:

1. 提高临床疗效,减少副反应 著名中西医结合肾脏病专家叶任高指出:"中西医结合要源于中医,而高于中医;源于西医,而高于西医。"这才是中西医结合的目标,也是中西医结合的优势所在。如难治性肾病综合征在使用泼尼松、细胞毒性药物、ACEI、ARB等治疗的同时,应用雷公藤多苷、中药汤剂等中西医结合治疗,其疗效较单纯中医和西医显著提高。中药还可明显减轻大剂量激素引起的库欣综合征副反应,减

轻环磷酰胺(CTX)引起的消化道反应及骨髓、性腺的抑制。

2. 中西医结合一体化治疗　中医、西医对疾病不同阶段的治疗,各有优势和劣势,中西医结合能取长补短,使病人得到一体化的治疗。如 IgA 肾病表现为单纯性血尿时,西医无特异治疗,中药汤剂加雷公藤多苷片有比较好的疗效;在表现为中等蛋白尿和血尿时,以小剂量激素、ACEI 加上中药汤剂或雷公藤多苷片可有比较好的疗效;在大量蛋白尿时,则以足量激素、ACEI 加中药汤剂、雷公藤多苷片治疗;出现细胞性新月体时,则以大剂量激素冲击治疗;在出现慢性肾衰竭(chronic renal failure,CRF)早、中期,以中药汤剂口服、中药保留灌肠及中药熏洗配合降压减轻肾脏"三高"等治疗;到尿毒症期以替代治疗为主,中药配合改善营养等为辅的中西医结合治疗。因此,中西医结合在疾病各个不同阶段切入,各施所长才能得到最佳的一体化治疗。

3. 西医辨病与中医辨证相结合,提高了对肾病治疗敏感性及预后的判断　例如肾病综合征不同的病理类型都可以表现脾肾阳虚等证型,而微小病变的脾肾阳虚证对治疗反应好、预后好,局灶节段硬化的脾肾阳虚证对治疗反应差、预后差。西医诊断下的中医辨证,提高了中医对肾病预后的认识。

总之,要重视康复教育与预防,尽早诊断、尽早预防、及时治疗、促进康复。

第二节　慢性肾小球肾炎

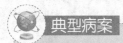 典型病案

卢某,男,17 岁,未婚。初诊日期:1986 年 9 月 20 日。1985 年 8 月初因涉雨受凉致发热恶寒,头痛身痛,经治 3 天后热退,出现全身浮肿,少尿。尿蛋白(++),经服中药肿消而蛋白尿未减轻,以后复因感冒而多次发作浮肿,尿蛋白(++++),经用小剂量泼尼松(强的松)治疗无效,又经中医益气温肾,燥湿健脾,芳香化湿,渗湿利水,固涩止遗诸法迭进,终无小效。就诊时下肢轻度水肿,小便混有泡沫,身肢困倦乏力沉重,不思饮食。经检查尿蛋白(++++),24 小时尿蛋白定量 2.98g/L。诊查:双下肢轻度浮肿,面色萎黄,精神倦息,舌质淡红,苔白腻,脉沉滑而缓。辨证:湿邪久留,脾阳被困,清阳不升,谷气下流。治法:祛风胜湿,运脾升清。

处方:羌独活各10g,川芎10g,苍白术各10g,炙麻黄10g,桂枝10g,细辛3g,防风10g,茯苓15g,党参12g,升麻10g,柴胡10g,桔梗10g,枳壳10g,炙甘草6g。4 剂,水煎 300ml,分 2 次服。

9 月 24 日二诊:水肿如故,但觉身重稍轻,精神略爽,尿蛋白(++++),既收小效,原方再进 7 剂。

11 月 23 日三诊:次方增减连进 2 个月,浮肿消退,身觉轻松,精神颇爽,胃纳增加,面色红润,小便已清,舌红苔薄,脉来沉缓。检尿常规(-),24 小时尿蛋白定量 0.12g/L。以此方加减制成丸药连服半年,诸证悉除,追访 1 年未见复发。

西医诊断:慢性肾小球肾炎。

中医诊断:尿浊病(湿邪困脾证)。[黄文政.医案七则[J].天津中医,2002,19(1):7]

一、中西医对慢性肾小球肾炎概念的认识

中医：本病可归属于中医学"腰痛""尿血""尿浊""水肿""虚劳"等范畴。如《黄帝内经》中所谈的水病、水气，《金匮要略》中所谈的正水、石水，均与慢性肾小球肾炎的水肿相似。《素问·水热穴论》云："……水病下为胕肿大腹，上为喘呼，不得卧者，标本俱病。"《素问·评热病论》云："诸有水气者，微肿先见于目下也。"又如《丹溪心法》曰："若遍身肿，不烦渴，大便溏，小便少，不涩赤，此属阴水。"此描述与慢性肾小球肾炎的临床表现极为相似。

西医：慢性肾小球肾炎（chronic glomerulonephritis）简称慢性肾炎，是由多种原因引起的，不同病理类型组成的原发于肾小球的一组疾病。本组疾病起病方式各异、病情迁延、病变缓慢进展、病程绵长，并以蛋白尿、血尿、水肿及高血压为其基本临床表现，可伴有不同程度的肾功能损害。本病可发生于不同年龄、性别，但以青壮年男性居多。

二、中西医对病因和病机认知的异同

（一）中医对慢性肾小球肾炎的认识

1. 病因　慢性肾小球肾炎主因先天禀赋不足或劳倦太甚、饮食不节、情志不遂等引起肺、脾、肾虚损，气血阴阳不足所致；又常因外感风、寒、湿、热之邪而发病。

2. 病机　本病病位在肾，其病理基础在于脏腑的虚损。常见有肺肾气虚、脾肾气虚、脾肾阳虚、肝肾阴虚和气阴两虚，但常因外感风、寒、湿、热之邪而发病。由此内外互因，以致气血运行失常，三焦水道受阻，继而形成瘀血、湿热、水湿、湿浊等内生之邪；其内生之邪（尤其是湿热和瘀血）又成为重要的致病因素，损及脏腑，如此虚虚实实形成恶性循环，使病情缠绵难愈。

（二）西医对慢性肾小球肾炎的认识

1. 病因　仅有少数慢性肾炎是由急性肾炎发展所致（直接迁延或临床痊愈若干年后再现）。大部分慢性肾炎并非由急性肾炎迁延所致。

2. 发病机制　慢性肾小球肾炎不是一个独立的疾病，发病机制各不相同。大部分是免疫介导性疾病，可由循环中可溶性免疫复合物沉积于肾小球，或者由抗原（肾小球固有抗原或外来植入性抗原）与抗体在肾小球原位形成免疫复合物，而激活补体，引起组织损伤。也可以不通过免疫复合物，而由沉积于肾小球局部的细菌毒素、代谢产物等通过"旁路系统"激活补体，从而引起一系列炎症等反应而发生肾小球肾炎。另外，非免疫介导的肾脏损害在慢性肾小球肾炎的发生与发展中亦可能起很重要的作用。

三、中西医诊断方法的相互补充

（一）中医望闻问切

本病中医辨证需区分水肿发作期与水肿消退期。

1. 水肿发作期　本期病机以实证或本虚标实为主。①风邪外束：患者可见头面部先肿，继而遍及全身，水肿按之凹陷，但恢复较快，小便不利，并伴有恶寒发热，骨节酸沉，咳嗽胸闷，或咽痛，舌淡苔薄，脉浮紧或浮数；②脾虚湿困：症见面色萎黄或苍白，腹大胫肿，脘闷腹胀，甚或上泛清水，纳少，少气懒言，神疲乏力，体胖，苔白，脉濡缓；③脾肾阳虚：症见全身高度浮肿，甚至胸腹水并见，面色㿠白，皮肤发亮，按之凹陷恢复

较慢,伴畏寒肢冷,腰酸腿痛,倦怠肢软,腹胀纳差,大便溏薄,舌体胖大而润,苔白滑或腻,脉沉迟无力;④气滞水停:除水肿外,必有胀满较著如胸腹满闷,呼吸急促,四肢肿胀紧迫光亮,小便不利,或有胁痛,舌质黯苔白,脉沉弦;⑤湿热蕴结:症见头面与下肢浮肿,甚至全身浮肿,皮肤或黄,身热汗出,口渴不欲饮水,脘腹痞满,食少纳呆,尿黄或呈茶色,淋漓涩涌,大便不爽,舌红苔黄腻,脉滑数;⑥血瘀阻络:病程较长,水肿皮肤有赤缕血痕,尿血,皮色苍黯粗糙,或见爪甲青紫,舌质紫黯或有瘀点、瘀斑,脉涩等;⑦阴虚火旺:症见水肿,口渴,渴不多饮,腰膝酸软,手足心热,心烦不寐,面部潮红,舌红少苔,脉细数。

2. 水肿消退期(或从无水肿者)　本期(或无水肿型慢性肾小球肾炎)病机以正气亏虚为主要矛盾,根据正虚不同,临床常见以下证型。①脾肾气虚:症见面色苍白或淡黄无华,气短倦怠,食少纳差,食入腹胀,大便溏薄,腰膝酸软,小便频数清长,夜尿频多,舌淡胖苔薄,脉沉弱;②脾肾阳虚:症见面色㿠白,腰膝酸痛,畏寒肢冷,倦怠无力,纳差腹胀,便溏,夜尿频多,舌体胖润,边有齿痕,脉沉细或沉迟无力;③肝肾阴虚:症见面红烦躁,口干咽燥,渴喜冷饮,腰膝酸软,手足心热,目睛干涩,或视物模糊,尿色黄,大便干结,舌红少津,脉细数;④气阴两虚:症见全身乏力,腰膝酸软,畏寒或肢冷但手足心热,口干而不欲饮,纳差腹胀,大便先干后稀,小便黄、舌黯红,舌体胖大则有齿痕,脉沉细而数或弦细。

望闻问切均是收集病情资料的方法,临证时要注意四诊合参,不可偏颇。

（二）西医问诊和体格检查

1. 问诊　在问诊过程中,要注意中西医问诊的互相结合。问诊时,应详细询问发病前的生活状态。在询问尿浊、水肿等症状时,应注意伴随症状及其程度,如水肿时小便多少量、颜色、是否混浊等,口干渴与口淡不渴等的区别。详细探究疾病发生的诱因、起病后的情况及治疗经过,并针对相似疾病的鉴别点,有目的地问诊,找出诊断疾病的依据。

2. 体格检查　重点检查患者水肿发生部位、指压实验、水肿周围皮肤形态变化、血压情况,重视眼底、肾区叩诊等。

（三）实验室及辅助检查

1. 尿常规检查　了解患者肾脏的基本情况,如尿蛋白、尿血情况。

2. 肾功能检测　关注尿素氮、血肌酐,了解肾功能的受损程度。

3. 24 小时尿蛋白定量　了解蛋白尿定量水平。

4. 影像学检查　彩超、CT 等可明确肾脏形态学改变。

（四）病理

凡慢性肾小球肾炎患者,进行肾穿刺活组织病理检查,可协助明确病理诊断,指导治疗,判断预后。

四、中西医结合诊断思路

（一）西医辨病

1. 慢性肾小球肾炎的诊断

（1）凡尿化验异常(蛋白尿、血尿)、伴或不伴水肿及高血压病史达 3 个月以上,无论有无肾功能损害均应考虑此病,在除外继发性肾小球肾炎及遗传性肾小球肾炎后,临床上可诊断为慢性肾炎。

（2）肾穿刺活检可协助明确诊断。

2. 鉴别诊断

（1）继发性肾小球疾病：如狼疮性肾炎、过敏性紫癜肾炎、糖尿病肾病等，依据相应的系统表现及特异性实验室检查，一般不难鉴别。

（2）Alport 综合征：常起病于青少年，患者可有眼（球型晶状体等）、耳（神经性耳聋）、肾（血尿，轻、中度蛋白尿及进行性肾功能损害）异常，并有家族史（多为 X 连锁显性遗传）。

（3）其他原发性肾小球疾病：①无症状性血尿和（或）蛋白尿：临床上轻型慢性肾炎应与无症状性血尿和（或）蛋白尿相鉴别，后者主要表现为无症状性血尿和（或）蛋白尿，无水肿、高血压和肾功能减退。②感染后急性肾炎：有前驱感染并以急性发作起病的慢性肾炎需与此病相鉴别。两者的潜伏期不同，血清 C3 的动态变化有助鉴别；此外，疾病的转归不同，慢性肾炎无自愈倾向，呈慢性进展，可资鉴别。

（4）原发性高血压肾损害：呈血压明显增高的慢性肾炎需与原发性高血压引起的继发性肾损害（即良性小动脉性肾硬化症）鉴别，后者先有较长期高血压，其后再出现肾损害，临床上远曲小管功能损伤（如尿浓缩功能减退、夜尿增多）多较肾小球功能损伤早，尿改变轻微（微量至轻度蛋白尿，可有轻度镜下血尿），常有高血压的其他靶器官（心、脑）并发症。

（5）慢性肾盂肾炎：慢性肾盂肾炎多见于女性患者，多有反复发作的泌尿系统感染史，并有影像学及肾功能异常，尿沉渣中常有白细胞，尿细菌学检查阳性可资鉴别。

（二）中医辨证

中医辨证是依据慢性肾小球肾炎患者的发病原因、病程、临床症状、体征及实验室检查结果等进行综合判断的过程。分析结果涵盖病因、病位、病性、病机等几个方面。本病需区分水肿发作期及水肿消退期，并可辨本证与标证。常见的本证有脾肾气虚、脾肾阳虚、肝肾阴虚、气阴两虚；标证有风邪外束、气滞水停、湿热蕴结、瘀血阻络、湿浊内阻等。

（三）中西医结合诊断思路与方法

本病总属本虚标实，故临床辨证时，首当明辨虚实、标本之主次。在临床各个阶段，往往虚实错杂，肺、脾、肝、肾之虚与湿浊瘀热交阻，而使病情复杂难辨，应掌握正虚为本、邪实为标的原则，临证辨识尤应注意水肿与蛋白尿孰主孰从，始终着眼于"湿"与"瘀"这一病理症结。病至后期，五脏虚损，气血阴阳诸不足，湿瘀溺毒内蕴，攻心犯肺，而见心悸、喘急、呕恶、瘙痒、溺少等症，病情凶险，预后不良，更需详加辨证。此外，慢性肾小球肾炎经肾活检明确病理类型后，应根据不同病理类型的临床特征，以及应用激素、细胞毒性药物、免疫抑制剂等药物治疗过程中出现的不同临床表现，灵活辨证施治。

五、中西医结合治疗思路及结合点

（一）中西医结合治疗思路及结合点

中西医结合治疗慢性肾小球肾炎具有较大优势。西医学对本病的免疫发病机制、病理形态及功能改变等都进行了系统而深入的研究，在此基础上充分发挥中医中药优势，可扶助正气以祛邪，调整机体的功能状态，增强免疫功能，改善症状，稳定病情，保护肾功能，扬长避短，减轻西药毒副反应，提高疗效，减少复发，取得较好的疗效。中西

笔记

医结合治疗慢性肾炎要注意以下几点:①不同病理类型的肾炎临床表现各异,中医辨证分型也有所不同,如膜性肾病与 IgA 肾病就有很大的差异。②临床应根据不同病理类型选择不同的治疗方案。如微小病变对激素及免疫抑制剂疗效较好,但容易复发,长期使用又有明显的副作用;若同时配合中医药治疗,不但可以提高疗效,减少复发,还可能减轻其毒副作用。特别是对 IgA 肾病、局灶节段性肾小球硬化、膜增生性肾炎等西医治疗较为棘手的慢性肾炎,运用滋阴益肾、益气健脾、清利湿热、活血化瘀等治则的中医药治疗可获一定的疗效。③不同病理类型的慢性肾炎,不但影响其治疗效果,而且影响其预后。如膜增生性肾炎不仅疗效较差,而且预后也不佳。④采用中医辨证分型时,只有将本证和标证联系起来,方能对疾病病机有更完善的认识。具体中西医结合治疗思路如下:

1. 西药配合中药辨证　西医对本病的治疗多停留在对症治疗上,故单纯西药治疗的临床缓解率较低,而配合中药辨证遣方,可提高临床治疗效果。由于慢性肾炎患者的个体差异和病因病理不同,以及病情轻重和病程长短不一,辨证分型不尽一致。

2. 宏观辨证与微观辨病相结合　中医辨证分型论治属于宏观辨证的范畴,将其与西医的微观辨病相结合,从而指导治疗,可提高疗效。比如从病理分型看,肝肾阴虚型以系膜增生性肾炎为多,脾肾阳虚型以膜性肾病为多。

3. 客观指标检测为中医辨证分型提供依据　临床观察证实,各种证型的客观指标检测,为中医辨证分型提供了实质性依据,从而有效地指导临床治疗。

4. 西药配合对症辨治　蛋白尿和水肿是慢性肾小球肾炎诊治中的两大难点,西医对症治疗疗效尚不理想,配合中药辨证论治较单纯西药治疗疗效提高。如水肿常用方法有疏风宣肺、益气健脾、温阳利水、活血化瘀等;消除蛋白尿,常辨证予益气健脾、补肾、清热解毒、祛风除湿、祛瘀通络等。

5. 西医配合单方、单药治疗　单味药物及临床成方配合西药治疗慢性肾小球肾炎在临床上取得了较好疗效。作为专病专药的代表药雷公藤,其单味及复方之运用一直受到临床医家的重视。又如黄芪、冬虫夏草等,在中西医结合治疗慢性肾炎时,恰当地加入这些药物确可提高疗效。

（二）一般治疗

慢性肾小球肾炎尚无特效治疗方法,适当休息、合理饮食对防止病情发展和反复均很重要。

1. 休息　开始阶段,不论症状轻重都应以休息为主,症状较重者应卧床休息;如病情好转,则 3 个月后可开始从事轻工作;过度疲劳和感染会加重病情或使病情反复。

2. 饮食　慢性肾小球肾炎急性发作、水肿或高血压者应限制食盐入量。限制蛋白饮食是治疗的重要环节。目前的观点认为,在每日摄入热量为 125.6 ~ 146.5kJ/(kg·d)的前提下,慢性肾脏病 1 ~ 2 期推荐蛋白入量 0.8g/(kg·d),从慢性肾脏病 3 期起应开始低蛋白饮食治疗,推荐蛋白入量 0.6g/(kg·d)。对肾小球滤过率(GFR)下降者,蛋白入量需降至 0.6g/(kg·d)以下。在低蛋白饮食中,其中约 50% 的蛋白质应为高生物价蛋白,如蛋、瘦肉、牛奶等。如有条件,同时补充适量 α-酮酸和/或必需氨基酸。此外,还需补充维生素、叶酸等营养素。

（三）西医治疗

慢性肾炎的治疗应以防止或延缓肾功能进行性恶化、改善或缓解临床症状及防治心脑血管并发症为主要目的。

1. 积极控制高血压和减少蛋白尿 高血压和蛋白尿是加速肾小球硬化、促进肾功能恶化的重要因素,因此积极控制高血压和减少蛋白尿是两个重要的环节。高血压的治疗目标:力争把血压控制在理想水平(<130/80mmHg)。尿蛋白的治疗目标:争取减少至1g/d。慢性肾炎常有水、钠潴留引起的容量依赖性高血压,故高血压患者应限盐(NaCl<6g/d);可选用噻嗪类利尿剂,如氢氯噻嗪12.5~25mg/d。Ccr<30ml/min时,应改用袢利尿剂,但一般不宜过多和长久使用。ACEI或ARB类药物除具有降低血压作用外,还有减少蛋白尿和延缓肾功能恶化的肾脏保护作用。后两种除通过对肾小球血流动力学的特殊调节作用外(扩张入球和出球小动脉,但对出球小动脉扩张作用大于入球小动脉),还可降低肾小球内高压、高灌注和高滤过,并能通过非血流动力学作用(如抑制细胞因子、减少细胞外基质的蓄积)起到减缓肾小球硬化的发展和肾脏保护作用,为治疗慢性肾炎高血压和(或)减少蛋白尿的首选药物。通常要达到减少蛋白尿的目的,应用剂量需高于常规的降压剂量。肾功能不全患者应用ACEI和ARB要防止高血钾,血肌酐大于264μmol/L时务必在严密观察下谨慎使用,少数患者应用ACEI有持续性干咳的副作用。掌握好适应证和应用方法,监测血肌酐、血钾,防止严重副作用尤为重要。

2. 限制食物中蛋白质及磷的入量 肾功能不全患者应限制蛋白及磷的入量,应采用优质低蛋白饮食[<0.6/(kg·d)]。

3. 糖皮质激素和细胞毒性药物 鉴于慢性肾炎为一临床综合征,其病因、病理类型及其程度、临床表现和肾功能等变异较大,故此类药物是否应用宜区别对待。一般不主张积极应用,但是如果患者肾功能正常或仅轻度受损伤,病理类型较轻(如轻度系膜增生性肾炎、早期膜性肾病等),而且尿蛋白较多,无禁忌证者可试用,但无效者则应及时逐步撤减。

4. 避免加重肾脏损害的因素 感染、劳累、妊娠及肾毒性药物(如氨基糖苷类抗生素、含马兜铃酸的中药等)均可能损伤肾脏,导致肾功能恶化,应予以避免。

第三节 肾病综合征

 典型病案

　　金某,男,18岁,2000年5月8日初诊。腹部胀满,尿少,双下肢浮肿1周。伴纳差,胃脘部不适,舌尖红、苔白腻,脉滑,腹部膨隆(有腹水)。尿蛋白(+++),血浆总蛋白57g/L,白蛋白19g/L,总胆固醇11.50mmol/L,甘油三酯3.90mmol/L。西医诊断为原发性肾病综合征。中医辨证属水肿,脾虚不运,气滞水蓄。治以健脾行气利水。予茯苓利水汤加减。药用:木香10g,槟榔25g,青皮10g,陈皮15g,紫苏15g,白术30g,茯苓40g,党参20g,海藻30g,川朴15g,干姜10g,砂仁15g,泽泻20g,猪苓20g,益母草30g,黄芪30g。每日1剂,水煎服。服药2周后,腹水、浮肿均消,尿蛋白(+),食欲好,尿量正常,无明显不适,舌红,咽赤。前方减木香、槟榔、青皮,加白花蛇舌草30g,金银花30g,连翘30g。继服药1周,尿蛋白转阴,

笔记

连续 2 次复查尿常规正常,血脂降至正常,血浆白蛋白 31g/L,病情缓解。

西医诊断:肾病综合征。

中医诊断:水肿病(脾虚气滞证)。[王少华,赵德喜,孙元莹.张琪治疗原发性肾病综合征的经验[J].山西中医,2000,16(5):6]

一、中西医对肾病综合征概念的认识

中医:本病与中医学中的"肾水"相似,可归属于"水肿""腰痛""虚劳""癃闭"等范畴。早在《黄帝内经》中便把水肿分为"石水""风水""涌水"等。张仲景《金匮要略·水气病脉证并治》详细阐述了水气病,并分为"风水、皮水、正水、石水、黄汗"五类,提出"腰以下肿,当利小便"的治疗原则。宋代《济生方·水肿门》将水肿分为"阳水""阴水",认为"阴水为病,脉来沉迟,色多青白……阳水为病,脉来沉数,色多黄赤",为后世辨证奠定了基础。

西医:肾病综合征(nephrotic syndrome,NS)是一组多种病因引起的临床症候群。根据病因分为原发性和继发性两大类。原发性肾病综合征是原发性肾小球疾病最常见的临床表现。继发性肾病综合征的原因很多,常见为糖尿病肾病、系统性红斑狼疮性肾炎、感染、药物等引起的肾病综合征。

二、中西医对病因和病机认知的异同

(一)中医对肾病综合征的认识

1. 病因　早在《黄帝内经》中便把水肿分为"石水""风水""涌水"等。张仲景《金匮要略·水气病脉证并治》详细阐述了水气病,并分为"风水、皮水、正水、石水、黄汗"五类,提出"腰以下肿,当利小便"的治疗原则。宋代《济生方·水肿门》将水肿分为"阳水""阴水",其中"阴水为病,脉来沉迟,色多青白……阳水为病,脉来沉数,色多黄赤",为后世辨证奠定了基础。本病临床表现以水肿为特征,中医认为是多种因素作用于人体,导致脏腑气血阴阳不足,肺脾肾功能障碍,水液代谢紊乱,水湿泛滥肌肤,流溢四肢所致;日久可致湿热、瘀血兼夹为病。常见病因有风邪外袭、疮毒内归、水湿浸渍、饮食不节、劳伤过度、瘀血阻滞等。

2. 病机　本病的发病机制,以肺脾肾三脏功能失调为中心,以阴阳气血不足特别是阳气不足为病变之本,以水湿、湿热及瘀血等邪实阻滞为病变之标,临床多表现为虚实夹杂之证。若脾肾虚损日重,损及肝、心、胃、肠、脑等则病情恶化。

肾病综合征的临床表现与病理类型之间无肯定的因果关系。中医认为,本病的发生,多因素禀薄弱、烦劳过度、或久病失治误治、或体虚感邪、风寒湿热外袭,或饮食情志劳欲等诱因作用,使肺脾肾三脏功能失调,脏腑气血阴阳不足,致水液代谢紊乱,水湿停聚,精微外泄而发本病。病延日久,正气愈虚,邪气愈盛,故本病的病理性质属虚实夹杂,偏于标实为主,多与风热、湿毒、气滞、水停有关,而病至后期,肺脾肾俱虚,精微外泄,肾虚尤著,转以正虚为主。

(二)西医对肾病综合征的认识

1. 病因　肾病综合征根据病因可分为原发性和继发性两大类,可由多种病理类型的肾小球疾病所引起。按照目前国内临床分型,原发性肾小球疾病中的急性肾炎、急进性肾炎、慢性肾炎等均可在疾病过程中出现肾病综合征。继发性肾病综合征的病因很多,常见有糖尿病肾病、肾淀粉样变性、系统性红斑狼疮性肾炎、新生物(实体瘤、白血病及淋巴瘤)、药物及感染等。

2. 病理

(1)微小病变型肾病:光镜下观察肾小球基本正常,可见近曲小管上皮细胞脂肪变性。电镜下有广泛的肾小球脏层上皮细胞足突融合。

(2)系膜增生性肾小球肾炎:光镜下弥漫性肾小球系膜细胞增生及不同程度系膜基质增多,为本病的特征性改变。

(3)系膜毛细血管性肾小球肾炎:光镜下可见肾小球系膜细胞和系膜基质弥漫重度增生,插入到肾小球基底膜和内皮细胞之间,使毛细血管袢呈现"双轨征"。

(4)膜性肾病:本病以肾小球基底膜上皮细胞下弥漫免疫复合物沉积伴基底膜弥漫性增厚为特点。

(5)局灶性节段性肾小球硬化:光镜下可见病变呈局灶、节段性分布,主要表现为部分肾小球及肾小球毛细血管袢部分小叶硬化(系膜基质增多、毛细血管闭塞、球囊粘连等),相应的肾小管萎缩,肾间质纤维化。

三、中西医诊断方法的相互补充

(一)中医望闻问切

中医辨识肾病综合征,首先当结合是否应用激素或激素使用的不同阶段进行,其中不同证型应注意四诊合参之不同。具体如下:①风邪犯肺:症见一身悉肿,面目尤甚,或伴有恶寒、发热、咽喉肿痛、头痛身痛,苔薄脉浮;②湿热壅滞:症见全身浮肿,面红气粗,口苦口粘,口干不欲饮,或痤疮感染,或继发痈、疖,小便短涩,大便不畅,舌尖边红,苔黄腻或薄黄,脉沉数或弦数;③脾肾阳虚:症见全身皆肿,腰背以下尤甚,或伴胸水、腹水,小便不利,身膶动,纳差便溏,面色㿠白,形寒肢冷,舌体胖大,舌质淡,苔薄白,脉沉紧或沉细;④阴虚湿热:多见于久服激素之后,症见面红肢肿,怕热汗出,手足心热,口苦口黏,小便短涩,大便干结,舌质偏红,苔薄黄腻,脉弦滑数或细数;⑤瘀水交阻:症见尿少浮肿,面色黧黑萎黄,唇舌肌肤有瘀斑瘀点,纳差泛恶,或腰痛如刺,血尿,皮肤粗糙,舌质紫黯或有瘀斑,脉弦或涩。

(二)西医问诊和体格检查

1. 问诊　发病前生活状态、诱因,起病后情况、治疗经过,水肿、尿浊等症状的伴随症状及程度,相似疾病的鉴别点等。

2. 体格检查　水肿部位、指压实验、水肿周围皮肤形态变化、血压情况,重视眼底检查,肾区叩诊。

(三)实验室及辅助检查

1. 尿常规　了解患者肾脏的基本情况,如尿蛋白、尿血情况。

2. 24 小时尿蛋白定量。

3. 血生化　肝肾功能、血脂四项、血糖、电解质。

4. 影像学检查　泌尿系彩超、CT、肾活检等可明确肾脏形态损害。

（四）病理

凡肾病综合征患者,应进行肾穿刺活组织病理检查,可协助明确病理诊断,指导治疗,判断预后。

四、中西医结合诊断思路

（一）西医辨病

1. 肾病综合征的诊断标准

（1）大量尿蛋白（>3.5g/24h）。

（2）低蛋白血症（血清白蛋白<30g/L）。

（3）明显水肿。

（4）高脂血症。

其中"大量蛋白尿"为肾病综合征的最基本特征;"大量蛋白尿"和"低白蛋白血症"为诊断肾病综合征的必备条件。

2. 鉴别诊断 临床上确诊原发性肾病综合征时,需认真排除继发性肾病综合征的可能性之后,才能诊断,故需注意两者的鉴别。常见的继发性疾病有:

（1）系统性红斑狼疮性肾炎:好发于青、中年女性,伴有发热、皮疹及关节痛,尤其是面部蝶形红斑最具诊断价值。免疫学检查可检测出多种自身抗体,因此不难鉴别。

（2）过敏性紫癜性肾炎:好发于青少年,有典型的皮肤紫癜,可伴有关节痛、腹痛及黑便,多在紫癜出现后 1~4 周左右出现血尿和（或）蛋白尿,故不难鉴别。

（3）糖尿病肾病:多发生于糖尿病 10 年以上的患者,早期可发现尿微量白蛋白排出增加,以后逐渐发展成大量蛋白尿、肾病综合征。眼底检查可见典型糖尿病视网膜病变。

（4）肾淀粉样变性:好发于中老年,是全身多器官受累的一部分,肾体积增大,需肾活检确诊。

（5）乙型肝炎病毒相关性肾炎:应有乙型肝炎病毒抗原阳性,肾活检证实有乙型肝炎病毒或其抗原沉积。

（二）中医辨证

依据肾病综合征患者的发病原因、病程、临床症状体征及实验室检查结果等进行综合判断。分析结果涵盖病因、病位、病性、病机等几个方面,并结合是否应用激素及激素使用的不同阶段。肾病综合征常见的证型有风邪犯肺、湿热壅滞、脾肾阳虚、阴虚湿热、瘀水交阻等。

（三）中西医结合诊断思路与方法

本病总属虚实错杂,本虚标实。辨证首需明辨标本虚实之主次,病变早期水肿较甚,需辨风热、湿热、湿毒、气滞、水停之偏盛,后期水邪退后,尿蛋白持续不消,病变重在脾肾亏虚,临床辨证时需注意气虚、阳虚之不同。西医方面,对肾病综合征患者,应尽可能找出其原因,关键是在排除继发肾小球疾病造成的肾病综合征。青年患者主要排除系统性红斑狼疮性肾炎和过敏性紫癜性肾炎,中老年患者主要排除糖尿病肾病、多发性骨髓瘤肾损害及肾淀粉样变等。如无以上疾病的线索,可考虑为原发性肾病综合征。对临床上不甚明确或反复发作及难治性的原发性肾病综合征患者,应考虑做肾活检,根据病理类型进一步确诊并指导治疗及了解预后。还要判定有无并发症。

五、中西医结合治疗思路及结合点

(一)中西医结合治疗思路

1. 采用皮质激素和细胞毒性药物治疗的同时,分阶段结合中医药治疗以减毒增效　中西医结合治疗肾病综合征,应发挥中西药各自长处,综合治疗。要注重根据病理类型辨证施治,同时治疗时不应仅以减少或消除尿蛋白为目的,还应重视保护肾功能,减缓肾功能恶化的趋势与程度,预防并发症的发生。在使用激素、细胞毒性药物的初中期阶段,应配合中医药分阶段辨证。中医药的治疗目的主要是减轻激素、细胞毒性药物的副作用,保证激素、细胞毒性药物的治疗疗程完成。在激素撤减阶段,或使用激素后仍然反复发作或激素无效、激素依赖的患者,此时中医药治疗应提升至主要位置。西药应用激素、细胞毒性药物等,同时联合中医辨证施治,不仅拮抗了西药的副作用,减少并发症以及撤减激素后的反跳现象,而且能够缩短激素的用药时间,提高肾病综合征对激素治疗的敏感性,增强机体免疫力,减少了复发,提高了治愈率。

此外,在联合细胞毒性药物使用中,最常影响疗程进行的是患者出现严重消化道反应、骨髓抑制和肝功能损害。中医药治疗应分别配以健脾和胃法、补养气血法和疏肝利湿法,方剂分别选用香砂六君子汤和柴胡疏肝散合茵陈五苓散等。

2. 中医辨证基础上,结合辨病及肾脏病理类型治疗以提高疗效　单纯的中医药治疗可用于肾病综合征病理类型属微小病变型、膜性肾病Ⅰ~Ⅱ期等,可取得明显的疗效,常以益气温阳、利水活血为主要原则,待水肿消后再配合补肾固涩以巩固疗效。随着中医对肾病综合征病机认识的深入,祛风湿及化痰浊方法也被用于肾病综合征的治疗,丰富了中医对肾病综合征的治疗手段,提高了临床治疗效果。祛风湿方药的适应证为反复发作面目浮肿、腰酸痛明显的患者;化痰浊方药的适应证为浮肿持续不消伴血脂增高、苔腻明显的患者。

(二)一般治疗

凡有严重水肿、低蛋白血症者,需卧床休息。水肿消失、一般情况好转后,可起床活动。给予正常量 0.8~1.0g/(kg·d)的优质蛋白(富含必需氨基酸的动物蛋白)饮食。热量要保证充分,每日每千克体重不应少于 126~147kJ(30~35kcal)。尽管患者丢失大量尿蛋白,但由于高蛋白饮食增加肾小球高滤过,加重蛋白尿并促进肾脏病变进展,故目前一般不再主张应用。水肿时应低盐(<3g/d)饮食。为减轻高脂血症,应少进富含饱和脂肪酸(动物油脂)的饮食,而多吃富含多聚不饱和脂肪酸(如植物油、鱼油)及富含可溶性纤维(如燕麦、米糠及豆类)的饮食。

(三)西医治疗

西医治疗包含病因治疗、对症治疗、免疫治疗等方面。

1. 病因治疗　肾病综合征的治疗要针对基本病因,并根据病理类型拟订方案。

2. 对症治疗

(1)利尿消肿:对肾病综合征患者利尿治疗的原则是不宜过快、过猛,以免造成有效血容量不足,加重血液高黏倾向,诱发血栓、栓塞并发症。

（2）减少尿蛋白：血管紧张素转换酶抑制剂（如卡托普利）、血管紧张素Ⅱ受体拮抗剂（如氯沙坦）、长效二氢吡啶类钙拮抗药（如氨氯地平）等，均可通过其有效的控制高血压而显示出不同程度地减少尿蛋白的作用。

3. 降脂治疗 存在高脂血症的肾病综合征患者因其发生心血管疾病的风险增高，可以考虑给予降脂药物治疗。

4. 抑制免疫与炎症反应

（1）糖皮质激素：通过抑制免疫炎症反应，抑制醛固酮和抗利尿激素分泌，影响肾小球基底膜通透性等综合作用而发挥其利尿、消除蛋白尿的疗效。常用药物如泼尼松，使用原则：①起始足量；②缓慢减药；③长期维持；④加强监测。

（2）细胞毒性药物：这类药物可用于"激素依赖型"或"激素抵抗型"的患者，协同激素治疗，如环磷酰胺和氮芥。若无激素禁忌，一般不作为首选或单独治疗用药。

（3）环孢素：属于钙调神经蛋白抑制剂，能选择性抑制 T 辅助细胞及 T 细胞毒效应细胞，已作为二线药物用于治疗激素及细胞毒性药物无效的难治性肾病综合征。副作用有肝肾毒性、高血压、高尿酸血症、多毛及牙龈增生等。停药后易复发，使其广泛应用受到限制。他克莫司也属钙调神经蛋白抑制剂，免疫抑制作用较环孢素更强，但同样存在肝毒性等副作用，与环孢素相比，糖代谢紊乱发生率更高。

（4）麦考酚吗乙酯：近年一些报道表明，本药对部分难治性肾病综合征有效，尽管尚缺乏大宗病例的前瞻对照研究结果，但已受到重视。

应用激素及细胞毒性药物治疗肾病综合征可有多种方案，原则上应以增强疗效的同时最大限度地减少副作用为宜。对于是否应用激素治疗、疗程长短以及应否使用细胞毒性药物等应结合患者肾小球病理类型、年龄、肾功能和有否相对禁忌证等情况不同而区别对待，制订个体化治疗方案。

（四）中医治疗

本病的治疗，当注意攻补适宜，"治实勿忘其虚""补虚当顾其实"。根据本病本虚标实的病理特点，或先攻后补，或先补后攻，或寓攻于补，或寓补于攻，灵活立法，其中攻补以疏风祛邪、利湿解毒、行水利水、活血化瘀等法为是，补虚以温补脾肾为要。注意淡渗利湿之品不可过用，以免久利伤阴损正。

肾病综合征患者大多应用激素治疗，结合激素应用中医分阶段的辨证论治，其目的在于减轻激素的副作用，提高临床疗效及减少疾病的复发。

（1）激素首始治疗阶段的中医辨治：激素的大剂量疗法，易导致阳亢耗阴，而出现阴虚火旺之证，表现为颧赤、盗汗、五心烦热、少寐、口干咽燥、舌红少苔、脉象细数。治疗宜滋阴降火，方用大补阴丸、二至丸、知柏地黄丸等。中药选用生地、牡丹皮、云苓、知母、黄柏、龟甲、女贞子、墨旱莲、甘草等，可明显减轻上述副作用。

（2）激素撤减治疗阶段的中医辨治：在激素撤减至每天 20mg 时，容易出现不同程度的反跳，称为皮质激素撤减综合征。患者常表现为气阴两虚证候，如气短神疲、纳呆、腰膝酸软、口干舌燥、舌淡红苔薄白、脉沉缓等，治疗宜益气养阴，方用参芪地黄汤、大补元煎等。中药选用党参、生地、当归、枸杞子、山萸、山药、补骨脂等。一般用药应随着激素的递减而增加益气药，在养阴的同时适量加用温润的补肾药，如此可减少人体对激素的依赖、防止反跳和出现激素撤减综合征。

（3）激素维持治疗阶段的中医辨治：此时大多为缓解期，中医辨治的目的在于防止复发。治疗宜益气健脾、温阳补肾,方用四君子汤、金匮肾气丸等。中药选用黄芪、党参、白术、山萸、枸杞子、淫羊藿、补骨脂、炙甘草等。

(4)在激素大剂量疗法中,常易出现上呼吸道及皮肤感染,在临床上出现皮肤痤疮、咽喉肿痛、大便干结、小便赤热、口苦口黏、舌红苔黄腻,脉弦滑而数等表现。此为湿热或热毒蕴结,治疗宜清热利湿或清热解毒,方用五味消毒饮、银蒲甘桔汤等,选用金银花、连翘、蒲公英、紫花地丁、黄芩、黄柏、白花蛇舌草等。此外,感冒对于诱发肾病综合征的复发也起着不可忽视的作用,反复感冒者,多为肺气不足、卫表不固,应加用玉屏风散,对于提高机体免疫功能,预防感冒、减少复发,很有帮助。

学习小结

1. 学习内容　　　　　　　　　　　　　　　　　　(* 为掌握,△ 为熟悉)

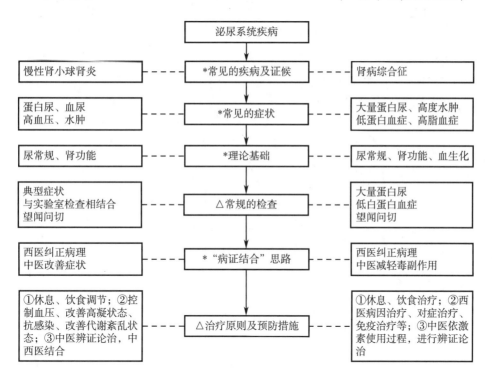

2. 学习方法　　作为一个医学生,应当早入临床,早接触患者,这样可以理解本系统疾病患者的痛苦、诊断的流程、常规治疗的方法及存在的缺陷,对提升学习兴趣、开阔思维将有很大帮助。

通过学习本章内容,了解到慢性肾小球肾炎及肾病综合征是泌尿系统常见病,水肿、腰痛、高血压、蛋白尿、血尿是其典型的临床表现。在掌握泌尿系统生理功能、病理生理改变以及常用的实验室检测指标的基础上,围绕其典型临床表现进行详细而有针对性的病史采集及病情询问,有助于对疾病作出准确诊断。临证时从西医辨病与中医辨证两个角度认识疾病,有助于中西医结合临床思维的培养及诊疗水平的提高。

(杨洪涛)

复习思考题

1. 通过本章节学习后,请去附近医院肾病科实习,了解常见肾脏疾病的类型、治疗、预后、危急重症治疗和临床护理情况。

2. 查阅相关资料,了解慢性肾炎、肾病综合征常见的病理分型及相应的治疗方案。

3. 从中国知网、万方、PubMed 等数据库查阅相关资料,了解慢性肾炎、肾病综合征的流行病学及中西医治疗最新进展。

第十一章

血液系统疾病

学习目的

通过本章节的学习,掌握血液系统疾病"病证结合"诊疗的思路和方法,培养中西医结合诊治血液系统疾病的临床思维。

学习要点

掌握中西医结合防治血液系统疾病的理论基础、基本思路;熟悉中西医结合治疗的优势病种(缺铁性贫血、白细胞减少症)"病证结合"的诊疗思路与方法;了解血液系统疾病防治原则和预防措施。

第一节　血液系统疾病概述

一、血液系统常见疾病及证候

血液系统疾病是指原发或影响造血系统伴发血液异常改变的疾病,通常以受累血细胞或血浆成分的功能障碍及其所引起的贫血、出血、发热等为主要表现。血液系统常见疾病有红细胞疾病如缺铁性贫血、溶血性贫血、地中海贫血,粒细胞疾病如白细胞减少症、粒细胞缺乏症,单核细胞和巨噬细胞疾病如炎症性组织细胞增多症、恶性组织细胞病,淋巴细胞和浆细胞疾病如急性淋巴细胞白血病、慢性淋巴细胞白血病,造血干细胞疾病如再生障碍性贫血、阵发性睡眠性血红蛋白尿,脾功能亢进,出血性及血栓性疾病等。本章节主要介绍缺铁性贫血及白细胞减少症的中西医结合诊疗思路。

中医血液病主要以面色萎黄或苍白、发热、黄疸、出血、骨痛、倦怠乏力、纳差等为常见症状。血液病多由外邪、劳倦、久病、先天禀赋不足等病因引起。血液病证候有虚实之分,以虚为主。虚证多因饮食不节伤及脾胃,或劳倦、久病耗伤肾精,导致脾、肾亏虚;实证多因邪毒内蕴、虫积肠中等所致。

二、血液系统疾病常见的症状和体征

血液系统疾病常见症状有贫血、发热、出血倾向、骨痛等。不同的血液系统疾病有不同的临床特点,因而要仔细鉴别。以面色萎黄为例,缺铁性贫血与溶血性贫血均可导致面色萎黄,但溶血性贫血时多为黄疸,除面色黄之外,还有身黄、目黄,并可能伴有身痛、呕吐、高热等症状,结合问诊,患者多有家族遗传疾病史、自身免疫系统疾病、大

笔记

面积烧伤或亚硝酸盐类中毒等病史;而缺铁性贫血患者多伴有倦怠乏力、头晕、心悸、毛发干枯、指甲脆薄易裂等症状,患者多有慢性失血病史、肠道寄生虫感染、饮食结构失调等情况。

血液系统的常见体征:注意有无皮肤黏膜颜色的改变,有无黄疸、出血点或结节及斑块,胸骨有无压痛,浅表淋巴结、肝、脾是否肿大,腹部有无肿块等。体征对于血液系统疾病的诊断尤为重要,应充分结合患者病史,及早确诊、治疗,避免漏诊、误诊。

三、中西医结合防治血液系统疾病的理论基础

血液系统疾病大多数可归属于中医的萎黄、虚劳、血证等范畴。中医和西医在病机上有相通之处。中医学认为脾为后天之本、气血生化之源;肾为先天之本,主藏精,主骨生髓;肝藏血、肾藏精,肝肾同源,精血互生。血液的化生与脾、肾、肝有关。“骨髓”属中医学“髓”之范畴,而“肾主骨生髓”,即髓为肾中精气化生而藏于骨中。只有肾精充足,才能“骨髓坚固,气血皆从”。说明肾精、骨髓、血液三者之间关系密切,骨髓直接参与造血生成,因而可以说明肾之功能强弱可以影响骨髓生精造血。西医则认为血液系统疾病多是各种原因导致造血系统异常引起,而骨髓与造血系统关系密切。西医的“骨髓”与中医“肾主骨、生髓”,西医的“脾”的造血功能与中医之脾的气血生化,均有相通之处。中、西医对发病机制认识的共性为中西医结合防治血液系统疾病奠定了理论基础。现代药理研究证明,许多中药具有补血作用,如阿胶、当归、鸡血藤等,中药汤剂如八珍汤、四物汤亦具有补血功效。

如今西医对血液系统疾病的诊断已从形态学发展到分子生物学、基因学等高水平阶段,治疗已从既往的化疗进展到诱导分化、靶向基因治疗等领域,且具有很多先进检查技术和手段,如细胞、生化及免疫学检查。科学不应有中西之分,可将两者结合、优势互补,从而进一步推动血液系统疾病诊疗水平的提高。

四、血液系统疾病的中西医“病证结合”诊断基本思路

中、西医对血液系统疾病的认识各有不同。中医多依据临床证候、结合病史,进行分析、归纳,从而辨证、分型;西医多是依据病史、临床症状、实验室检查,作出诊断。临床上的疾病有同病异证与同证异病之分。同病异证指同一种疾病可表现出不同的证候,例如两个患者均为缺铁性贫血,前者可表现为腰酸怕冷、肢体欠温之脾肾阳虚证,后者可表现为潮热盗汗、五心烦热之肝肾阴虚证。同证异病是指相同的临床症状也可由不同的疾病所导致,比如同样是贫血,有的患者是因为造血系统问题引起的,如白血病;有的是由铁代谢异常引起,如缺铁性贫血。面对纷繁的临床症状,这就要求我们在临床辨病辨证时需要运用中西医“病证结合”的诊断思路去分析和看待疾病。

五、血液系统疾病的中西医结合治疗原则及预防措施

治疗原则:重视预防,尽早诊断,尽早治疗,长期管理。

1. 重视病因的防治　从病因下手往往是防治大多数血液系统疾病的关键。应尽量避免可能诱发或加重疾病的因素,如感染、电离辐射、药物等,并加强相关行业的有害物品或危险品的管理措施,以降低发病率,提高早诊率,尽早采用规范的治疗方案。

2. 注重调护　注意饮食、起居,保持良好生活习惯、规律作息、避免劳累,多食新

鲜瓜果和蔬菜均有利于疾病的恢复。

3. 长期管理 "未病先防,既病防变"乃中医"治未病"思想。在患者未患病情况下,我们应该注重调护、避免感染或加重疾病。对于已经患病的患者,则需要长期管理。比如白血病患者放、化疗后可运用中医中药调理脾胃、增强体质、扶正固本,以防病情反复或加重。

第二节 缺铁性贫血

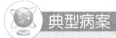 **典型病案**

陈某,男,5岁。近2年余脸色苍白,日渐消瘦,纳差,肢倦乏力,精神萎靡不振,少气懒言,自汗,发稀,唇甲无华,口唇黏膜淡白,畏寒肢冷,便溏薄,完谷不化,发育迟缓,舌淡胖、苔薄白,脉沉细弱。实验室检查:血红蛋白70g/L,血白细胞计数$4.4×10^9$/L;镜下示红细胞形态呈大小不均,体积小者居多,中央淡染区扩大。

西医诊断:缺铁性贫血。

中医诊断:萎黄;证型:脾肾阳虚。

治则:温补脾肾,益气养血。

方选右归丸加减,具体方药如下:

熟地黄 12g	山药 9g	菟丝子 9g	枸杞子 9g
炒白术 9g	淫羊藿 9g	补骨脂 3g	党参 9g
黄芪 9g	鸡内金 9g	陈皮 3g	

[许华,宋述财.黎炳南治疗小儿缺铁性贫血经验[J].中医杂志,2003,44(9):657-658]

一、中西医对缺铁性贫血概念的认识

中医:中医学并无缺铁性贫血病名,据其主症面色萎黄或苍白、肌肤干萎无泽,倦怠乏力,食欲不振,眩晕耳鸣,心悸少寐等,可归属中医学"萎黄"范畴。《金匮要略》指出萎黄,义同痿黄。如《金匮要略·黄疸病脉证并治》曰:"脉沉,渴欲饮水,小便不利者,皆发黄。腹满,舌痿黄,燥不得睡,属黄家。"《金匮要略》所指萎黄乃身黄而不润泽之意。《临证要诀·五疸证治》言及萎黄曰:"诸失血后,多令面黄……亦有遍身黄者,但黄不及耳目。"此处之萎黄涉及贫血,此乃后世冠名贫血为"萎黄"之故。明代戴思恭《证治要诀》云:"诸失血后,多令面黄。盖血为荣,面色红润者,血荣之也,血去则面见黄色……宜养荣汤。"宋代以前人们将"黄病"与"黄疸"混杂一起,宋代以后至明代才逐渐将二者辨别开来。多数学者认为,"萎黄"久而不愈易致"虚劳"。

西医:缺铁和铁利用障碍影响血红蛋白合成,故此类贫血又称为血红蛋白合成异常性贫血。当机体对铁的需求与供给失衡,导致体内贮存铁耗尽,继之红细胞内铁缺乏,最终引起缺铁性贫血。缺铁性贫血是铁缺乏症的最终阶段,表现为缺铁引起的小细胞低色素性贫血及其他异常表现。

共同点:两者都探讨本病的病因,并且认为此病是变化发展的过程,若施治不当,病情可逐渐加重。

二、中西医对病因和病机认知的异同

(一)中医对缺铁性贫血的认识

1. 病因　本病多因先天禀赋不足、饮食失调、长期失血、劳倦过度、久病虚损、妊娠失养、虫积肠中而致气血亏虚。

2. 病机　为脾胃虚弱,运化失司,气血亏少。本病病机关键在于脾肾,可涉及心肝。盖因脾为后天之本,气血生化之源;肾主藏精,为先天之本,"先天生后天,后天养先天",脾之运化赖于肾精之充足,肾精之充足又赖于水谷精微之充养。肝藏血,肾藏精,"肝肾同源",精血互生,若肾精亏损必然有碍血液化生。此外,心主血脉,血液运行与心的关系也不容忽视。本病乃本虚标实,以虚为主。

(二)西医对缺铁性贫血的认识

1. 病因　需铁量增加而铁摄入不足;铁丢失过多;铁吸收障碍等原因。

2. 发病机制　目前大多数学者认为,缺铁性贫血发病机制与人体缺铁后对铁代谢的影响、缺铁对造血系统的影响以及缺铁对组织细胞代谢的影响等方面的因素有关。

三、中西医诊断方法的相互补充

(一)中医望闻问切

注意四诊合参、综合考虑以辨病辨证。观察患者有无面色萎黄或苍白,是否有肌肤干萎无光泽、眩晕、耳鸣、心悸、少寐、纳差等情况。再结合患者是否存在饮食偏嗜、摄入含铁食物不足、血液过多丢失如慢性失血性疾病等病史。另外,舌诊对判断病邪性质、脏腑病位、病势进退,均有帮助。

(二)西医问诊和体格检查

1. 问诊　采集病史时,询问患者目前主要症状,判断是否符合本病主要临床表现,如乏力、头晕、易倦、心悸等;有无典型的缺铁原发病表现,如消化道溃疡、肿瘤或痔疮导致的黑便、血便或腹部不适等;同时注意询问是否存在如缺铁性吞咽困难、儿童生长发育迟缓、智力低下等情况。注意收集贫血发生的时间、速度、程度、有无并发症和可能的诱因。详细询问家族史、营养史、月经生育史及危险因素暴露史等。

2. 体格检查　缺铁性贫血患者皮肤、黏膜、甲床大多较苍白;可伴有低热、瘀点、瘀斑、紫癜;注意有无肝、脾及淋巴结肿大,有无心界扩大、杂音等。

(三)实验室及辅助检查

1. 血象　呈小细胞低色素性贫血。平均红细胞体积(MCV)低于80fl,平均红细胞血红蛋白量(MCH)小于27pg,平均红细胞血红蛋白浓度(MCHC)小于32%。血片中可见红细胞体积小、中央淡染区扩大。网织红细胞计数多正常或轻度增高。白细胞和血小板计数可正常或减低,也有部分患者血小板计数升高。

2. 骨髓象　骨髓增生活跃或明显活跃;以红系增生为主,粒系、巨核系无明显异常;红系中以中、晚幼红细胞为主,其体积小、核染色质致密、胞质少、边缘不整齐,有血红蛋白形成不良表现,即所谓的"核老浆幼"现象。

3. 铁代谢　①血清铁常小于8.95μmol/L;②总铁结合力升高,大于64.44μmol/L;

③转铁蛋白饱和度小于15%,血清可溶性转铁蛋白受体浓度超过8mg/L;④血清铁蛋白小于12μg/L。骨髓涂片用亚铁氰化钾染色后,在骨髓小粒中无深蓝色的含铁血黄素颗粒;在幼红细胞内铁小粒减少或消失,铁粒幼细胞少于15%。

4. 红细胞内卟啉代谢　红细胞中游离原卟啉(FEP)>0.9μmol/L(全血),锌卟啉(ZPP)>0.96μmol/L(全血),FEP/Hb>4.5μg/gHb。

5. 血清转铁蛋白受体(sTfR)测定　sTfR测定是迄今反映缺铁性红细胞生成的最佳指标。一般sTfR浓度>26.5mmol/L(2.25μg/ml),可诊断缺铁。

四、中西医结合诊断思路

(一)西医辨病

1. 缺铁性贫血的诊断标准

(1)体内贮存铁耗尽(ID):①血清铁蛋白<12μg/L;②骨髓铁染色显示骨髓小粒可染铁消失,铁粒幼细胞少于15%;③血红蛋白及血清铁等指标尚正常。

(2)红细胞内铁缺乏(IDE):①ID的①+②;②转铁蛋白饱和度<15%;③FEP/Hb>4.5μg/gHb;④血红蛋白尚正常。

(3)缺铁性贫血(IDA):①IDE的①+②+③;②小细胞低色素贫血:男性Hb<120g/L,女性Hb<110g/L,孕妇Hb<100g/L;MCV<80fl,MCH<27pg,MCHC<32%。

(4)病因诊断:只有明确病因,IDA才可能根治;有时缺铁的病因比贫血本身更为严重。例如胃肠道恶性肿瘤伴慢性失血或胃癌术后残胃癌所致的IDA,应多次检查大便潜血,必要时做胃肠道X线或内镜检查;月经过多的妇女应检查有无妇科疾病等。

除了正确诊断本病,对贫血程度的判断也十分重要。西医对贫血程度作了以下划分:①轻度贫血:血红蛋白量为90~120g/L;②中度贫血:血红蛋白量为60~90g/L;③重度贫血:血红蛋白量为30~60g/L;④极重度贫血:血红蛋白量<30g/L。轻、中度贫血依据患者具体情况可予以饮食调整、药物控制等措施以纠正贫血;若出现重度以上贫血则需要紧急输血治疗以抢救患者生命。临床医师需要通过对患者病情进行整体评估,从而制订最适宜患者的治疗方案。

2. 鉴别诊断

(1)海洋性贫血:又称地中海贫血。有家族史,有溶血表现。血片中可见多量靶形红细胞,并有珠蛋白肽链合成数量异常的证据,如胎儿血红蛋白或血红蛋白A₂增高,出现血红蛋白H包涵体等。血清铁蛋白、骨髓可染铁、血清铁和铁蛋白饱和度不低且常增高。

(2)铁粒幼细胞性贫血:遗传或不明原因导致的红细胞铁利用障碍性贫血。表现为小细胞性贫血,但血清铁蛋白浓度增高、骨髓小粒含铁血黄素颗粒增多、铁粒幼细胞增多,并出现环形铁粒幼细胞。血清铁和铁饱和度增高,总铁结合力不低。

(3)转铁蛋白缺乏症:系常染色体隐性遗传所致(先天性)或严重肝病、肿瘤继发(获得性)。表现为小细胞低色素性贫血。血清铁、总铁结合力、血清铁蛋白及骨髓含铁血黄素均明显降低。先天性者幼儿时发病,伴发育不良和多脏器功能受累。获得性者有原发病的表现。

(二)中医辨证

通过对患者病史、临床表现等资料收集,综合分析病因、病机、病位、病性等几个方面最终确定中医证型。本病常见的中医证型有脾胃虚弱、心脾两虚、肝肾阴虚、脾肾阳虚、虫积证等。

1. 辨虚实　本病虚实夹杂,以虚为主。虚实在一定条件下还可以相互转化,如虫积证者日久可出现纳差、倦怠乏力、面色少华等虚性症状,从而由实证向虚证转化,出现虚实夹杂证。

2. 定脏腑　本病病位主要在脾、肾,涉及心、肝。初期多以脾胃虚弱为主,贫血渐久渐重者多累及其他脏腑,而出现心脾两虚、肝肾阴虚、脾肾阳虚。此乃病情由轻至重的演变过程。

（三）中西医结合诊断思路与方法

首先是辨病,其次是辨证,对病期、严重程度进行整体评估。要病证结合,以病统证。运用西医诊断方法快速辨病,同时进行中医辨证,作出证型诊断。西医通过详细的问诊和体格检查,根据病情需要,合理安排辅助检查,利用现代先进科学的检查技术,更有利于准确诊断疾病。中医则主要通过"望、闻、问、切"四诊合参搜集病情资料,辨别疾病的病因、病位、发展阶段,达到辨证目的。例如完善血常规判断患者是否存在贫血,根据血红蛋白具体数值即可判断贫血程度,而中医一般是通过观察患者症状,如面色、口唇等是否苍白或者萎黄以判断是否存在贫血,再通过观察伴随症状以分型论治,如伴有"四肢无力、食欲缺乏、大便溏泄、恶心呕吐"等症状可辨证为脾胃虚弱型;伴有"面部烘热、胁肋灼痛、五心烦热、潮热盗汗、口干咽燥"等症状可辨证为肝肾阴虚型等。西医在诊断、疾病分级等方面较为明确,中医强调全身治疗、辨证施治。此外,本病除药物治疗外,本着"药以治病,食以养人"的治养并重原则,还可以加入中医食疗辅助治疗。中西医结合可以更全面把握病情、优化诊疗方案。

五、中西医结合治疗思路及结合点

1. 对于严重贫血患者,首先予以输血治疗,以尽快纠正贫血、挽救生命。待患者病情稳定后可据病情调整诊疗方案,过渡到常规治疗方案。

2. 轻到中度贫血患者应予以中西医结合治疗缺铁性贫血。西医方面,一般采用口服铁剂治疗缺铁性贫血,疗效确切,但口服铁剂的消化道副作用较明显,部分患者可能出现如胃部烧灼感、恶心欲吐、腹泻等不适症状,此时可予以相应中药,健脾和胃、降逆止呕以缓解患者上述不适,减轻西药带来的胃肠道副作用。中医方面,能够根据患者症状、病因,辨证施治,进行个体化治疗,如脾胃虚弱者则可予以香砂六君子汤合当归补血汤以健脾和胃、益气养血,肝肾阴虚者则予以四物汤合左归丸以滋阴养血、补肝益肾等。

3. 依据缺铁性贫血的病因,部分患者如婴幼儿、孕妇、哺乳期妇女,尤其是小儿,多因饮食偏嗜或饮食结构不合理,导致本病发生。而中医食疗在辅助治疗缺铁性贫血方面有独特的优势,可多食用花生、大枣、枸杞、当归、熟地等益气养血之品,以辅助常规治疗。

中西医结合治疗以改善临床症状为切入点,既从病因上补充铁剂治疗,同时又重视从整体上把握疾病,辨证施治、进行个体化治疗,将治疗与调养结合,将辨病与辨证结合,常规治疗与中医食疗结合,发挥中西医各自优势特色,进一步提高临床疗效。

第三节 白细胞减少症

 医案选录

患者,女,66岁。初诊日期:1995年4月20日。因头晕、乏力、易感冒,反复发作6年,经多次血液分析检查,诊为"白细胞减少症"。数年来,曾中、西医治疗,服用补益气血之中药、西药利血生、鲨肝醇、多抗甲素、碳酸锂等治疗,未能获效。白细胞计数一般维持在$(2.2\sim3.1)\times10^9$/L。求诊于余,时证见,面色略苍白不泽,眼眶偏黑,形体较消瘦,疲乏状,自觉时头晕,肢体倦怠乏力、耳鸣,易感冒,腰膝酸软,夜尿2次或3次/夜,手足欠温,常畏寒,纳呆,便秘,常2~3日1次,干结,排便无力,舌质淡胖略黯、苔白,脉沉细、两尺尤甚。查血液分析,白细胞计数2.7×10^9/L,红细胞计数3.12×10^{12}/L,血红蛋白104g/L,血小板计数200×10^9/L,肝肾功能正常,血糖正常,B超肝胆脾未见异常。

西医诊断:特发性白细胞减少症。

中医诊断:虚劳;证型:脾肾阳虚,气滞血瘀。[陈泊,丘和明.中西医结合血液病治疗学[M].北京:人民军医出版社,2001:209-216]

一、中西医对白细胞减少症概念的认识

中医:中医学无"白细胞减少症"病名,但据其主症神疲乏力、四肢倦怠、头晕、面色少华,易外感发热等,可归属于中医学"虚劳"范畴。中医学认为,白细胞减少症乃由先天禀赋不足,后天失养,素体亏损或外感病邪;或久病误治,或气滞血瘀,癥瘕积聚;或药物所伤导致气血俱虚,阴阳失和,脏腑亏损。中医文献中有关"虚劳"的论述最早始于《黄帝内经》。《素问·通评虚实论》曰:"精气夺则虚。"直至汉代张仲景在《金匮要略》虚劳篇中将"虚"与"劳"合称,作为一个病名首次提出,并提出虚劳病阴虚与阳虚两大纲领,治疗尤重甘温扶阳和补益脾肾。隋代巢元方《诸病源候论》进一步扩大了虚劳病的范围,把许多慢性病的后期阶段都划属于虚劳。明代医家更提出虚劳是一个渐进的过程,包括虚损和劳病。部分医家认为虚损是一个较轻浅的阶段,劳病较深,如《临证指南医案》中说"久虚不复谓之损,损虚不复谓之劳"。

西医:白细胞减少症是由于化学、物理、生物等因素导致外周血白细胞绝对计数持续低于4.0×10^9/L的临床综合征。中性粒细胞是白细胞的主要成分,所以中性粒细胞减少常导致白细胞减少。外周血中性粒细胞绝对计数,在成人低于2.0×10^9/L时,在儿童≥10岁低于1.8×10^9/L或<10岁低于1.5×10^9/L时,称为中性粒细胞减少;严重者低于0.5×10^9/L时,称为粒细胞缺乏症。根据中性粒细胞减少的程度可分为:轻度≥1.0×10^9/L;中度$(0.5\sim1.0)\times10^9$/L;重度<0.5×10^9/L。一般轻度的患者临床上不出现特殊症状,多表现为原发病症状。中度和重度的患者易发生感染和出现疲乏、无力、头晕、食欲减退等非特异性症状。

共同点:二者都对本病的临床症状有所描述,均提出了本病的病因,并且都认为本

病是一个渐进过程,存在疾病严重程度的划分。

二、中西医对病因和病机认知的异同

(一)中医对白细胞减少症的认识

1. 病因 白细胞减少症和粒细胞缺乏症,乃由先天禀赋不足,体质虚弱;后天失于调理,耗伤气血;或劳倦过度,损及五脏;或饮食不节,伤及脾胃;或大病久病之后体虚,感受四时不正之邪;或用药不当,伤及正气,导致气血俱虚,阴阳失和,脏腑亏损而发病。

2. 病机 主要病机是气血亏虚,阴阳失调,脏腑虚损。中医认为:"血者,水谷之精也,生化于脾,若脾虚则血之生化无源。"肾为先天之本,"肾主骨,藏精,生髓","血为精所化,若肾虚则髓不得生,血不能化"。肝主藏血,且精血同源,肝血充足,故肾亦有所藏,精有所资,精充则血足。本病以虚证为主,由脾、肾、肝亏损所致,尤与脾、肾的关系最为密切。

(二)西医对白细胞减少症的认识

1. 病因 病因多为电离辐射、化学毒物、异常免疫和感染、维生素 B_{12} 和叶酸缺乏或代谢障碍、骨髓增生异常综合征或存在影响造血干细胞的疾病等。

2. 发病机制 本病的发病机制多与中性粒细胞生成缺陷、中性粒细胞破坏或消耗过多、中性粒细胞分布异常等有关。

三、中西医诊断方法的相互补充

(一)中医望闻问切

注意患者有无神差、面色少华、声低语微;患者是否存在眩晕、乏力倦怠等情况。四诊合参、全面收集病情资料,辨疾病之虚实,区别脏腑之所属,舌诊、脉诊可助辨证。

(二)西医问诊和体格检查

1. 问诊 采集病史时,不仅要询问患者是否有神疲乏力、四肢倦怠、面色少华、少气懒言等主要症状,还应详细询问有无药物、毒物、放射线接触史或放化疗史;患者家族成员中有无类似疾病史等。

2. 体格检查 轻度白细胞减少症患者可无任何体征,对于中、重度患者注意查看是否存在发热,有无淋巴结及肝脾肿大,有无胸骨压痛、瘀斑、瘀点及皮下出血等情况。

(三)实验室及辅助检查

1. 血常规 白细胞减少,中性粒细胞减少,淋巴细胞百分比增高。

2. 骨髓涂片 因粒细胞减少原因不同,骨髓象各异。

3. 中性粒细胞特异性抗体测定 包括白细胞聚集反应、免疫荧光粒细胞抗体测定法,用以判断是否存在抗粒细胞自身抗体。

4. 肾上腺素试验 肾上腺素促使边缘池中性粒细胞进入循环池,从而可鉴别假性粒细胞减少。

四、中西医结合诊断思路

(一)西医辨病

1. 诊断标准 白细胞减少症:成人外周血白细胞绝对计数持续低于 $4.0×10^9/L$;

笔记

中性粒细胞减少:成人外周血中性粒细胞绝对计数低于$2.0×10^9$/L。粒细胞缺乏症:外周血中性粒细胞绝对计数低于$0.5×10^9$/L。

2. 鉴别诊断

(1)反应性白细胞减少:有感染史,随访血常规检查数周后白细胞恢复正常,骨髓检查无特殊发现。

(2)脾功能亢进:一般为全血细胞减少,并伴有脾大,骨髓粒系增生,若无骨髓造血功能损害,脾脏切除后可使血细胞数恢复或接近正常。

(3)骨髓增生异常综合征:存在一系或三系血细胞持续减少,骨髓涂片中可见红细胞系、粒细胞系、巨核细胞系发育异常或存在异常染色体,环状铁粒幼红细胞比例上升等情况。

(二)中医辨证

依据病因、病史、临床症状并结合舌诊、脉诊,四诊合参进行综合判断。本病常见的中医证型有气血两虚、脾肾阳虚、肝肾阴虚。本病多以脾、肾、肝虚损为本,可夹瘀血及外感之实证。初期多以气血两虚、脾气亏损为主,日久则伤及肝肾,导致肝肾阴虚、脾肾阳虚或阴阳两虚。此乃病情由轻至重的病机演变过程。

(三)中西医结合诊断思路与方法

中西医结合诊断思路强调以病证结合为切入点,将辨病与辨证相结合。首先辨病,从西医角度完善血常规,观察外周血白细胞绝对值计数、外周血中性粒细胞绝对计数,若持续低于正常值则可诊断本病。西医对疾病的诊断、发展、病情严重程度分级方面更为精准。西医可根据具体数值对粒细胞减少症直接进行轻、中、重度分级,有利于预后的判断。然后再根据所收集病情资料进行中医辨证,给出中医诊断、分型,再进行辨证施治。例如脾肾阳虚证多伴有"腰酸怕冷、肢体欠温、夜尿清长、大便稀溏";肝肾阴虚证多伴有"腰膝酸软、午后或夜间潮热盗汗、五心烦热、失眠多梦、口干咽燥"等。辨证过程中舌诊、脉诊可助辨别。

五、中西医结合治疗思路及结合点

1. 对于重度白细胞减少症的患者,可先予以重组人粒细胞集落刺激因子、重组人粒细胞-巨噬细胞集落刺激因子等药物,同时注意预防感染,再过渡到常规治疗方案,予以中西医综合治疗。

2. 轻、中度白细胞减少症患者,在西医使用鲨肝醇、B族维生素(B_4、B_6)、利血生、重组人粒细胞集落刺激因子等药物进行常规治疗的基础上,予以中医进行全身调养、扶正固本。可根据具体辨证分型,如气血两虚者予以益气养血,脾肾阳虚者予以温养脾肾,肝肾阴虚者予以滋补肝肾等法。根据相关文献报道,中草药不乏有升白细胞之作用,如党参、人参、女贞子、黄芪、枸杞子、鸡血藤等,临床医生可根据患者病情适当选用。如此,将西医辨病与中医辨证相结合,中西医共治,共同提高临床疗效。

3. 应重视病因治疗,对可疑的药物或其他致病因素,应立即停止接触,注意预防感染,减少公共场所出入,保持卫生,去除慢性感染灶。继发性白细胞减少者,应积极治疗原发病。

学习小结

学习内容　　　　　　　　　　　　　　　　　(* 为掌握,△为熟悉)

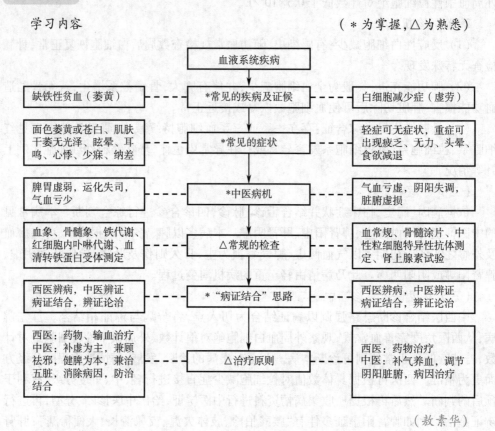

血液系统疾病

缺铁性贫血（萎黄）　- - - →　*常见的疾病及证候　← - - -　白细胞减少症（虚劳）

面色萎黄或苍白、肌肤干萎无光泽、眩晕、耳鸣、心悸、少寐、纳差　- - - →　*常见的症状　← - - -　轻症可无症状，重症可出现疲乏、无力、头晕、食欲减退

脾胃虚弱，运化失司，气血亏少　- - - →　*中医病机　← - - -　气血亏虚，阴阳失调，脏腑虚损

血象、骨髓象、铁代谢、红细胞内卟啉代谢、血清转铁蛋白受体测定　- - - →　△常规的检查　← - - -　血常规、骨髓涂片、中性粒细胞特异性抗体测定、肾上腺素试验

西医辨病，中医辨证病证结合，辨证论治　- - - →　*"病证结合"思路　← - - -　西医辨病，中医辨证病证结合，辨证论治

西医：药物、输血治疗中医：补虚为主，兼顾祛邪，健脾为本，兼治五脏，消除病因，防治结合　- - - →　△治疗原则　← - - -　西医：药物治疗中医：补气养血，调节阴阳脏腑，病因治疗

(敖素华)

复习思考题

1. 血液系统常见疾病有哪些?
2. 贫血如何分级?
3. 缺铁性贫血的诊断依据是什么?
4. 白细胞减少症的中医病因、病机分别是什么?
5. 试述中西医结合治疗白细胞减少症的思路及结合点。

第十二章

内分泌代谢系统疾病

学习目的

通过本章节的学习,掌握内分泌代谢系统疾病"病证结合"的思路与方法,为提升学习兴趣、构建中西医结合临床医学思维奠定良好的基础。

学习要点

中西医结合治疗内分泌代谢系统疾病的基本思路和原则,甲状腺功能亢进症、糖尿病的典型症状、体征和证候;内分泌代谢系统疾病的中西医结合防治原则和方法。

第一节　内分泌代谢系统疾病概述

一、内分泌代谢系统常见疾病及证候

内分泌代谢系统疾病是指由于内分泌腺或内分泌组织本身的结构和(或)分泌功能异常,或机体中间代谢的某个环节障碍所导致的疾病。

内分泌代谢系统常见的疾病有甲状腺功能亢进症、甲状腺功能减退症、甲状腺炎、库欣综合征、原发性醛固酮增多症、嗜铬细胞瘤、糖尿病、肥胖症、高脂血症等。本章节内容主要讲述甲状腺功能亢进症和 2 型糖尿病。

内分泌代谢系统疾病常见的证候有肺胃热盛证、肝火旺盛证、阴虚燥热证、气滞痰凝证、肾阴亏虚证、肝肾阴虚证、气阴两虚证、阴虚火旺证、脾肾阳虚证、阴阳两虚证等。

二、内分泌代谢系统疾病常见的症状和体征

内分泌代谢系统疾病临床症状表现不一,如甲状腺功能亢进症以高代谢症候群(如多食、消瘦、怕热、多汗等)、不同程度的甲状腺肿大及眼突等为特征;而糖尿病的典型表现以多饮、多食、多尿、消瘦等"三多一少"为主;库欣综合征以向心性肥胖、满月脸、多血质、紫纹为典型表现;尿崩症以持续多尿、烦渴、多饮、低比重尿为特征。

三、中西医结合防治内分泌代谢系统疾病的理论基础

中医学虽然没有"内分泌代谢性疾病"的描述,但对其中一些疾病有丰富的认

笔记

识。中医认为本类疾病的病因多以情志、饮食、生活习惯的改变为主,在单个或多重病因作用下,导致气血津液运行失常,阴阳失衡,如以气郁痰凝、郁而化火、痰凝血瘀为主线发展,则为甲状腺功能亢进症;以阴虚燥热、气阴两虚、阴阳并损为主线发展,则为糖尿病。《素问·通评虚实论》说:"凡治消瘅……气满发逆,甘肥贵人,则高粱之疾也。"记载了糖尿病与饮食的关系。西医认为甲状腺功能亢进症是由于甲状腺激素释放过多所致,故中西医结合治疗可采用减少甲状腺激素合成的抗甲状腺药物配合中医理气化痰、消瘿散结之法治疗。西医认为糖尿病主要是由于胰岛素缺乏和(或)胰岛素生物作用障碍导致的,故中西医结合治疗则可采用口服降糖药或采用胰岛素治疗,同时控制饮食并配合中医养阴生津、清热润燥之法治疗。

四、内分泌代谢系统疾病的中西医"病证结合"诊断基本思路

对于内分泌类疾病,如甲状腺功能亢进症,西医认为是一种甲状腺激素释放过多的临床综合征,完整的诊断要包括功能诊断、病理诊断和病因诊断。中医则认为,甲状腺功能亢进症是由于肝郁化火,肝火扰心则出现失眠、心悸;肝火犯胃,灼伤胃阴,则出现胃热消谷、纳亢消瘦等症;火伤阴津,日久可出现肝肾阴虚、阴虚阳亢及气阴两虚等。中医和西医都认为甲状腺功能亢进症以女性为多见,多有饮食不节、情志不舒等病史。甲状腺功能亢进症属于中医"瘿病"范畴,中医辨证认为以虚证为多,为久病由实至虚,临证时多注重辨别虚实、辨气血、辨病情的轻重。

对于代谢性疾病,如 2 型糖尿病,西医认为主要是由于胰岛素相对不足或胰岛素抵抗导致。中医则认为此病的病机主轴沿阴虚燥热—气阴两虚—阴阳两虚发展,辨证的时候注意辨部位,根据病位在肺、胃、肾的不同,分为上、中、下三消,分别以肺燥、胃热、肾虚为主要病机;此外,还要辨别阴虚与燥热的主次,亦即辨标本,一般初病以燥热为主,病程较长以阴虚和燥热互见,日久以阴虚为主;同时注意辨别本病与并发症,本病以多饮、多食、多尿为主症。

五、内分泌代谢系统疾病的中西医结合治疗原则及预防措施

治疗原则:重视康复教育与预防,尽早诊断,尽早治疗,尽快康复。

1. 饮食康复　饮食调节是本系统疾病最为重要的基础治疗措施,应长期坚持。指导患者在总热量、食物成分比例和进餐次数等方面进行恰当的安排,如糖尿病患者宜吃粗杂粮及豆类、豆制品等,忌吃糖、脂含量高的食品。

2. 运动康复　适当的体育锻炼,有增强身体素质、缓解压力、陶冶情操等作用。但应依据个体的不同条件,循序渐进并长期坚持,参加如快走、慢跑等运动。

3. 心理康复　本系统疾病病程较久,需坚持用药,需定期化验复查,患者多有一定的心理压力,导致各种心理障碍。因此,在治疗过程中,医护人员应重视医患沟通和心理治疗,让患者正确认识和看待自身疾病,树立信心,配合治疗。

4. 预防和治疗早期慢性并发症　在综合治疗血糖控制良好的基础上配合中医辨证论治,可明显降低糖尿病并发症的发生率,提高糖尿病患者的生活质量。

本系统疾病的治疗效果的综合评定,涵盖了实验室及辅助检查指标的恢复,症状体征的改善,功能的增强以及工作、生活能力的提高。

第二节　甲状腺功能亢进症

　典型病案

　　杨某,女,38岁,家庭主妇。因颈部肿大伴多食心慌1年入院。病人1年前因颈部肿大,多食心慌,曾在当地医院就诊,诊断为"甲状腺功能亢进症",服甲巯咪唑、普萘洛尔治疗3个月后病情好转,后因情志不遂症状加重,现时感心慌,心烦少寐,易汗出,手指颤动,眼干,目眩,倦怠乏力,舌质红,苔少,脉弦细数。体格检查:身体消瘦,双眼微突,甲状腺Ⅱ度弥漫性肿大,质软,无压痛,未闻及血管杂音。双肺呼吸音清,未闻及干湿啰音。心率110次/min,律齐,无杂音。腹软,无压痛,肝脾未触及。双肾区无叩击痛。理化检查:血清TT$_3$ 4.59nmol/L,TT$_4$ 172.08nmol/L,TSH<10nmol/L,甲状腺吸^{131}I功能>75%。

　　西医诊断:甲状腺功能亢进症。

　　中医诊断:瘿病,心肝阴虚证。[何清湖.中医临床教学案例[M].长沙:湖南科学技术出版社,2007:124-125]

一、中西医对甲状腺功能亢进症的认识

　　中医:甲亢与中医"瘿病"相吻合,是以颈前喉结两旁结块肿大为主要临床特征的一类疾病。关于瘿病的记载,最早出现在公元前3世纪。战国时期的《庄子·德充符》即有"瘿"的病名。而《吕氏春秋·季春纪》所说的"轻水所,多秃与瘿人"不仅记载了瘿病的存在,而且观察到瘿的发病与地理环境密切相关。《外科正宗·瘿瘤论》指出瘿瘤"乃五脏瘀血、浊气、痰滞而成",所载海藻玉壶汤等方,至今仍为临床所习用。

　　西医:甲状腺功能亢进症(简称甲亢)是指甲状腺腺体本身产生甲状腺激素过多而引起以神经、循环、消化等系统兴奋性增高和代谢亢进为主要表现的一组临床综合征。甲亢的病因复杂,其中以弥漫性毒性甲状腺肿(Graves病,GD)最常见,是一种伴甲状腺激素分泌增多的器官特异性自身免疫性疾病,约占所有甲亢的85%;其次是结节性毒性甲状腺肿和自主性高功能性甲状腺腺瘤。本节主要讨论GD。

　　GD男女均可发病,但以女性多见。主要临床表现有:以甲状腺激素过多和肾上腺素能活动增强而表现出如多食、消瘦、怕热、多汗、心悸、激动等症状,以及不同程度的甲状腺肿大和突眼等为特征。严重的可出现甲亢危象,主要表现为高热、大汗、极度心动过速、呕吐、腹泻、烦躁不安,重者昏迷,如不及时抢救,可导致死亡。

二、中西医对病因和病机认知的异同

(一)中医对Graves病的认识

　　1.病因　Graves病属于中医"瘿病"范畴,主要与情志内伤、饮食及水土失宜和体质因素等有关,与西医的遗传、环境、自身免疫致病学说基本一致。

2. 病机　在情志内伤、饮食及水土失宜和体质因素等致病因素相互作用的基础上,气滞、痰凝、血瘀壅结颈前是瘿病发病的根本病机;痰气郁结化火,继而耗伤阴津,甚至阴虚火旺是基本的病机变化。

所以本病初起为实,以气滞或肝火为主,久病虚实夹杂,多为阴虚火旺、气阴两虚,气滞、痰浊、瘀血等病理因素见于本病全程。本病病位在肝,多累及他脏,如心肝肾脾等,肝火上可扰心,下可伤肾,而成心肝火旺或肝肾阴虚之证,肝火犯胃则胃火亢盛,肝乘脾土则脾失健运,致胃强脾弱。

（二）西医对 Graves 病的认识

1. 病因　Graves 病的病因尚未完全阐明,一般认为发病与遗传、自身免疫、触发因素(如精神刺激)等有关。

2. 发病机制　目前研究认为,Graves 病主要是在遗传的基础上,因精神刺激、感染等应激因素而诱发的自身免疫性疾病。本病的主要特征是血清中存在有对甲状腺组织起刺激作用的自身抗体,即促甲状腺激素(TSH)受体抗体(TRAb)。TRAb 有两种类型,即 TSH 受体刺激性抗体(TSAb)和 TSH 受体刺激阻断性抗体(TSBAb)。TSAb 与 TSH 受体结合,激活腺苷酸环化酶信号系统,导致甲状腺细胞增生和甲状腺激素合成、分泌增加,因此 TSAb 是甲亢的致病性抗体。TSBAb 与甲状腺细胞表面的 TSH 受体结合,占据了 TSH 的位置,使 TSH 无法与 TSH 受体结合,所以产生抑制效应,甲状腺细胞萎缩,甲状腺激素产生减少。Graves 病可以自发性发展为甲状腺功能减退症,TSBAb 的产生占优势是原因之一。

三、中西医诊断方法的相互补充

（一）中医望闻问切

Graves 病的临床特点主要是颈前喉结两旁结块肿大,结块可随吞咽动作而上下移动。中医认为其病理性质以实证居多,以气、痰、瘀壅结颈前为主,久病由实致虚,可见气虚阴虚等虚候或虚实夹杂之候。颈前肿块的质地,舌诊、脉诊可帮助辨别病变在气、在血的不同。颈前肿块光滑柔软,舌淡,舌薄白,脉弦,属气滞痰凝,病在气分;病久肿块质地较硬,甚则质地坚硬,表面高低不平,舌黯,苔白腻,脉涩,属痰结血瘀,病在血分。颈前喉结两旁结块肿大一般生长缓慢,大小不一,大者可如囊如袋,触之多柔软、光滑,病程日久则质地坚硬,或可扪及结节。

（二）西医问诊和体格检查

1. 问诊　对于初次就诊的患者,应注意患者的性别与年龄,详细询问发病前的生活状态。询问多食、消瘦等症状时,应注意伴随症状及其程度,如心慌感(心悸)出现的时间、缓急程度、与活动的关系。应探究疾病发生的诱因、起病后的情况及治疗经过,并针对相似疾病的鉴别点,有目的地问诊,找出诊断辨病的依据。

2. 体格检查　需重点检查甲状腺,如甲状腺大小、质地、血管杂音等;检查眼部变化,如眼球突出、眼裂增大等情况;注意循环系统的检查,如血压、心脏、周围血管等方面的检查。

（三）实验室及辅助检查

1. 基础代谢率的测定　了解患者机体总的代谢状况。

2. 颈部甲状腺彩超　观察甲状腺的肿大程度、血流的供给等情况。

3. 甲状腺素功能检查 包括甲状腺素 T_3、T_4,游离甲状腺素 T_3、T_4(FT_3、FT_4)、促甲状腺激素(TSH)等内容,为判断甲状腺功能的客观指标。

4. ^{131}I 摄取率、甲状腺素抑制试验检查 了解垂体-甲状腺轴调节情况。

5. 甲状腺自身抗体测定 如血甲状腺刺激抗体(TSAb)是诊断本病的重要依据,也是判断本病预后及停药的依据。

（四）病理

1. 甲状腺 多呈不同程度弥漫性、对称性肿大,有淋巴细胞浸润;甲状腺内血管增生、充血;滤泡增生明显,且滤泡上皮功能活跃,处于甲状腺素合成和分泌功能亢进状态。

2. 浸润性突眼 可见眼外肌肉肿胀,脂肪细胞浸润;纤维组织增生,糖胺聚糖沉积,并有淋巴细胞浸润。

3. 胫前黏液性水肿 病变皮肤切片可见黏蛋白样透明质酸沉积。

四、中西医结合诊断思路

（一）西医辨病

1. 甲状腺功能亢进症诊断标准 ①临床高代谢的症状和体征;②甲状腺体征:甲状腺肿大,但少数病例无甲状腺肿大;③血清激素:TT_4、FT_4、TT_3、FT_3 水平升高,TSH 水平降低,一般<0.1mU/L。

Graves 病的诊断标准 ①甲亢诊断成立;②甲状腺弥漫性肿大(触诊和 B 超证实),少数病例可以无甲状腺肿大;③眼球突出和其他浸润性眼征;④胫前黏液性水肿;⑤甲状腺 TSH 受体抗体(TRAb 或 TSAb)阳性。以上标准中,①②项为诊断必备条件,③④⑤项为诊断辅助条件。

2. 鉴别诊断

（1）单纯性甲状腺肿:除甲状腺肿大外,无甲亢的症状和体征。血清 FT_3、FT_4 和 TSH 正常。TSAb 阴性。

（2）糖尿病:可有口渴、多饮、多尿、多食和消瘦,无甲状腺激素增高症状、突眼和甲状腺肿,血糖增高而甲状腺功能正常有助于鉴别。应注意排除甲亢引起的继发性糖尿病和糖耐量异常。

（3）亚急性甲状腺炎:一般具有典型的病史特征,如上呼吸道感染和颈部疼痛病史,血清 FT_3、FT_4 水平可升高而 TSH 水平降低,但 ^{131}I 摄取率降低是其重要特征。

（二）中医辨证

中医辨证是依据甲状腺功能亢进症患者的发病原因、病程、临床症状体征及实验室检查结果等进行综合判断的过程。分析结果涵盖病因、病位、病性、病机等几个方面。甲亢常见的证型有肝火旺盛、气滞痰凝、痰结血瘀、阴虚火旺、气阴两虚(具体内容见中医辨证论治)等。

（三）中西医结合诊断思路与方法

中西医结合诊断甲亢均依据患者的发病原因、病程、临床症状体征及实验室检查结果等进行综合分析。西医体格检查、实验室和影像学检查全面翔实,重在辨病,对于判断病情活动、治疗后停药及判断复发与否具有重要价值。本病发生早期多无明显的伴随症状,中医辨证早期以痰气郁结为主,久病由实致虚,可见气虚、阴虚等虚候或虚实夹杂之证。在本病的病变过程中,常发生病机转化,如痰气郁结日久可以化火,形成肝火亢盛证;火热内盛,耗伤阴津,导致阴虚火旺之候;气滞或痰气郁结日久,则深入血分,血液运行不畅,形成痰结血瘀之候。中医四诊合参有利于辨别甲亢在气与在血之不同,辨别肝火旺盛与阴虚火旺等证候。如肿大的甲状腺,质地变化有一个由软到硬的过程,中医认为是由气滞到痰凝,再到血瘀的一个过程。当患者出现烦躁不安、谵妄神昏、高热、大汗、脉疾等症状时,提示病情危重。若颈前肿块在短期内迅速增大、质地坚硬、结节高低不平,提示可能恶变,预后不良。

五、中西医结合治疗思路及结合点

(一)中西医结合治疗思路

在治疗本病方面,西医通过改善高甲状腺素血症治疗甲亢,作用迅速、直接、可靠,但西药作用时间短、欠稳定、复发率高、副反应较多、服药时间长。中药改善临床症状作用较稳定、持久,配合西药治疗可使实验室指标恢复正常时间明显缩短。根据中、西医发病机制,"病证结合"治疗本病多互为补充,如在西医拮抗甲状腺激素疗法的基础上结合中医的辨证论治进行治疗。如在病变早期,甲状腺肿尚无明显肝郁化火之际,以化痰软坚散结为主;在阳亢化火后,其治则以滋阴降火潜阳为主;临床症状缓解后,重用益气养阴顾本治疗,巩固其疗效,减少复发。由此可见,在甲状腺功能亢进症治疗中,中西药物具有明显的互补性。

(二)一般治疗

1. 心理疏导　由于甲状腺功能亢进症与情绪、压力有密切关系,要关心体贴患者,多与患者交谈,了解患者的思想状态,引导患者放松心情,避免精神刺激。

2. 休息与活动　临床症状显著时应及时卧床休息为主;临床症状改善后,进行适当活动和体育锻炼;无临床症状,各项实验室检查均正常可以不限制活动,但切忌过度劳累。

3. 饮食调节　饮食宜高热量、高维生素、足量蛋白质和糖类。多喝水。忌食含碘较多的食物,忌食浓茶、咖啡,忌烟酒等。

(三)西医治疗

治疗原则:早诊断、早治疗。常见的手段有三种:药物治疗、放射性^{131}I治疗和手术治疗。

1. 药物治疗　药物治疗为内科治疗的主要方法。药物分为硫脲类和咪唑类两类,可减少甲状腺激素合成。用药有严格的适应证,治疗时应根据病情轻重决定用药剂量。本病的疗程具有明显的个体差异,一般总疗程为1.5～2年,分为治疗期及维持期。副作用主要是导致白细胞减少,故在用药期间要定期检查血象。药物治疗应用最广,但是复发率较高。

2. 放射性^{131}I治疗　使用放射性^{131}I破坏甲状腺组织而达到治疗目的,治疗后甲状腺的体积会逐渐缩小,效果好,但也有因甲状腺破坏过多而导致功能低下者。同样也有严格的适应证和禁忌证。

3. 手术治疗　常用甲状腺次全切除术,术后复发率低,但手术为不可逆破坏性治疗,有严格的适应证,且可引起神经损伤、呼吸困难、甲状腺功能减退等并发症,应慎重选择。

（四）中医辨证论治

1. 肝火旺盛证　表现为颈前肿胀,眼球突出,性情急躁易怒,多食易饥,手指颤动,面部烘热,口苦,失眠,舌质红,舌苔黄,脉弦数。治以清泻肝火,消瘿散结。方用龙胆泻肝汤加减治疗。

2. 气滞痰凝证　表现为颈前正中肿大,质软不痛,胸闷、喜太息,与情志波动有关,失眠,月经不调,腹胀便溏,舌淡红,苔薄白,脉弦。治疗拟疏肝理气,化痰散结。方以逍遥散合二陈汤加减。

3. 痰结血瘀证　表现为颈前正中肿大,按之较硬或有结节,肿块经久未消,胸闷,纳差,舌质黯或紫,苔薄白或白腻,脉弦或涩。治以理气活血,化痰消瘿。方以海藻玉壶汤加减。

4. 阴虚火旺证　表现为颈前肿大,眼突,心悸多汗,消瘦,口干咽燥,五心烦热,舌红少苔,脉细数。拟滋阴降火,消瘿散结。方以天王补心丹加减。

5. 气阴两虚证　表现为颈前肿大,眼突,心悸失眠,消瘦,神疲乏力,气短汗多,舌质红或淡红,脉细或细数无力。治以益气养阴,消瘿散结。方以生脉散加减。

（五）预防

甲状腺功能亢进症治疗不及时或失当,会引起甲亢性心脏病、周期性瘫痪,甚至甲亢危象等并发症;本病临床治愈后,受免疫因素、精神因素、饮食等方面影响,多易复发。因此,甲亢的预防,应做到未病先防、既病防变和愈后防复三个方面。

第三节　2型糖尿病

 典型病案

　　赵某,男,46岁,已婚,干部。因"口干、多饮月余,加重1周"于2003年2月18日入院就诊。患者自2003年元旦后,因工作繁忙,经常加班。元月中旬开始出现口干,喜饮水,夜间尤觉明显,未予重视。春节过后,近1周症状加重,口干舌燥,饮水明显加重,同时尿量增多,夜尿4~5次。舌边尖红,苔薄黄,脉洪数。体格检查:T 37.2℃,P 100次/min,R 20次/min,BP 135/85mmHg。神志清,形体肥胖。双肺呼吸音清晰,未闻及干、湿啰音,心界不大,心率90次/min,心律齐,各瓣膜听诊区未闻及病理性杂音。双下肢不肿。理化检查:空腹血糖8.1mmol/L,餐后2小时血糖16.4mmol/L。血脂:血清总胆固醇5.8mmol/L,血清三酰甘油2.8mmol/L。尿常规:尿糖(+++),尿蛋白(-)。

　　西医诊断:糖尿病。

　　中医诊断:消渴,肺热津伤证。[何清湖.中医临床教学案例[M].长沙:湖南科学技术出版社,2007:157]

一、中西医对糖尿病概念的认识

中医:中医学认为本病是以多尿、多饮、多食,或伴体重减轻甚至消瘦为主要临床表现的一种病证,与"消渴病"相类似。《黄帝内经》首先提出消渴之名,还有消瘅、肺消、膈消、消中之称谓。《证治要诀》明确提出消渴有上、中、下之分类。《证治准绳·消瘅》对三消的临床分类作了规范:"渴而多饮为上消,消谷善饥为中消,渴而便数有膏为下消。"

西医:糖尿病是一组由多病因引起的以慢性高血糖为特征的代谢性疾病,是由于胰岛素分泌和(或)作用缺陷引起糖、脂肪、蛋白质、水和电解质代谢的紊乱。临床表现早期多无症状,进展到症状期可出现多尿、多饮、多食、消瘦等典型"三多一少"症候群,久病则可出现心、脑、肾、眼及周围神经并发症,病情严重或应激时可发生急性代谢紊乱如糖尿病酮症酸中毒、高渗性昏迷等危重证候。

糖尿病目前分为1型、2型、特殊类型和妊娠糖尿病四类,本节主要讨论2型糖尿病。

二、中西医对2型糖尿病病因和病机认知的异同

(一)中医对2型糖尿病的认识

1. 病因　历代医家对糖尿病病因的认识较为一致,认为主要有先天禀赋不足、饮食失节、情志失调、劳欲过度等方面。

2. 病机　本病病机主要在于阴津亏损,燥热偏盛。阴虚为本,燥热为标,燥热亢盛,伤津耗气,而致气阴两虚,迁延日久,阴损及阳,可出现气阴两伤或阴阳俱虚,甚则肾阳衰微之候。阴虚燥热互为因果,致使变证百出。

肺、胃、肾为主要病变脏腑,尤以肾为关键。三脏之中,既相互影响又有所偏重。燥热伤肺,则津液不能敷布而直趋下行,随小便排出体外,故小便频数量多;肺不布津,则口渴多饮。燥热伤脾胃,胃火炽盛,脾阴不足,则口渴多饮、多食善饥;脾气虚不能转输水谷精微,则水谷精微下流注入小便,则小便味甘;水谷精微不能濡养肌肉,则形体日渐消瘦。肾阴亏虚则虚火内生,上燔心肺则烦渴多饮,中灼脾胃则胃热消谷。肾失濡养,开阖固摄失权,则水谷精微直趋下泄,随小便而排出体外,则尿多甜味。病变脏腑常相互影响,如肺燥津伤,津液敷布失调,可导致脾胃失去濡养,肾精不得滋助;脾胃燥热偏盛,上可灼伤肺津,下可耗伤肾阴;肾阴不足则阴虚火旺,亦可上灼肺胃,终致肺燥胃热肾虚,故"三多"之症常可相互并见。

(二)西医对2型糖尿病的认识

1. 病因和发病机制　2型糖尿病是由遗传因素及环境因素共同作用而形成的多基因遗传性疾病。目前,对2型糖尿病的病因和发病机制仍然认识不足,是一组异质性疾病。

(1)遗传因素与环境因素:研究表明本病有明显的遗传倾向,同卵双生子中2型糖尿病的同病率接近100%,但起病和病情进程则受环境因素的影响而变异甚大。环境因素包括年龄增长、现代生活方式、营养过剩、体力活动不足、子宫内环境以及应激、化学毒物等。在遗传因素和上述环境因素共同作用下所引起的肥胖,特别是中心性肥

胖,与胰岛素抵抗和 2 型糖尿病的发生密切相关。

(2)胰岛素抵抗和 β 细胞功能缺陷:β 细胞功能缺陷导致不同程度的胰岛素缺乏和胰岛素抵抗是 2 型糖尿病发病的两个主要环节。胰岛素抵抗是指胰岛素作用的靶器官对胰岛素作用的敏感性降低。胰岛素抵抗是 2 型糖尿病的特性,可能是多数 2 型糖尿病发病的始发因素,且产生胰岛素抵抗的遗传背景也会影响 β 细胞对胰岛素抵抗的代偿能力。β 细胞对胰岛素抵抗的失代偿是导致 2 型糖尿病发病的最后共同机制。

(3)胰岛 α 细胞功能异常和胰高血糖素样肽-1(GLP-1)分泌缺陷:胰岛中 α 细胞分泌胰高血糖素,在保持血糖稳态中起重要作用。GLP-1 由肠道 L 细胞分泌,主要生物作用包括刺激 β 细胞葡萄糖介导的胰岛素合成和分泌、抑制胰高血糖素分泌。胰岛 α 细胞功能异常和 GLP-1 分泌缺陷可能在 2 型糖尿病发病中也起重要作用。

2. 病理生理 胰岛素分泌相对不足是导致 2 型糖尿病代谢紊乱的主要原因,而胰高血糖素分泌增多又加重代谢紊乱的发展。

由于糖原合成减少、分解增加,葡萄糖异生增加,肝脏及外周组织摄取和利用葡萄糖的能力降低,肝葡萄糖输出增加,导致高血糖和糖尿;由于胰岛素相对不足,周围组织摄取葡萄糖能力降低,脂肪组织大量动员分解,产生大量酮体;蛋白质合成代谢减弱,分解代谢加速,导致负氮平衡。胰高血糖素分泌增加且不为血糖增高所抑制,进一步促进肝糖原分解、葡萄糖异生、脂肪分解和酮体生成,从而加重上述代谢紊乱。

三、中西医诊断方法的相互补充

(一)中医望闻问切

糖尿病起病缓慢,病程漫长,以多尿、多饮、多食、倦怠乏力,形体消瘦,或尿有甜味为其证候特征。本病的发生与饮食习惯、生活方式密切相关,如嗜食膏粱厚味,醇酒炙煿,或长期处于疲劳和紧张的状态,形体肥胖者,常于中年以后发病。患者"三多"症状的显著程度有较大差别,糖尿病的多尿,表现为排尿次数增多,尿量增加;有的患者是因夜尿增多而发现本病;与多尿同时出现的是多饮,喝水量及次数明显增多。多食易饥,食量超出常人,但患者常感疲乏无力,日久则形体消瘦,现代的糖尿病,有的患者则在较长时间内表现为形体肥胖。中医认为糖尿病的病理性质有虚实、标本之不同。燥热为标属实,阴虚为本属虚。通过中医四诊还可以判断疾病病位、标本、虚实以及本证与并发症。临床中多饮症状较突出,舌红苔黄,脉数,多属肺燥;多食症状较为突出,苔黄,脉实有力,多属胃热;多尿症状较为突出,舌红少苔,脉细数,多属肾阴虚。

(二)西医问诊和体格检查

1. 问诊 对于初次就诊的患者,应注意其主诉。有典型症状者围绕"三多一少"为主进行问诊;但许多糖尿病无上述典型症状,因此要注意一些其他病史情况,如家族发病情况、食量与体重、原因不明高血压、疲劳及虚弱、视力模糊、反复阴道炎或外阴瘙痒、皮肤瘙痒等不典型的表现。转诊或复诊患者,在关注上述内容的基础上,需注意既往用药及血糖的控制情况,以及有无急慢性并发症等。

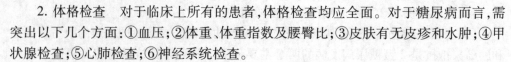

2. 体格检查 对于临床上所有的患者,体格检查均应全面。对于糖尿病而言,需突出以下几个方面:①血压;②体重、体重指数及腰臀比;③皮肤有无皮疹和水肿;④甲状腺检查;⑤心肺检查;⑥神经系统检查。

（三）实验室及辅助检查

1. 血糖、糖化血红蛋白、尿糖测定 尤其是空腹血糖(FPG)、糖化血红蛋白(反映近2~3个月的平均血糖水平)是诊断糖尿病最直接的依据。

2. 葡萄糖耐量试验(OGTT) 当血糖高于正常范围而又未达到诊断糖尿病标准时,需进行OGTT。OGTT应在禁食8小时后,清晨空腹进行。

3. 胰岛素和C肽测定 有助于了解胰岛β细胞功能和指导治疗,但不作为诊断糖尿病的依据。

4. 血脂 糖尿病患者大都伴有高血脂,而高血脂对血管的损害,决定糖尿病的预后。

（四）病理

2型糖尿病患者早期往往胰岛增大,胰岛β细胞数多于正常;随糖尿病病程进展,出现β细胞数量减少,胰岛玻璃样变、胰腺纤维化、细胞空泡变性和脂肪变性等病理改变。

四、中西医结合诊断思路

（一）西医辨病

1. 糖尿病诊断标准 症状+随机血糖≥11.1mmol/L(≥200mg/dl);或FPG≥7.0mmol/L(≥126mg/dl);或口服葡萄糖耐量试验(OGTT)中2小时血浆葡萄糖(2HPG)≥11.1mmol/L(≥200mg/dl);症状不典型者,需另一天再次证实上述血糖水平。

可见,血糖值是糖尿病诊断的主要依据。

2. 鉴别诊断

（1）非葡萄糖糖尿:如尿中出现乳糖、果糖及戊糖等导致尿糖检测阳性,均为罕见的先天性疾患。

（2）非糖尿病性葡萄糖尿:如与肾糖阈降低、葡萄糖重吸收减少而尿糖阳性等加以鉴别。

（3）继发性糖尿病:如胰腺炎、胰大部切除及药物副作用等均可出现血糖增高,需加以鉴别。

（二）中医辨证

中医辨证依据四诊合参的结果及实验室检查结果等进行综合判断,分析结果涵盖病因、病位、病性、病机、病势等几个方面。糖尿病的三多症状,往往同时存在,但根据其表现程度的轻重不同,而有上、中、下三消之分。以肺燥为主,多饮症状较突出者,称为上消;以胃热为主,多食症状较为突出者,称为中消;以肾虚为主,多尿症状较为突出者,称为下消。糖尿病初病多以燥热为主,病程较长者则阴虚与燥热互见,日久则以阴虚为主。进而由于阴损及阳,可见气阴两虚,并可导致阴阳俱虚之证。糖尿病常见的证型有阴虚燥热、气阴两虚、肾阴亏虚、阴阳两虚。

（三）中西医结合诊断思路与方法

依据糖尿病患者的发病原因、病程、临床症状体征及实验室检查,特别是血糖测定对 2 型糖尿病进行确诊。西医体格检查全面翔实,但中医可以通过望闻问切,判断疾病证型,进行辨证论治。在诊断的过程当中,中西医诊断手段的互相补充,尤其是中医对症状的认识有独到之处,如口渴,有渴而欲饮和渴而不欲饮之分,为证型辨别是燥热还是阴伤,提供了极其重要的线索。

五、中西医结合治疗思路及结合点

(一)中西医结合治疗思路

2 型糖尿病是一组以长期高血糖为主要特征的代谢综合征。血糖控制的好坏直接关系到糖尿病并发症的发生与发展。目前,中、西医对于糖尿病的基础治疗,均包括糖尿病教育、饮食治疗、运动疗法等方面。

西医治疗以口服降糖药、注射胰岛素治疗为主。口服降糖药主要特点在于降糖效果迅速而明显,但存在诸如低血糖、过敏反应、消化道反应等副作用,对防治慢性并发症效果并不理想。中医药治疗糖尿病,具有一定的降血糖作用,但相对较缓。中医治疗对改善患者临床症状有显著作用,并能有效防治糖尿病多种并发症,可整体调控。中西药联用可以长期维持血糖的动态平衡,提高患者生存质量,并可显著改善糖尿病症状,防治糖尿病慢性并发症。

因此,临床上针对糖尿病的治疗多采用中西医结合——即"病证同治"或"病证症因同治"。中西医结合治疗是在西医药降糖作用明显的基础上,发挥中医药多靶点整体调节作用,互相扬长避短而提高疗效。一般对于初诊轻症患者先控制饮食 1~2 个月,若血糖无明显下降则加用中药治疗;而对血糖、尿糖控制不满意及中重症患者,应加用口服降糖药或注射胰岛素;治疗过程中根据血糖、尿糖控制情况,逐步减少口服降糖药的用量;有些患者本身症状不典型,或已用胰岛素或口服降糖药治疗后症状不典型的虽无证可辨,但可结合病因、病性、病机,辨病施方处理。

(二)一般治疗

1. 糖尿病教育 要使患者充分认识自己的疾病,并了解饮食、运动、用药等基本综合治疗措施及尿糖、血糖监测的意义,有助于配合控制病情。

2. 饮食治疗 饮食控制是糖尿病的基本治疗,有利于减轻体重、改善高血糖、脂代谢紊乱和高血压,减少降糖药物剂量。其包括以下几方面:总热量的控制,包括碳水化合物、蛋白质及脂肪的比例,以及三餐热量的合理分配。

3. 体育锻炼 适当的文体活动和体力劳动,可促进糖的利用,减轻胰岛负担,为本病有效疗法之一。

4. 自我监测血糖 应用便携式血糖仪监测和记录血糖水平,每 2~3 个月定期检查糖化血红蛋白,了解糖尿病控制情况,指导药物调整。

(三)西医治疗

1. 口服降糖药物治疗 ①磺脲类;②格列奈类、二甲双胍类;③噻唑烷二酮类、α 葡萄糖苷酶抑制剂等药物。

2. 胰岛素治疗 胰岛素是控制高血糖的重要和有效手段。主要用于 1 型糖尿病、各种严重的糖尿病急性或慢性并发症、新诊断的 2 型糖尿病伴有明显高血糖、2 型糖尿病 β 细胞功能明显减退者等。

（四）中医辨证治疗

糖尿病以阴虚燥热、气阴两虚、肾阴亏虚、阴阳两虚等证型为多见，多伴有瘀血的病变，容易发生多种并发症。常见的主要证型有：

1. 阴虚燥热证　以烦渴多饮、多食易饥为主要表现，舌质红，苔黄，脉多弦数。治拟滋阴清热，生津止渴。治疗以消渴方或玉女煎加减。

2. 气阴两虚证　以少气乏力、多饮多尿为主要表现，舌质淡红，苔白而干，脉弱。治拟益气养阴。治疗以生脉散加减。

3. 肾阴亏虚证　以多尿、腰膝酸软、头晕耳鸣、口干唇燥、皮肤干燥为主要表现，舌红，少苔，脉细数。治拟滋阴固肾。治疗以六味地黄丸加减。

4. 阴阳两虚证　以形寒肢冷，腰酸耳鸣，面色黧黑，多饮多尿为主要表现，舌淡，苔白，脉沉细无力。治拟温阳育阴。治疗以金匮肾气丸加减。

对于上述各种证型，如见舌质紫黯，或有瘀点瘀斑，脉涩或结或代时，则多伴有血瘀，可酌加活血药，如丹参、川芎、郁金、红花、泽兰等；并发白内障、雀盲、耳聋，可用杞菊地黄丸或明目地黄丸；并发疮毒痈疽者，可用五味消毒饮；对于并发胸痹心痛、水肿、中风者，可参考有关章节辨证论治。

（五）预防

加强糖尿病知识的宣传教育；注意节制饮食，保持标准体重，防止肥胖；避免长期精神紧张、思虑过度；注意劳逸结合，坚持体育锻炼，避免房劳过度；注意早期发现和治疗各种并发症。

学习小结

1. 学习内容　　　　　　　　　　　　　　　　（＊掌握内容，△熟悉内容）

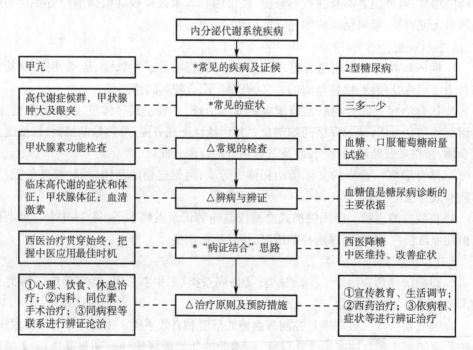

2. 学习方法　作为一个医学生,应当早入临床,早接触患者,这样可以理解本系统疾病患者的痛苦,以及甲亢、糖尿病的典型症状、体征、证候,诊断的流程,常规治疗的方法及存在的缺陷,对提升学习兴趣,开阔思维将有很大的帮助。

(邓奕辉)

复习思考题

1. 通过本章节学习后,简要叙述甲亢的中西医治疗方案。
2. 通过本章节学习后,简要叙述 2 型糖尿病的中西医治疗方案。

笔记

第十三章

风湿性疾病

> **学习目的**
>
> 通过本章节的学习,掌握风湿性疾病"病证结合"诊疗思路与方法,为构建中西医结合临床思维奠定基础。
>
> **学习要点**
>
> 中西医结合防治风湿性疾病的理论基础/基本思路和原则;中西医结合治疗的优势病种(类风湿关节炎、系统性红斑狼疮)"病证结合"的诊疗思路与方法;风湿性疾病防治原则和方法。

第一节 风湿性疾病概述

一、风湿性疾病常见疾病及证候

风湿性疾病(rheumatic disease)泛指影响骨、关节及其周围软组织如肌肉、滑囊、肌腱、筋膜、神经等的一组疾病。国外称这一组疾病为"Five Ds"。第一个 D 是 Discomfort,即感觉不舒服、痛苦;第二个 D 是 Disability,即残疾、丧失功能;第三个 D 是 Drug toxicity,即服用一些药物后会出现毒性反应;第四个 D 是 Death,即患此组疾病要比同年龄段的人寿命缩短约 10~15 年;第五个 D 是 Dollar lost,即加重社会和家庭经济负担。

按照美国风湿病协会(ARA)1983 年修订的风湿性疾病的分类,将其分为 10 大类,100 多种疾病。此分类现已被各国医学界广泛接受和采用。

风湿性疾病多归属于中医"痹证"范畴。由于感邪偏盛或体质差异,中医证候有所不同。对以关节损害为主的风湿病而言,中医根据关节症状特点将其分为行痹、痛痹、着痹、热痹、虚痹等;对不限于关节的多脏器损害的系统性疾病,中医根据其主要临床表现,按脏腑辨证、气血津液辨证,常见证型有热毒炽盛、阴虚内热、脾肾阳虚、寒凝血瘀等。

二、风湿性疾病常见的症状和体征

1. 常见症状

疼痛:关节、软组织和肌肉疼痛是风湿性疾患最常见的症状之一。疼痛的缓急、时间、性质、部位、伴随症状、缓解或加剧因素、与天气关系、日夜间差别、有无原发病灶以及与全身疾病的关系等,可为疾病的诊断提供参考。

僵硬:表现为患者经过一段静止或休息后试图活动某一关节时,感到不适,难以达到正常的关节活动范围和程度,常伴疼痛和肿胀。

肿胀:关节及其肿胀通常是关节或关节周围组织的炎症反应,常伴疼痛。

疲乏:风湿性疾病患者常有疲乏、乏力、运动困难的症状。

另外,还可以出现相应系统症状,常见发热、体重下降、食欲减退,亦常有多系统受累表现,如泌尿系统表现为水肿、泡沫尿、血尿等;神经系统表现为头痛、偏瘫、抽搐等;血液系统表现为贫血、出血、血栓等;消化系统表现为腹痛、腹泻等;呼吸系统表现为咳嗽、胸痛、呼吸困难等;心血管系统表现为心律失常、心功能不全等。

2. 常见体征 关节红肿,甚至变形;依据病情不同,肿胀特点有所不同。

关节外表现:如颊部蝶形皮疹、蛋白尿提示系统性红斑狼疮;银屑病皮疹提示银屑病性关节炎;大量龋齿提示干燥综合征;心脏和血管杂音提示侵犯心脏和血管造成瓣膜病变及血管损害。常见体征还有雷诺现象。

三、中西医结合防治风湿性疾病的理论基础

风湿性疾病病因复杂,可以是感染性、免疫性、代谢性、内分泌性、退行性等,因而造成其异质性表现,即同一种风湿病发生在不同病人身上其临床表现可不相同,且其预后也各不相同,这就增加了临床诊断的难度。另外,关节的受累尽管是各种风湿性疾病最常见的共同表现,但常合并多脏器、多系统损伤。由于大多数疾病的慢性迁延过程,其急性发作与缓解期交替出现,且呈迁延终身的临床过程,并可合并心理、生理改变(狼疮人格、类风湿人格),造成治疗的难度加剧。

中医学认为"正气存内,邪不可干"。由于先天禀赋不足、外感邪毒、七情内伤、饮食劳倦以及痰饮、瘀血等,导致功能失调,临床表现为肌肉、关节、筋骨发生疼痛、酸楚、麻木、重着、灼热、屈伸不利、甚或关节肿大变形。

关节风湿症患者日久不愈,时轻时重,多伴面黄少华,心悸乏力,短气自汗,舌淡苔白或无苔,脉濡弱或细微,亦属气血亏虚。《医宗必读·医论图说》强调:"气血者,人之所以赖以生者也。气血充盈,则百邪外御,病安从来?气血虚损,则诸邪辐辏,百病丛集。"又由于脾胃为后天之本,气血生化之源,病久脾胃功能衰败,气血生化乏源,血不养心,则见心悸、气少不足以息等表现。

久病可致气机郁滞,并进而加重病情。关节风湿症多久治不愈,随着生活质量的降低、经济负担的加重,患者情绪失和,气机不畅,从而使关节疼痛加重。

四、风湿性疾病的中西医"病证结合"诊断基本思路

从病而言,本类疾病由于症状多不典型,除主要影响关节外,其他脏器也常受累及,诊断及治疗有一定困难,且大部分需长期治疗和随访,部分难以治愈,是临床一大类疑难疾病。随着分子遗传学、分子免疫学、分子药理学的深入研究,对本类疾病研究取得较多进展。

从证而言,围绕"痹证"进行分析是基本思路。正如《素问·痹论》所云:"风寒湿三气杂至,合而为痹也。"其病因病机是风寒湿邪伤及肢节、经络、肌肉、筋脉,致气血不通、经络痹阻,症见肌肉、关节、筋骨疼痛、酸楚、麻木、重着。《杂病源流犀

笔记

烛·诸痹源流》谓:"痹者,闭也。三气杂至,壅蔽经络,血气不行,不能随时驱散,故久而成痹。"

在病证发生发展过程中,瘀血阻络贯穿疾病的始终。无论风、寒、湿、热之邪或正气虚弱,均可导致瘀血的产生。初期外邪痹阻经脉,气血运行不畅,随着疾病发展,而出现久病入络,瘀血随之加重。清代林珮琴《类证治裁·痹证论治》认为:"痹久不愈,必有湿痰败血瘀滞经络。"

五、风湿性疾病的中西医结合治疗原则及预防措施

中医以辨病与辨证相结合,遵循扶正祛邪、标本缓急、通络止痛、综合治疗原则,通过中药内服、热敷包外敷、中药熏洗、穴位敷贴、针刺、穴位超声脉冲电导治疗及红外线经络理疗等多种方法,达到祛风、散寒、除湿、通络、止痛及补益肝肾、强筋壮骨等标本兼治作用。

西医也应早期诊断和尽早合理用药,治疗主要目的是控制病情,缓解症状,改善疾病预后,保持关节、脏器功能,提高生活质量。酌情使用缓解病情药物如糖皮质激素、生物制剂,对症及支持治疗。必要时可使用外科疗法,包括矫形手术、滑膜切除、人工关节置换等。

去除诱因及减少易感因素,包括注意保暖、避免受寒、情绪乐观、饮食调节、规律用药、运动康复、职业训练、心理调节等,是预防本类疾病不可缺少的部分。

第二节　类风湿关节炎

 典型病案

邓某,女,50岁,职员。3年前受凉后出现双手腕关节、近节指间关节肿胀疼痛,期间未予系统治疗,近1年关节症状加重,双腕活动受限,左手近端指间关节肿胀畸形,晨僵1.5小时。患者自诉双手关节夜间疼痛加重,偶有关节刺痛,口苦腹满反酸,四肢困倦,大便偏干、3～5天1次,小便正常,苔黄腻,脉细弦。

辅助检查:类风湿因子1:80,C-反应蛋白38.7mg/L,免疫球蛋白G 16.8g/L,红细胞沉降率37mm/h,抗ccp抗体54 000U/L。

西医诊断:类风湿关节炎。

中医诊断:顽痹,湿瘀互结型。

治疗给予中药蠲痹通络,清热利湿。桑枝15g,清半夏15g,制南星30g,炒白芥子15g,威灵仙15g,土茯苓30g,青风藤30g,虎杖12g,制川乌10g,炒苍术15g,生薏苡仁30g,赤芍20g,炙地鳖虫15g,炙僵蚕15g,穿山龙50g,生甘草6g。服7剂后,双腕关节肿痛稍减轻,口苦减轻,胃脘部已无明显胀满。

[孟庆良,张子扬,孟婉婷.朱良春教授益肾蠲痹法治疗风湿病经验[J].中医学报,2017,32(11):2103-2106]

一、中西医对类风湿关节炎概念的认识

中医：类风湿关节炎（rheumatoid arthritis，RA）属于中医"顽痹""骨痹""历节病""尪痹"等范畴；有关节变形、强直、畸形等表现，病程多较长，治疗困难，日久不愈，可使患者的病因病机错综复杂，有着显著的个体差异，需要因人制宜，辨证论治。

西医：RA 是一种慢性、自身免疫性、破坏性的关节病变。其关节病变特征为对称性多关节炎，可侵犯多个大小关节。RA 的临床表现多样，除了关节炎表现，如晨僵、关节疼痛与压痛、关节肿、关节畸形等，还常合并关节外表现，如肺间质病变、心包炎、肾损害等。发病高峰在 30~50 岁，男女之比为 1∶3。我国大陆地区的 RA 患病率约为 0.2%~0.36%。

共同点：尽管描述方法不同，但中医和西医对 RA 的认识确有许多共同之处。首先均强调内因，中医所说的人体正气的存在，相当于西医所说的免疫功能，而中医所描述的风寒湿邪阻络与西医所说的炎症因子造成的关节和皮肤损害非常类似。另外，两者均认为本病病程较长，病理机制复杂，治疗方面必须因人而异，中医则强调辨证论治。

二、中西医对病因和病机认知的异同

（一）中医对类风湿关节炎的认识

1. 病因　中医认为，本病发生主要由于患者素体不足，正气偏虚，腠理不密，卫外不固，复受风、寒、湿、热之邪侵袭，阻滞经络、肌肉、关节，气血运行不畅而成。

2. 病机　由于各种邪气常兼夹而至，合而为痹，故临床常见的证型有风湿热痹、风寒湿痹、肝肾不足、痰瘀互结。若风邪胜者，因风性善行数变，则疼痛游走不定而成风痹；寒邪胜者，因寒性凝滞收引，则疼痛剧烈，痛有定处而成寒痹；湿邪胜者，因湿性黏滞重着，则肌肤、关节麻木重着而成着痹；热邪胜者或风寒湿郁而化热，留注关节，则关节肿痛，局部有灼热感而成热痹；虚痹为肝肾气血不足；久病多有痰瘀交阻。

（二）西医对类风湿关节炎的认识

1. 病因　RA 的病因迄今尚未完全阐明，目前认为可能与感染病毒、遗传因素、内分泌因素、环境寒冷潮湿、强体力劳动、精神创伤及外伤等因素有关。

2. 发病机制　炎症早期，滑膜红肿渗出大量液体，关节囊、腱和腱鞘炎改变，关节明显肿胀。滑膜炎继续发展，富有血管的肉芽组织从关节软骨边缘的滑膜向软骨面伸展，最后可将软骨完全覆盖，阻断了软骨从滑液摄取营养，致使软骨发生溃疡。最后软骨表面的肉芽组织纤维化，使上下关节面互相融合，形成纤维性关节强硬。关节附近的骨骼呈脱钙和骨质疏松，肌肉和皮肤萎缩，关节畸形或脱位。

三、中西医诊断方法的相互补充

（一）中医望闻问切

包括望神色形态和关节局部的情况（红肿，变形等），听语声强弱，问疼痛关节的个数及发作特点、缓解因素、局部颜色及活动度、有无压痛等，以及舌诊和脉诊等。

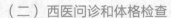

（二）西医问诊和体格检查

详细询问关节症状的起病方式、受累部位、数目、疼痛的性质与程度、功能状况及其演变，同时了解关节以外的系统受累情况。询问服药的种类，服药的效果及其他反应，以及目前患者的主要症状、饮食、睡眠、大小便等。

体格检查时对于病变关节及脊柱的检查对诊断本病是非常必要的，包括肌力、关节肿痛及压痛部位、压痛程度、关节畸形、关节脊柱功能等。RA 中、晚期的患者可出现手指的"天鹅颈"及"纽扣花"样畸形，以及腕关节、肘关节强直和掌指关节半脱位等。

（三）实验室及辅助检查

1. 血常规　有轻至中度贫血。活动期血小板计数可增高。

2. 炎性标志物　血沉和 C-反应蛋白常升高，并且与疾病的活动度相关。

3. 自身抗体　类风湿因子（RF）可分为 IgM 型、IgG 型和 IgA 型。约 70% 患者可测出 IgM-RF。抗环瓜氨酸肽（CCP）抗体对 RA 的早期诊断敏感性和特异性高。

4. 免疫复合物和补体　70% 患者血清中出现各种类型的免疫复合物，尤其是活动期和 RF 阳性患者。在急性期和活动期，患者血清补体均有升高。

5. 人类白细胞抗原（HLA-DR$_4$/DR$_1$）　约 48%～87% 患者可有 HLA-DR$_4$ 或 HLA-DR$_1$ 阳性。一般认为，DR$_4$ 阳性的 RA 患者，病情更倾向于进展性、严重性和侵蚀性。

6. 关节滑液　正常人关节腔内的滑液不超过 3.5ml。在关节有炎症时滑液增多，滑液中的白细胞也明显增多。

7. 影像学检查　常规 X 线检查可对关节损害进行初步分期（Ⅰ～Ⅳ期）；CT 可显示 X 线片上尚看不出的骨破坏；MRI 可显示关节炎性反应初期出现的滑膜增厚、骨髓水肿和轻度关节面侵蚀，有益于 RA 的早期诊断。

8. 超声检查　高频超声能清晰显示关节腔、关节滑膜、滑囊、关节腔积液、关节软骨厚度及形态等，彩色多普勒血流显像和彩色多普勒能量图能直观地检测关节组织内血流的分布，反映滑膜增生的情况，并具有很高的敏感性。超声检查还可以动态判断关节积液量的多少和与体表的距离，用以指导关节穿刺及治疗。

9. 关节镜及针刺活检　类风湿结节的活检可发现其典型的病理改变并有助于对本病的诊断。

（四）病理

急性期表现为渗出性和细胞浸润性；慢性期表现为滑膜肥厚，形成许多绒毛样突起，突向关节腔内浸入到软骨和软骨下的骨质，造成关节破坏，致关节畸形和功能丧失。

四、中西医结合诊断思路

（一）西医辨病

1. 类风湿关节炎的诊断标准　多参照 1987 年美国风湿病协会（ARA）修订的诊断标准，自问世以来，对于非早期 RA 诊断的特异度和灵敏度都令人满意。但是随着对 RA 病因学、病理生理和发展规律的深入了解，尤其是过去的 30 多年，影像学检查技术飞速发展，实验诊断除过去的 RF 外，开展了多种抗体检测，如抗 RA33 抗体、抗角蛋白抗体、抗核周因子抗体、抗环瓜氨酸肽抗体（ACPA）等，提高了早期诊断的灵敏度和特异度。为此,2009 年美国风湿病学会(ACR)与欧洲抗风湿病联盟(EULAR)新修订的 ACR/EULAR RA 分类标准:从 4 个方面进行评分,积分为 6 分或 6 分以上的患者,便能诊断为 RA。

与 ACR1987 年的 RA 分类标准相比,ACR/EULAR 标准有重大改进。新的诊断标准首先以受累关节多寡作为主要指标,关节炎需经超声或磁共振成像证实,并排除了其他疾病所致为前提;新增了 ACPA 检测,并重视其和 RF 在 RA 诊断中的作用;把急性时相反应物 C-反应蛋白(CRP)和血沉(ESR)增高以及炎症持续 6 周作为参考条件之一;废除了原标准中的晨僵、皮下结节、对称性关节炎和双手 X 线平片改变 4 项。

新标准可对 1 个以上的关节炎进行早期诊断,因此有助于及时应用改善病情的抗风湿药物(DMARDs)和生物制剂治疗,以提高疗效并改变 RA 的预后。

2. 鉴别诊断

(1)骨关节炎:为退行性骨关节病,多见于 50 岁以上患者。主要累及膝、脊柱等负重关节。活动时关节痛加重,可有关节肿胀、积液,但通常无游走性疼痛,大多数血沉正常,RF 阴性或低滴度阳性。X 线示关节间隙狭窄、关节边缘呈唇样增生或骨疣形成。

(2)强直性脊柱炎:多见于青壮年男性,主要侵犯脊柱,外周关节受累以非对称性的下肢大关节炎为主,特别是以膝、踝、髋关节为首发症状,极少累及手关节,骶髂关节炎具典型的 X 线改变。90% 以上患者 HLA-B$_{27}$ 阳性。

(3)风湿性关节炎:发病前 1~3 周常有咽喉炎、扁桃体炎等上呼吸道感染史,而后出现发热、关节炎、心脏炎、皮下小结和环形红斑。典型的表现为游走性关节,其特点多为肘、膝、髋、踝、肩、腕等大关节且对称发生,关节局部红、肿、热、痛,但不化脓。急性炎症消退后,关节功能完全恢复,不遗留关节强直或畸形。

(4)痛风性关节炎:本病多见于中年男性,常表现为关节炎反复急性发作。好发部位为第 1 跖趾关节或跗关节,也可侵犯膝、踝、肘、腕及手关节。慢性重症者可在关节周围和耳廓等部位出现痛风石。本病患者血清自身抗体阴性,而血尿酸水平大多增高。

(二)中医辨证

一般来说,痹证新发,风、寒、湿、热、痰、瘀之邪明显者为实;痹证日久,耗伤气血,损及脏腑,肝肾不足为虚;病程缠绵,日久不愈,常为痰瘀互结、肝肾亏虚之虚实夹杂证。常见证候辨证要点如下:

1. 关节肿痛,游走不定或痛有定处,遇寒加重,得热则减,关节屈伸不利或局部发凉,四肢关节沉重,局部肌肤麻木不仁,全身畏寒怕冷,大便溏薄,小便清长。舌淡,苔白腻,脉象沉紧或沉缓,属于风寒湿证。

2. 起病较急,关节肿胀,疼痛剧烈,局部灼热发红,手不可近,活动受限,兼有发热口渴,烦闷不安,喜冷恶热,小便短赤。舌质偏红,舌苔白干或黄糙,脉滑数或濡数,属于风湿热痹。

3. 病程较久,关节疼痛,肿胀变形,行握俱艰,面色㿠白,心悸乏力,身疲困倦。舌体胖大,舌质淡,苔薄白,脉沉细弦紧,属于虚痹(气血两虚为主)。

4. 病程迁延,关节肿痛,长期反复难愈,病变骨节僵硬,活动受限,屈伸不利,疼痛悠悠,同时见面色淡白,肌肉瘦削,神倦乏力,纳食减少,畏寒,腰腿酸软,大便溏薄,小便清长,夜尿频。舌质淡,苔薄白,脉象沉细弱,属于虚痹(脾肾阳虚为主)。

5. 痹证历时较长,病程反复,关节强直,关节周围呈黯黑,疼痛剧烈,筋健僵硬,肌肉萎缩,或见关节畸形,或出现皮下结节,全身情况较差。舌质紫黯有瘀斑,脉来濡涩,属于顽痹(痰瘀交阻证)。

(三) 中西医结合诊断思路与方法

在西医诊断明确的基础上进行中医辨证是中西医结合的诊断思路与方法。应该采用最新西医诊断标准,抓住主要矛盾,并结合病程中病情的演变和治疗的效果进行科学分析,以避免因假象的出现掩盖病情。中医辨证结合病程、症状、体征等,去粗存精,全面分析。

五、中西医结合治疗思路及结合点

RA 治疗的目的在于控制病情,改善关节功能和预后。应强调早期治疗、联合用药和个体化治疗的原则。治疗方法包括一般治疗、药物治疗、外科手术和其他治疗等。一些西药尤其是快速短效静脉制剂起效较快,但中医在调节免疫和活血抗炎方面可作为辅助,能显著减少西药的副作用及剂量,如针灸及理疗等方法根据辨证决定药物和穴位,有助于病情稳定。

1. 一般治疗　强调患者教育及整体和规范治疗的理念。适当的休息、理疗、体疗、外用药、正确的关节活动和肌肉锻炼等对于缓解症状、改善关节功能具有重要的作用。

2. 西医治疗

(1) 非甾体抗炎药(NSAIDs):这类药物主要通过抑制环氧化酶活性,减少前列腺素合成而具有抗炎、止痛、退热及减轻关节肿胀的作用,是临床最常用的 RA 治疗药物。NSAIDs 的外用制剂以及植物药膏剂等对缓解关节肿痛有一定作用,不良反应较少,应提倡在临床上使用。

(2) 改善病情的抗风湿药(DMARDs):本类药物较 NSAIDs 发挥作用慢,临床症状的明显改善大约需 1~6 个月,故又称慢作用抗风湿药(SAARDs)。常用药物有甲氨蝶呤、柳氮磺吡啶、来氟米特、环孢素 A、金诺芬、羟氯喹和氯喹等。

(3) 糖皮质激素:能迅速改善关节肿痛和全身症状。在重症患者伴有心、肺或神经系统等受累的患者,可给予短效激素,其剂量依病情严重程度而定。小剂量激素(泼尼松≤7.5mg/d)仅适用于少数 RA 患者。在激素治疗过程中,应补充钙剂和维生素 D 以防止骨质疏松。

(4) 免疫及生物治疗:如肿瘤坏死因子(TNF-a)抑制剂、白介素-1(IL-1)和白介素-6(IL-6)拮抗剂、抗 CD20 单抗等。

(5) 外科治疗:包括关节置换和滑膜切除术,适用于晚期有畸形并失去功能的关节。

3. 中医辨证论治

(1) 风湿热痹:表现为关节红、肿、热、痛且屈伸不利,晨僵,关节畸形;口渴,汗出,小便黄,大便干,舌质红,苔黄厚腻,脉滑数或弦滑。治以清热通络,祛风除湿。方以四妙散加味。

（2）风寒湿痹：表现为关节冷痛而肿，遇寒痛增，得热痛减，屈伸不利，晨僵，关节畸形，口淡不渴，恶风寒，阴雨天加重，肢体沉重，舌质淡，苔白，脉弦紧。治以温经散寒，祛风除湿。方用桂枝芍药知母汤加减。

（3）肝肾不足：表现为痹证日久，关节肿胀畸形，不可屈伸，重着疼痛，肢体活动不便，筋脉拘急，形体消瘦，潮热盗汗，持续低热，或畏冷喜暖，遇劳遇冷加重，舌质淡或淡红，苔薄或薄白而干，脉沉细数或沉细无力。治以补益肝肾，祛风除湿。方用独活寄生汤或虎潜丸加减。

（4）痰瘀互结：表现为关节肿胀刺痛，或疼痛夜甚，屈伸不利，晨僵，关节畸形，皮下硬节，局部肤色晦暗，肌肤干燥无光泽，或肌肤甲错。妇女月经量少或闭经，舌质紫黯，有瘀斑或瘀点，脉沉细涩。治以化痰祛瘀，舒筋通络。方用二陈汤合活络效灵丹加减。

现代研究表明，养阴药不但能减轻免疫抑制剂引起的副作用，还能抑制免疫功能的亢进；益气药可以调节机体非特异性免疫功能；疏风清热利湿药具有抗炎脱敏的作用；化痰软坚药具有免疫抑制作用；清热解毒药具有抑制超敏反应，清除免疫复合物的作用；活血化瘀药具有抑制 RA 微小血管数量的增加，改善微循环障碍，增强纤维蛋白溶解，改善软骨功能，促进新骨生成的作用；补肾药可以促进骨髓的造血功能，促进新骨生成。因此，临床上采用中西医结合的方法"病证同治"或"病证症因同治"，可以取长补短，协同作用。

4. 预防

（1）加强锻炼，适度健身，如做保健体操、练气功、打太极拳、散步等，对于提高自身抵抗力有较好益处。

（2）避免风寒湿邪侵袭。要防止受寒、淋雨和受潮，关节处要注意保暖，不穿湿衣、湿鞋、湿袜等。夏季暑热，不要贪凉受露、暴饮冷饮等。秋季转凉，要防止受风寒侵袭。冬季寒风刺骨，注意保暖。

（3）注意劳逸结合，饮食有节，起居有常，是强身保健的重要措施。

第三节　系统性红斑狼疮

 典型病案

　　郑某，女，37 岁，2005 年 9 月 18 日初诊。患者恶寒发热 5 个月余，伴手指、踝关节疼痛，神疲畏光。经某医院检查，RF 281.5U/ml，抗核抗体、抗 Sm 抗体、抗 ds-DNA 抗体均为阳性，ESR 101mm/h，予激素等药物治疗，病情未能控制。

　　刻诊：不规则发热，T 37.8~38.5℃，面部浮肿，鼻旁对称性红斑，腰背有多处皮疹，大便干燥。舌红苔薄黄，脉细数。

　　西医诊断：系统性红斑狼疮。

　　中医诊断：阴阳毒；热毒内炽，营血耗伤。

　　治疗予四妙勇安汤加味，以清热解毒，凉血散瘀。元参 30g，银花 30g，当归 10g，大生地 30g，赤芍 15g，丹皮 10g，水牛角 30g，半枝莲 30g，蚤休 15g，青蒿珠 30g，生甘草 6g。药进 15 剂后,T 37.2~37.6℃,精神好转,大便较前通畅,再以上方为主略作调整,面部红斑完全消退,身热降至正常,皮疹及关节痛均见好转,ESR 33mm/h。
　　[蒋熙,蒋恬,朱良春.四妙勇安汤在风湿类疾病中的应用[J].河南中医,2008,28(12):82-83]

一、中西医对系统性红斑狼疮概念的认识

中医:中医学对系统性红斑狼疮(systemic lupus erythematosus,SLE)的诊治论述散见于历代文献中,如《黄帝内经》曾立"周痹"之名。《灵枢·周痹》曰:"周痹者,在于血脉之中,随脉以上,随脉以下,不能左右,各当其所……风寒湿气客于外分肉之间……分裂则痛……热则痛解,痛解则厥,厥则他痹发,发则如是。"这些描述指出周痹部位在周身血脉、分肉之间,符合 SLE 多系统病变的特点。其他文献中的"蝴蝶丹""马缨丹""日晒疮""鬼脸疮""阴阳毒"等病症描述与此病相近似。

西医:从概念上说,尽管鼻梁和双颧颊部呈蝶形分布的"红斑"是 SLE 特征性改变,但其临床表现复杂多样,更体现在多"系统"性。早期多数呈隐匿起病,开始仅累及 1~2 个系统,逐渐影响多个器官系统,表现为关节炎、隐匿性肾炎、血小板减少性紫癜等,还可出现皮肤损害包括光敏感、脱发、手足掌面和甲周红斑、盘状红斑、结节性红斑、雷诺现象等。

二、中西医对病因和病机认知的异同

(一)中医对 SLE 的认识

1. 病因　中医认为,本病多由正气虚损、风湿侵袭、热毒蕴积、瘀血阻滞等四个方面引起。以皮疹为主时,中医则谓"温毒发斑"或"阴阳毒"。如《金匮要略》有"阴毒之为病,面目青,身痛如被杖,咽喉痛"等记载,与本病的皮损颇似。当表现为以关节、肌肉、肢体疼痛为主时,则属中医"痹证"范畴。

2. 病机　因于先天禀赋不足,阴阳失调,肾阴亏虚,复因七情内伤,或劳累过度,或误服温燥之药过多,或感受温热外邪,导致气血阴阳失衡、脏腑亏损,则阴阳平衡紊乱。

(二)西医对 SLE 的认识

1. 病因和发病机制　SLE 是自身免疫介导的,以免疫性炎症为突出表现的弥漫性结缔组织病,其发生可能与遗传(HLA-Ⅲ,HLA-Ⅱ异常)、环境因素(紫外线、药物、化学试剂等)及雌激素过高有关。血清中出现以抗核抗体为代表的多种自身抗体和多系统累及是 SLE 的两个主要临床特征。

2. 病理　其主要病理改变为炎症反应和血管异常,可以出现在身体任何器官。中小血管因免疫复合物沉积或抗体直接侵袭而出现管壁的炎症和坏死,继发的血栓使管腔变窄,导致局部组织缺血和功能障碍。

3. 病理生理　外来抗原(如病原体、药物等)作用于人体,引起体内 B 淋巴细胞活化,易感者因免疫耐受性减弱,B 细胞通过交叉反应与模拟外来抗原的自身抗原相结合,并将抗原呈递给 T 淋巴细胞,使之活化,在 T 淋巴细胞活化刺激下,B 淋巴细胞得以产生大量不同类型的自身抗体,造成组织损伤。

综合而言,中西医学都认为先天禀赋是本病的重要基础,外因是产生本病的重要

条件。中医所称的"痰""瘀""毒"和免疫复合物所造成的血管、关节及脏器损伤有高度一致性,"虚"和免疫功能低下具有高度一致性。

三、中西医诊断方法的相互补充

(一)中医望闻问切

除了详细询问病情及其演变过程,应重点观察面部、皮肤、关节、心脏和血管等发病部位,检查有无蝶形红斑或盘状红斑等,有无头面及肢体水肿、皮肤色泽变化,观察舌质舌苔、脉象。

(二)西医问诊和体格检查

1. 问诊 应注意患者的性别与年龄,围绕其自身免疫损害,累及全身结缔组织,如血管、关节、肾脏方面进行问诊。问饮食、睡眠、大小便等。应探究疾病发生的诱因、起病后的情况及治疗经过,并针对相似的疾病的鉴别点,有目的地问诊,找出诊断疾病的依据。

2. 体格检查 体格检查应全面翔实。此病为一种全身性疾病,皮肤、肌肉、骨骼、心、肺、肝、脾、肾、脑、眼、鼻、耳、牙齿、头发均可出现病变。应注意有无贫血貌、黄疸、面部红斑、皮肤紫癜、脱发、指端红斑、手足遇凉后变白或变紫、口腔溃疡、浅表淋巴结肿大、胸水、心包积液、关节肿痛等。

(三)实验室及辅助检查

1. 一般检查

(1)血常规:三系中可有一系或多系减少。

(2)尿常规:蛋白尿、红细胞尿、白细胞尿、管型尿等提示临床肾损害。

(3)血沉:活动期 90% 患者血沉明显增快。

(4)血浆蛋白变化:血浆白蛋白浓度常降低,球蛋白浓度可显著升高,特别是 γ 球蛋白浓度升高;C-反应蛋白在合并感染或关节炎较突出者可明显增高。

(5)SLE 患者还常出现血清类风湿因子阳性。

2. 免疫学检查 这是本病明确诊断是重要的一部分,包括抗核抗体(ANA)、双链 DNA(ds-DNA)抗体、抗 Sm 抗体等。

3. 补体 目前常用的有总补体、C_3 和 C_4 的检测。补体低下,尤其是 C_3 低下常提示有 SLE 活动。

4. 狼疮带试验 SLE 的阳性率约 50%。狼疮带试验阳性代表 SLE 活动性。

5. X 线及影像学检查 头颅 MRI、CT 对患者脑部的梗死性或出血性病灶的发现和治疗提供帮助;高分辨 CT 有助于早期肺间质性病变的发现。

四、中西医结合诊断思路

(一)西医辨病

1. 系统性红斑狼疮诊断标准 目前,普遍采用美国风湿病学会 1997 年推荐的 SLE 分类标准。11 项中符合 4 项或 4 项以上者,可诊断 SLE。详见相关文献。

2. 鉴别诊断

(1)类风湿关节炎:类风湿关节炎患者以对称性小关节肿胀疼痛、晨僵为特点,患者虽有关节疼痛,但无晨僵、无关节肿胀,实验室检查示 ANA、ds-DNA 阳性,补体低。

(2)感染:SLE 发热应与合并感染鉴别。80%的患者活动期发热,大多为低-中等热,需与感染相鉴别。SLE 抗生素治疗无效,相关免疫学检查有助于诊断。

（3）结节性多动脉炎:结节性多动脉炎可有皮肤、关节和肾脏受累,与 SLE 有相似表现,但结节性多动脉炎的皮肤改变多为皮下结节,大关节肿痛,血白细胞数常升高,抗核抗体阴性。

（二）中医辨证

由于累及多系统、多脏器,临床表现复杂,使得中医辨证方法繁多。本病急性期以邪热炽盛为主,慢性期以邪退正虚为主。出现典型症状时,一般可参考"痹证""温毒发斑"进行分型诊治,若因心、肝、肺、肾等脏器受损而出现心悸、胁痛、浮肿、咳唾时,则可分别从中医的心悸、胁痛、痰饮、水肿等病证去认识;日久不愈而出现虚弱征象时,则又当属中医的"虚劳"。

（三）中西医结合诊断思路与方法

原卫生部于 1993 年颁布的辨证分型标准,将本病分为毒热炽盛、阴虚内热、肝肾阴虚或肝肾亏虚、邪热伤肝、脾肾阳虚和风湿热痹等 6 种证型。这是在明确诊断后进行的辨证论治原则,详见后述。对于早期或不典型证候则以主症为主进行分型诊治,以免耽误病情。

在诊断方面,西医诊断需要获得明确的证据,尤其是免疫学证据,这样才有说服力,但一般基层医院,或者非专门科室获得这些资料比较困难,加上标本一般出报告相对较慢,诊断周期长,可能导致治疗的延误。而中医诊断是以主诉和体征为主要依据的,可以先于西医明确诊断前进行辨证论治,因而可以提前进行干预,实现早期治疗、改善预后的目的。

五、中西医结合治疗思路及结合点

对患者进行健康教育,消除恐惧心理,遵从医嘱,规律用药,定期随诊。去除各种影响疾病预后的因素,如注意控制高血压;注意避免过多的紫外光暴露;避免使用可能诱发狼疮的药物,如避孕药、异烟肼、普萘洛尔(心得安)等;不可过劳,保证充足睡眠;注意戒烟戒酒,避免和不用化妆品和其他化学刺激品;防治各种感染,一旦发生发热等应及时就诊。饮食方面,禁食咖啡及辛辣刺激性食物,并适当补充钙剂。皮质醇激素治疗后食欲亢进者,注意少食多餐,禁暴饮暴食。不能擅自停药和减量,以免加重病情。

（一）西医治疗

1. 糖皮质激素　糖皮质激素是治疗 SLE 的首选药物,可选用泼尼松、泼尼松龙或甲泼尼龙等,可视病情需要进行小剂量/大剂量或进行冲击治疗。

2. 非甾体抗炎药(NSAIDs)　对轻型 SLE,如仅有发热、皮疹、关节症状者只需应用 NSAIDs,如水杨酸类、吲哚美辛等,有皮疹者可辅用抗疟药如氯喹。

3. 免疫抑制剂　包括环磷酰胺、甲氨蝶呤、抗疟药、沙利度胺、霉酚酸酯、环孢素等。

4. 其他治疗方法　如大剂量丙种球蛋白静脉注射,血浆置换,造血干细胞移植等。

（二）中医治疗

急性期急则治其标,一般采用大剂量清热解毒、凉血散瘀之法,同时应当注意顾护阴液;缓解期患者由于肝肾阴液本已亏损,加之治疗伤所用西药如激素也多为伤阴之品,多从顾护阴液、养阴滋阴着手。阴阳互根,阴损必然累及人体阳气,所以在疾病后期,心脾肾阳气不足也是重要表现之一。

1. **热毒炽盛** 表现为起病急骤,高热持续不退,两颧红斑或手部红斑,斑色紫红,神昏,烦躁口渴,关节疼痛,尿短赤,舌红绛苔黄,脉洪数或弦数。治法拟清热解毒,凉血活血。方用犀角地黄汤加减。

2. **阴虚火旺** 表现为持续低热,斑疹鲜红,脱发,口干咽痛,盗汗,五心烦热,腰膝酸软,关节肌肉隐痛,舌红少苔,脉细数。治法拟滋阴降火。方用知柏地黄丸加减。

3. **肝肾阴虚** 表现为无发热或偶有低热,两目干涩,局部斑疹紫黯,腰膝酸软,毛发脱落,月经不调或闭经,或头晕目眩,耳鸣,口干咽燥,大便偏干,舌红少津,脉沉细。治法拟滋补肝肾。方用六味地黄汤合二至丸加减。

4. **脾肾阳虚** 表现为面部四肢浮肿,畏寒肢冷,神疲乏力,腰膝酸软,面色无华,腹胀满,纳少,便溏泄泻,尿少,舌淡胖苔白,沉细弱。治法拟温肾健脾,化气行水。方用济生肾气丸合附子理中汤加减。

5. **风湿热痹** 表现为关节肿胀疼痛,关节重着僵硬,肌肉酸痛,或伴低热,面部红斑,舌红苔黄,脉滑数或细数。治法拟清热通络,祛风除湿。方用四妙散合白虎桂枝汤加减。

6. **瘀热痹阻** 表现为指端红斑黯紫,下肢红斑甚者溃烂,关节肌肉疼痛,舌黯红有瘀斑瘀点,脉细弦。治法拟清热凉血,活血化瘀。方用四妙勇安汤合桃红四物汤加减。

SLE目前没有根治的办法,但合理治疗后可以控制狼疮活动、阻止肾脏病变进展、最大限度地降低药物治疗的副作用。目前,中医药治疗本病大多是在西药的基础上根据患者的症状和体征辨证论治,适用于长期巩固治疗,尤其在病情控制后,逐渐撤减激素时(一般在泼尼松口服量为$10\sim15mg$时),以中药为主辨证治疗可改善临床症状、降低SLE活动性指标、减少激素的副作用和有利于激素的撤减等。

学习小结

学习内容 　　　　　　　　　　　　　　　　(＊为掌握,△为熟悉)

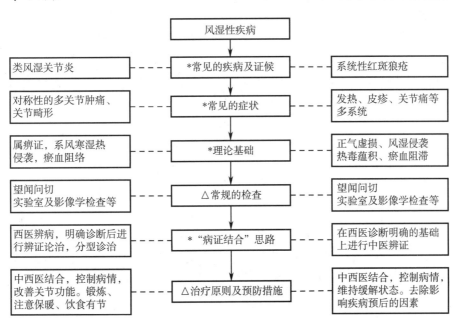

复习思考题

1. 通过本章节学习后,请到医院风湿科,了解类风湿关节炎和系统性红斑狼疮常规治疗及常见的并发症。

2. 对类风湿关节炎和系统性红斑狼疮患者的治疗情况进行社会调查,统计单纯中医治疗、单纯西医治疗、中西医结合治疗各占多少比例? 效果怎样?

3. 查阅相关资料,了解类风湿关节炎和系统性红斑狼疮中西医治疗的最新进展。

第十四章

神经系统疾病

学习目的

通过了解神经系统疾病分类,熟悉常见的症状、体征及相关知识,掌握神经系统常见疾病"病证结合"的思维模式。

学习要点

掌握神经系统常见疾病及中西医结合治疗的优势病种(脑梗死、帕金森病)和神经系统疾病"病证结合"的诊疗思路与方法;熟悉神经系统常见疾病的典型症状、体征及常规辅助检查;了解中西医结合防治神经系统疾病的理论基础和神经系统疾病防治原则和方法。

第一节　神经系统疾病概述

一、神经系统常见疾病及证候

神经系统常见的疾病有脑血管疾病(短暂性脑缺血发作、脑血栓形成、脑栓塞、脑出血、蛛网膜下腔出血)、周围神经疾病(脑神经疾病、脊神经疾病)、中枢神经系统感染性疾病(病毒、细菌、真菌、寄生虫感染)、神经-肌肉接头和肌肉疾病(重症肌无力、周期性瘫痪、代谢性肌病)、脊髓疾病(急性脊髓炎、脊髓血管疾病)、中枢神经系统脱髓鞘疾病(多发性硬化、视神经脊髓炎)、运动障碍疾病(帕金森病、小舞蹈病、肝豆状核变性)、自主神经系统疾病(雷诺病、神经源性直立性低血压)、遗传性疾病等。本章节内容主要讲述脑梗死和帕金森病。

神经系统疾病常见的证候有虚证(肝肾亏虚、阴虚动风、髓海不足、气血两虚、元气败脱)、实证(肝阳上亢、风阳内动、痰热风动、痰热内闭清窍、痰湿蒙闭心神)等。

二、神经系统疾病常见的症状和体征

神经系统疾病常见的症状包括意识障碍(嗜睡、昏睡、浅昏迷、中昏迷、深昏迷)、感觉障碍(麻木、疼痛)、运动障碍(瘫痪、抽搐)、眩晕和听觉障碍、视力障碍、睡眠障碍、认知障碍等,在不同的疾病中表现各不相同,且同一疾病根据病情发展严重程度不一,临床表现也可不同。

神经系统体格检查包括一般检查、意识障碍检查、精神状态和高级皮质功能检查、脑神经检查、运动系统检查、感觉系统检查、反射检查、脑膜刺激征检查、自主神经功能

检查。根据疾病的不同,临床体征也不同,如脑血管疾病注重运动障碍及神经反射检查等,颅内压增高应行脑膜刺激征检查,特殊体征如慌张步态常见于帕金森,手足徐动等不自主运动伴肝脏损害的患者常见于肝豆状核变性等。

三、中西医结合防治神经系统疾病的理论基础

中医学虽然没有"神经系统疾病"的概念,但早在2000多年前的《黄帝内经》时代,即有许多有关脑髓病证的记载,如"口僻""眩晕""巅疾""痿证"等。《灵枢·海论》说:"脑为髓之海,其输上在于其盖,下在风府……髓海有余,则轻劲多力,自过其度;髓海不足,则脑转耳鸣,胫酸眩冒,目无所见,懈怠安卧。"后世医家随着对脑髓疾病的深入研究,又有了"中风""半身不遂""偏瘫""癫痫"等神经系统疾病概念。李时珍认为"脑为元神之府",《本草备要》也说"人之记性,皆在脑中"。由此看来,虽然中医、西医有着完全不同的理论体系和医学术语,但在神经系统疾病的描述方面,这些术语、概念基本相通,为开展中西医结合奠定了基础。

四、神经系统疾病的中西医"病证结合"诊断基本思路

对于神经系统血管性疾病,如脑梗死,西医认为多是在动脉粥样硬化基础上,因脑部血液循环障碍,缺血、缺氧所导致的局限性脑组织的缺血性坏死和软化;脑出血则是在高血压合并动脉硬化等血管病变的基础上,受到压力较高的血流冲击后致血管破裂;而中医则认为中风多与饮食不节、情志失调等因素有关,病性多为本虚标实,上盛下虚,在本为肝肾亏虚、气血衰少,在标为风火相扇、痰湿壅盛、瘀血阻滞、气血逆乱。根据有无神志障碍,可分为中经络和中脏腑。

因脑梗死是一个急性起病,慢性恢复的疾病,每阶段有其各自特点,针对各期采取不同的治疗措施是本病治疗的关键。急性期以西药治疗为主,采取超早期溶栓、抗血小板聚集、防止脑水肿等手段,对恢复期及后遗症期采取中医药治疗为主,其中中经络者以平肝息风、化痰祛瘀通络为主,中脏腑者以息风清火、豁痰开窍、通腑泄热为主,并在分型辨证施治的基础上配合针刺康复治疗,临床效果良好。

对于神经系统脱髓鞘性疾病,如急性炎症性脱髓鞘性多发性神经病,西医认为是由感染引起的免疫细胞介导的自身免疫性周围神经病。从中医角度看,是由于热邪灼肺、湿热浸淫、脾胃虚弱、肝肾亏虚等引起,病变多涉及肝、脾、肾。西医治疗采取血浆置换、糖皮质激素、大剂量丙种球蛋白、免疫抑制剂等。中医认为,疾病早期以实证为主,分肺热津伤证、湿热浸淫证,当细审兼热、夹湿、夹瘀,予以清肺养阴、清热利湿为主。后期以虚证为主,分为脾胃虚弱证、肝肾亏损证,予以调和脾胃、补益肝肾为主。

对于神经系统感染性疾病,西医认为是因细菌、病毒、寄生虫等微生物侵犯中枢神经系统的实质、脑膜及血管等引起的急性或慢性炎症性(或非炎症性)疾病。中医认为主要因感受温热毒邪,病情多按卫气营血传变,病理因素总不离热、痰、风的相互转化。急性期尤其危重患者,以西医对症和支持治疗为主,如病因治疗(抗病毒、抗细菌)、糖皮质激素治疗等。恢复期及后遗症期患者,中医按卫气营血辨证,痰热壅盛者泻火涤痰,痰蒙清窍者涤痰开窍,痰瘀阻络者涤痰通络、活血化瘀,同时配合针灸、按摩及功能训练等综合措施进行康复治疗。

五、神经系统疾病的中西医结合治疗原则及预防措施

对神经系统疾病的治疗,应遵循预防为主,防治并进,坚持早发现、早诊断、早治疗的治疗原则,根据疾病各阶段的特点,采取中西医结合治疗。在疾病急性发作期,"急则治其标",以西医治疗为主,中医辨证论治为辅,而在疾病恢复期或神经功能紊乱等时期,运用中医药改善临床症状,提高生活质量。近年提出的"卒中单元"治疗模式,正是基于此理论的一种新型的脑血管病管理模式,其中中医药及针灸等治疗的使用有益于脑血管病患者恢复期康复。另外,中医药可减轻西药的副作用,如急性自身免疫相关的疾病中,运用激素大剂量冲击期、减量期,中药可避免其副作用,减少病情"反跳"。

神经系统疾病的预防措施总体来说,可归纳如下:

1. 干预可控的危险因素　高血压、糖尿病是急性脑血管疾病的主要危险因素。高血压是其最重要和独立的潜在因素,糖尿病是其独立的危险因素,因此有效控制高血压和高血糖是预防脑血管疾病的重要任务及中心环节。

2. 注重康复训练　神经系统疾病后期常有肢体运动障碍、语言功能障碍、吞咽困难等后遗症,采用训练为主的多种有效康复治疗措施,如物理疗法(超声治疗、水疗)、运动治疗(手法按摩、被动运动、主动运动)、听觉言语刺激法等,可加快康复进程,减轻疾病和损伤所致的残疾程度,提高生活质量。

3. 注重养生调护　改变不良生活习惯,如戒烟、限酒;合理饮食习惯,如清淡饮食,低盐、低脂肪、低胆固醇,多食蔬菜、水果及豆制品,勿过饱;养成定时排便习惯;注意劳逸结合,加强体育锻炼,保持适当体重。

第二节　脑　梗　死

 典型病案

彭某,女,54岁。患高血压动脉硬化半年。1个月前因起床头晕仆地,右肢偏瘫,舌络不和,语言謇涩。当即头部CT检查为多发性腔隙性脑梗死,左顶叶脑梗死。经中西医治疗后偏瘫好转,血压132/78mmHg。诊见:表情淡漠,神情呆滞,语言无逻辑性,情绪亦不稳定。舌质偏红,舌苔白薄,脉弦细数。证属虚风旋动,神志不宁。治宜柔润息风,宁神定志,用地黄饮子加减。

处方:熟地黄16g,山茱萸、石斛、麦冬、肉苁蓉、巴戟天、菖蒲各10g,远志、附子各5g,肉桂3g。

次诊:进药7剂,连服1周,神情恢复常态,语言流利。药已见效,嘱守方续服1个月。病情渐痊愈。

西医诊断:脑梗死。

中医诊断:中风病。[郭振球.中国现代百名中医临床家丛书——郭振球[M].北京:中国中医药出版社,2008:84-86]

一、中西医对脑梗死概念的认识

中医：脑梗死归属于中医学"中风""类中风"范畴。中风是以猝然昏仆，不省人事，半身不遂，口眼㖞斜，语言不利为主症的病症。由于本病发生突然，起病急骤，临床见症不一，变化多端而速疾，有晕仆、抽搐，与自然界"风性善行而数变"相似，故取类比象为中风；又因发病突然，亦称之为"卒中"。在病因方面，认识到感受外邪，烦劳暴怒可以诱发本病。

西医：脑梗死除少数病例系栓子进入脑循环系统栓塞血管引起外，大多是由于供应脑的动脉发生粥样硬化等自身病变，使血管增厚、管腔狭窄、闭塞，或在狭窄的基础上形成血栓，造成脑局部血流减少或中断，脑组织缺血、缺氧导致软化和坏死，而出现相应的神经系统症状、体征的一种缺血性脑血管病。脑梗死是缺血性卒中的总称，包括脑血栓形成、腔隙性脑梗死和脑栓塞等，是最常见的脑卒中类型，约占全部脑卒中的 60%～80%，具有发病率高、病死率高、致残率高、复发率高等特点。脑梗死的临床分型目前主要使用牛津郡社区卒中研究分型，分为完全前循环梗死、部分前循环梗死、后循环梗死、腔隙性梗死。脑梗死的病因分型目前主要采用 TOAST 分型，分为大动脉粥样硬化型、心源性栓塞型、小动脉闭塞型、其他病因型（如血凝障碍性疾病、血液成分改变、各种原因血管炎、血管畸形、结缔组织病、夹层动脉瘤等所致）和不明原因型。

二、中西医对病因和病机认知的异同

（一）中医对脑梗死的认识

1. 病因　本病多是在内伤积损的基础上，复因劳逸失度、情志不遂、饮酒饱食或外邪侵袭等触发，引起脏腑阴阳失调，血随气逆，肝阳暴亢，内风旋动，夹痰夹火，横窜经络，蒙蔽神窍，从而发生猝然昏仆、半身不遂诸症。

2. 病机　上述各种因素均可导致虚（阴虚、气虚）、火（肝火、心火）、风（肝风）、痰（风痰、湿痰）、气（气逆）、血（血瘀）六端，此六端在一定条件下可相互影响，相互作用。本病病性多为本虚标实，上盛下虚。在本为肝肾亏虚，气血衰少；在标为风火相扇，痰湿壅盛，瘀血阻滞，气血逆乱。其基本病机为气血逆乱，上犯于脑，脑之神明失用。

（二）西医对脑梗死的认识

1. 病因　本病最常见的病因为动脉粥样硬化。由于主动脉弓或颅内外大动脉粥样硬化病变，动脉粥样硬化斑块形成溃疡，血小板、血液中其他有形成分及纤维黏附于受损而粗糙的内膜上，形成附壁血栓，斑块迅速增大导致管腔闭塞；或动脉粥样硬化斑块或附壁血栓脱落形成栓子，引起远端动脉管腔闭塞导致脑梗死；或在脑动脉粥样硬化斑块导致管腔狭窄的基础上，平时靠侧支循环尚能勉强维持该局部脑组织血液供应，当血压下降、血流缓慢、血容量减少、血液黏度增加和血管痉挛等情况下，局部脑血流量进一步降低，最终形成梗死。

2. 病理　颈内动脉系统的脑梗死发生率约占 4/5，椎-基底动脉系统约为 1/5。最常累及的血管依次为颈内动脉、大脑中动脉、大脑后动脉、大脑前动脉及椎-基底动脉等。缺血、缺氧性损害可出现神经细胞坏死和凋亡两种方式。

脑缺血性病变的病理分期:①超早期(1~6小时),病变脑组织变化尚不明显;②急性期(6~24小时),缺血区脑组织苍白和轻度肿胀,神经细胞、胶质细胞及内皮细胞呈明显缺血改变;③坏死期(24~48小时),大量神经细胞消失,胶质细胞坏变,中性粒细胞、淋巴细胞及巨噬细胞浸润,脑组织明显水肿;④软化期(3日~3周),病变区液化变软;⑤恢复期(3~4周后),液化坏死脑组织被格子细胞清除,脑组织萎缩,小病灶形成胶质瘢痕,大病灶形成中风囊,此期持续数月至2年。

3. 病理生理　脑组织对缺血、缺氧损害非常敏感。缺血后神经元损伤具有选择性,轻度缺血时仅有某些神经元丧失,完全持久缺血时缺血区各种神经元、胶质细胞及内皮细胞均坏死。急性脑梗死病灶由中心坏死区及周围的缺血半暗带组成。坏死区脑细胞已死亡,缺血半暗带仍存在侧支循环,尚有大量可存活的神经元,恢复血供,改善脑代谢,损伤仍然可逆。因此,保护这些可逆性损伤神经元是急性期脑梗死治疗的关键。

脑梗死区血流再通后,氧与葡萄糖供应及脑代谢恢复,脑组织损伤理应得到恢复。然而,实际上并非如此,这是因为存在有效时间即再灌注时间窗。如果脑血流再通超过此时间窗时限,脑损伤可继续加剧,产生再灌注损伤。

三、中西医诊断方法的相互补充

(一) 中医望闻问切

中风病理性质多属本虚标实。肝肾阴虚、气血衰少为致病之本,风、火、痰、气、瘀为发病之标。通过中医四诊判断疾病虚实。

(二) 西医问诊和体格检查

1. 问诊　对于初次就诊的患者,应注意其主诉(就诊的主要原因)。同时应注意询问患者的发病年龄、起病状态、起病速度、有无头痛、呕吐等颅内压增高等伴随状态、发病过程中有无意识障碍及既往史。除此之外,需关注患者的生活习惯、家族发病情况等内容。转诊或复诊患者,在关注上述内容的基础上,需注意既往用药及血压、血糖的控制情况及有无并发症。

2. 体格检查　对于临床上所有的患者,体格检查均应全面。对于脑梗死而言,需突出以下几个方面:①血压、血糖、血脂;②体重、体重指数;③心肺检查;④神经系统检查。

脑梗死因病灶部位不同而体征不同,如脑干梗死可出现交叉瘫痪、大脑半球梗死则出现偏瘫,而小脑梗死可能无明显瘫痪,而是表现为共济失调等体征。因此,详细的神经系统检查有助于判断病情及定位诊断。西医体格检查全面翔实,但中医四诊自有其特色,如舌脉诊、望神色、望面色、问二便情况、问汗出情况等。中西医体格检查需要互相穿插,争取做到不重复。

(三) 实验室及辅助检查

1. 一般检查　血常规、尿常规、肝肾功能、电解质、血糖、血脂、心电图等。

2. 神经影像学检查　应常规进行头颅 CT 检查,发病超早期,脑组织缺血损伤较轻,CT 不能显示确切病灶,但可排除出血,作为超急性期溶栓治疗的依据。MRI 可清晰显示早期缺血性梗死、脑干及小脑梗死、静脉窦血栓形成等,且功能性 MRI 弥散加权成像可为早期治疗缺血性脑卒中提供重要信息。脑血管造影可发现血管狭窄及闭塞部位,显示动脉炎、动脉瘤和动静脉畸形等。

3. 腰椎穿刺及脑脊液检查 现已少用,一般只在不能做头颅 CT、MRI 检查,临床又难以区别脑梗死与脑出血或蛛网膜下腔出血时进行。

4. 经颅多普勒(transcranial doppler,TCD) 对评估颅内外血管狭窄、闭塞、痉挛或血管侧支循环建立情况有帮助。目前也有用于溶栓治疗监测的。

四、中西医结合诊断思路

(一)西医辨病

1. 诊断标准 中年以上高血压及动脉硬化患者突然发病,一至数日出现脑局灶性损害症状体征,并可归因于某颅内动脉闭塞综合征,临床应考虑急性脑梗死可能,头颅 CT 或 MRI 检查发现梗死灶可以确诊。年轻患者有明显感染或炎症性病史需考虑动脉炎可能。

2. 鉴别诊断

(1)脑出血:多于活动中起病、进展较快,头颅 CT 检查可以确诊。

(2)颅内占位性病变:如颅内转移瘤、脑胶质瘤也可出现类似脑梗死的临床症状,头颅 CT 或 MRI 检查可以确诊。

(二)中医辨证

依据脑梗死患者年龄、发病诱因、症状、体征及 CT 检查结果等综合分析。中医辨证过程包括病因、病机、病性、病证转化等。

(三)中西医结合诊断思路与方法

依据脑梗死患者年龄、发病诱因、此次发病的临床症状体征及 CT 检查结果等综合分析。西医体格检查全面翔实,但中医体格检查自有其特色,如舌脉诊、望神色、望面色、问二便情况、问汗出情况等。中西医体格检查需要互相穿插,争取做到不重复。

五、中西医结合治疗思路及结合点

(一)中西医结合治疗思路

脑梗死是急性起病,慢性恢复的一个过程,其病程的演变大致可分为急性期、恢复期、后遗症期,部分患者有先兆期,每期有其各自特点,故针对各期采取不同的治疗措施是本病治疗的关键。急性期以西医药治疗为主,进行救治,结合中医分型辨证施治,同时尽早配合针刺及康复治疗,对改善脑梗死患者的生活质量有重要意义。恢复期和后遗症期则以中医药治疗为主。中医药治疗脑梗死的特色优势主要有以下三方面:

1. 具有显著改善患者临床症状的作用,明显提高患者生存质量。如中风后大便秘结,服用中药或配合中药灌肠常可取得较好的改善症状的效果。

2. 中医药是通过整体、多靶点调整的综合作用而取得疗效,如既可清除氧自由基,又可保护脑细胞,同时还可调节血脂、抗凝、改善微循环、保护肝肾功能。

3. 中医药具有有效防治脑梗死多种并发症的作用。少数中风患者不同程度地留有后遗症,如半身不遂,言语不利,可配合针灸、推拿、按摩、体育康复锻炼等,以提高疗效。

（二）一般治疗

急性期应尽量卧床休息,加强皮肤、口腔、呼吸道及大小便的护理,注意水电解质的平衡,如起病48~72小时后仍不能自行进食者,应给予鼻饲流质饮食以保障营养供应。应当把患者的生活护理、饮食、其他合并症的处理摆在首要位置。

（三）西医治疗

1. 超早期溶栓 在4.5~6小时时间窗内可给予溶栓治疗。首选重组组织型纤溶酶原激活剂(rt-PA),其次是尿激酶(UK)。

2. 抗血小板聚集 如阿司匹林肠溶片、硫酸氢氯吡格雷。

3. 神经保护剂 如胞磷胆碱、钙通道拮抗剂、自由基清除剂、神经营养因子和神经节苷脂等。

4. 抗纤治疗 如巴曲酶、蚓激酶等。

5. 抗凝治疗 对急性期抗凝治疗一直存有争议。

6. 卒中单元治疗模式

7. 康复治疗

（四）中医辨证论治

根据有无神志障碍,将中风病分为中经络与中脏腑两大类型,两者常可相互转变,临床要特别警惕中经络向中脏腑发展。中脏腑又有闭证、脱证之分。脱证则多由闭证恶化转变而成,病势危笃,预后凶险。常见的主要证型有:

1. 中经络

（1）风痰瘀血,痹阻脉络:表现为半身不遂,口舌歪斜,舌强言謇,舌暗淡,苔白腻,脉弦滑。治法拟活血化瘀,化痰通络。方以桃红四物汤合涤痰汤加减。

（2）肝阳暴亢,风火上扰:表现为半身不遂,眩晕头痛,面红目赤,舌红绛,脉弦有力。治法拟平肝息风,清热活血,补益肝肾。方以天麻钩藤饮加减。

（3）痰热腑实,风痰上扰:表现为半身不遂,头晕目眩,腹胀便干便秘,舌暗淡,苔黄腻,脉弦滑。治法拟通腑化痰。方以大承气汤加减。

（4）气虚血瘀:表现为半身不遂,面色㿠白,气短乏力,舌暗淡,苔薄白,脉沉细。治法拟益气活血,扶正祛邪。方以补阳还五汤加减。

（5）肝阳上亢:表现为半身不遂,烦躁失眠,眩晕耳鸣,舌红绛,少苔或无苔,脉细弦。治法拟滋养肝肾,潜阳息风。方以镇肝熄风汤加减。

2. 中腑脏

（1）痰热内闭清窍（阳闭）:表现为起病骤急,神昏,半身不遂,肢体强痉拘急,躁扰不宁,甚则手足厥冷,频繁抽搐,舌红绛,苔黄腻,脉弦滑数。治法拟清热化痰,醒神开窍。方以羚角钩藤汤或安宫牛黄丸加减。

（2）痰湿蒙闭心神（阴闭）:表现为突发神昏,半身不遂,痰涎壅盛,四肢瘫软,甚则四肢逆冷,舌暗淡,苔白腻,脉沉缓。治法拟温阳化痰,醒神开窍。方以涤痰汤或苏合香丸加减。

（3）元气败脱，神明散乱（脱证）：表现为突然神昏或昏愦，手撒肢冷，二便失禁，舌痿，舌质紫黯，苔白腻，脉沉缓。治法拟益气回阳固脱。方以参附汤加减。

第三节 帕金森病

 典型病案

患者，男，56 岁，2013 年 4 月 15 日初诊。主诉：进行性右侧肢体不自主抖动伴动作缓慢 3 年。患者 3 年前开始出现右上肢静止性震颤，后渐感右下肢不自主抖动，持物及行走时动作缓慢、笨拙，身体略前倾，面部表情缺乏，流涎，起步稍困难，无明显慌张步态，大便干，嗅觉欠灵敏，头颅 MRI 未见明确异常。曾在外院诊断为帕金森病，口服美多巴每次 1/2 片，每日 3 次，效果欠佳。现右侧肢体震颤，动作缓慢，神疲乏力，流涎，怕热，时有头晕耳鸣，便干，舌质黯红、少苔，脉沉细。西医诊断：帕金森病。中医诊断：颤证。证属：肝肾阴虚、肝风内动。治法：滋肝益肾、息风定撺。方药：大定风珠合止痉散加减。

处方：龟甲 30g，醋鳖甲 30g，当归 12g，川芎 12g，阿胶 10g，黄芩 12g，牡丹皮 10g，黄精 30g，知母 10g，天麻 10g，麦冬 15g，火麻仁 10g，全蝎 3 条，蜈蚣 3 条，地龙 10g，僵蚕 10g，白术 12g，黄芪 30g，西洋参 10g。

二诊：服上药 30 剂，震颤稍减轻，口水减少，右侧肢体活动较前稍灵活、僵硬感明显减轻，口干，心烦，便干好转，依赖通便药物剂量减少，舌质红、少津，脉弦细。上方减知母、天麻、黄芪、西洋参；加桑枝 30g、忍冬藤 30g、柏子仁 10g。

三诊：服上药 30 剂，颤抖及僵硬感明显减轻，基本无流涎，精神转佳，大便通畅，口干减轻，舌质红，脉弦细。上方减黄芩，加大黄 5g、丹参 30g、地榆 10g、川牛膝 15g 继服，巩固疗效。

西医诊断：帕金森病。

中医诊断：颤证，证属肝肾阴虚、肝风内动。[孙林娟，宁侠，周绍华.周绍华治疗帕金森病经验[J].中医杂志，2015，56（3）：193-194，197]

一、中西医对帕金森病概念的认识

中医：中医学认为本病是以头部或肢体摇动颤抖，不能自制为主要临床表现的一种病症。轻者表现为头摇动或手足微颤；重者可见头部振摇，肢体颤动不止，甚则肢体拘急，失去生活自理能力。《黄帝内经》对本病已有认识。《素问·至真要大论》曰："诸风掉眩，皆属于肝。"《素问·脉要精微论》曰："骨者，髓之府，不能久立，行则振掉，骨将惫矣。"《素问·五常政大论》又有"其病摇动""掉眩巅疾"等描述，阐述了本病以肢体摇动为其主要症状，风为其基本病因，与肝、肾有关。孙思邈在《备急千金要方》中论述与帕金森病极为类似的病证："积年八风五痊，举身弹曳，不得转侧，行步跛躄，不能收摄。"孙思邈的观点是积八风五痊后，才出现肢体震颤。根据病情，帕金森病是在漫长发病中缓慢产生，不是在短期内形成。后世在前人理论的基础上，结合临床实

笔记

践,对其有了更全面的论述,认为本病由风、火、痰、瘀、虚所致,使本病的理法方药日趋成熟。

西医:帕金森病,又称震颤麻痹,是一种常见于中老年的神经系统变性疾病,临床以静止性震颤、运动迟缓、肌强直和姿势平衡障碍为主要特征。病变部位主要在大脑的中脑,是黑质-纹状体通路变性所致的锥体外系疾病。主要是因位于中脑部位"黑质"中的细胞发生病理性改变后,多巴胺(DA)的合成减少,乙酰胆碱(Ach)的作用相对增强,两者神经递质功能失衡的导致发病。最近德国学者提出帕金森病发病的六个分级,认为帕金森病的病理改变并非始于中脑黑质,而是先发于延髓,逐渐累及脑桥、中脑、新皮质。帕金森病需与帕金森叠加综合征、继发性帕金森综合征和遗传变性病性帕金森综合征相鉴别。

二、中西医对病因和病机认知的异同

(一)中医对帕金森病的认识

1. 病因　本病常见原因有年老体虚、情志过极、饮食失宜、劳逸失当或其他慢性疾病致使肝、脾、肾病损。肝藏血主筋,血虚筋失所养,则风动而颤;脾为气血生化之源,主四肢、肌肉,脾虚生化不足,不能濡养四肢筋脉;肾阳虚衰,筋脉失于温养;肾虚精亏,筋脉失于濡养,渐成本病。

2. 病机　本病基本病机为肝风内动,筋脉失养。其中又有肝阳化风,阴虚风动、血虚生风、热极生风等不同病机。上述各种病因,导致气血阴津亏虚,不能濡养筋脉;或痰浊、瘀血壅阻经脉,气血运行失畅,筋脉失养;或热盛动风,扰动筋脉,而致肢体筋脉拘急颤动。

(二)西医对帕金森病的认识

1. 病因　本病的病因不明,但公认是神经细胞退行性病变。主要病理改变为黑质多巴胺能神经元变性死亡。

(1)环境因素:20世纪80年代初发现1-甲基-4-苯基-1,2,3,6-四氢吡啶(MPTP)在人和灵长类动物中均可诱发典型的帕金森病样表现。有学者认为,环境中与该神经毒结构类似的化学物质可能是帕金森病的病因之一。

(2)遗传因素:帕金森病有家族聚集的倾向,有帕金森病患者的家族,其亲属的发病率较正常人群高。近年研究认为约10%的帕金森病患者有家族史,因突变基因的不同而呈常染色体显性遗传或常染色体隐性遗传。

(3)神经系统:帕金森病主要发生于中老年人,40岁以前发病少见,提示神经系统老化与发病有关。

目前普遍认为,帕金森病的发生并非单一因素,而是多种因素可能参与其中,遗传因素可使患病易感性增加,只有在环境因素及神经系统老化的相互作用下,通过氧化应激、线粒体衰竭、钙超载、兴奋性氨基酸毒性作用、细胞凋亡、免疫异常等机制才导致黑质多巴胺能神经元大量变性丢失而发病。

2. 发病机制　帕金森病患者的黑质DA能神经元显著变性丢失,黑质-纹状体DA能通路变性,纹状体DA递质水平显著降低。纹状体中DA与Ach两大递质的功能相互拮抗,两者之间的平衡对基底核运动功能起着重要调节作用。纹状体DA递质降低,使Ach系统功能相对亢进,是导致肌张力增高、动作减少等运动症状的生化基础。

近年发现,中脑-边缘系统和中脑-皮质系统 DA 含量亦显著减少,可能导致智能减退、行为情感异常、言语错乱等高级神经活动障碍。

3. 病理　帕金森病主要有两大病理改变:其一为黑质 DA 能神经元及其他含色素神经元变性、缺失,其中黑质致密部 DA 能神经元最显著,镜下可见神经细胞减少,黑质细胞黑色素消失,黑色素颗粒游离散布于组织和巨噬细胞内,伴不同程度神经胶质增生。蓝斑、中缝核、迷走神经背核、苍白球、壳核、尾状核及丘脑底核等也可见轻度改变。其二为残留神经元胞浆中出现嗜酸性包涵体,即路易(Lewy)小体。Lewy 小体是细胞质蛋白质组成的玻璃样团块,中央有致密核心,周围有细丝状晕圈。一个细胞有时可见多个大小不同的 Lewy 小体,黑质明显,苍白球、纹状体及蓝斑等亦可见。α-突触核蛋白、泛素、热休克蛋白是 Lewy 小体的重要成分。

三、中西医诊断方法的相互补充

(一)中医望闻问切

帕金森病的病理性质总属本虚标实。本为气血阴阳亏虚,其中以阴津亏虚为主;标为风、火、痰、瘀为患。通过中医四诊判断疾病虚实以及证候类型。

(二)西医问诊和体格检查

1. 问诊　对于初次就诊的患者,应注意其主诉。主要包括疾病的起病时间、起病诱因、起病过程(症状分布部位及对称性、症状出现的次序、症状类型、疾病发展的速度以及其他不适感觉)。同时应注意询问患者的发病年龄、既往病史。除此之外,需关注患者的生活习惯、家族史、生活环境、患者的心理状态等内容。

转诊或复诊患者,在关注上述内容的基础上,需要询问既往用药及其并发症等情况。

2. 体格检查　对于帕金森病患者,应在系统内科检查的基础上进行神经系统的体格检查,依次对头部脑神经、上肢、胸、腹、下肢、站立、步态进行检查,并记录患者的精神状态、脑神经检查、运动、感觉、反射、病理征等内容,重点注意患者的表情、姿势步态、不自主运动、肌张力、嗅觉及自主神经功能等。

(三)实验室及辅助检查

1. 生化检测　放射免疫分析法检测脑脊液生长抑素含量降低,尿中多巴胺及其代谢产物 3-甲氧酪胺、5-羟色胺、肾上腺素、去甲肾上腺素减少。

2. 神经影像学检查　颅脑 CT、MRI 检查无特征性改变。正电子发射断层成像(positron emission tomography,PET)和单光子发射计算机体层显像(single-photon emission computed tomography,SPECT)检查可通过对 DA、DA 转运体及 DA 受体示踪剂的检测而对帕金森病的诊断有一定的辅助诊断价值。PET 和 SPECT 检查可显示多巴胺代谢异常。

四、中西医结合诊断思路

(一)西医辨病

1. 诊断标准　主要是依据中老年发病,缓慢进展性病程,必备运动迟缓及至少具备静止性震颤、肌强直或姿势平衡障碍中的 1 项,偏侧起病,对左旋多巴治疗敏感,即可作出临床诊断。

2. 鉴别诊断 本病主要需要与其他原因引起的帕金森综合征鉴别。

（1）继发性帕金森综合征：有明确病因可循，如药物、感染、中毒、脑卒中、外伤等，相关病史是鉴别诊断的基础。药物是最常见的导致继发性帕金森综合征的原因，是可逆的。老年人基底核区多发腔隙性脑梗死可引起血管性帕金森综合征。

（2）特发性震颤：隐袭起病，进展很缓慢，预后相对良好，约1/3患者有家族史。主要表现为姿位性震颤，震颤可能在指向目的的运动中加重，情绪激动或紧张时加重，静止时减轻或消失。此病与帕金森病突出的不同在于特发性震颤起病时多为双侧症状，不伴有运动迟缓，疾病进展更慢，有相当一部分患者生活质量几乎不受影响。

（二）中医辨证

本病首先要辨清标本虚实。肝肾阴虚为致病之本，属虚；风、火、痰、瘀等病理因素多为致病之标，属实。一般发病较剧，肢体僵硬，烦躁不宁，胸闷体胖，多为实证；颤抖无力，缠绵难愈，劳累后加重者，多为虚证。具体分型见中医治疗。

（三）中西医结合诊断思路与方法

通过临床症状、体格检查、实验室检查对帕金森病进行确诊。通过中医望闻问切，判断疾病证型，进行辨证论治。

五、中西医结合治疗思路及结合点

（一）中西医结合治疗思路

目前，西医治疗帕金森病的目的在于延缓疾病的发展，改善患者的症状。西药起效快，对初始应用的患者可很快改善症状，疗效肯定。但西药治疗有较多副作用，为了尽量降低西药副作用和减少并发症，可配合中药进行治疗，根据帕金森病早、中、晚三期前进行辨证论治。早期以祛邪为主，采用祛风、化痰、祛瘀之法；中期以扶正祛邪为主；晚期肝肾亏虚，以扶正为主。

（二）西医治疗

（1）综合治疗：应对帕金森病采取综合治疗，包括药物、手术、康复、心理治疗及护理。药物治疗作为首选，手术治疗是药物治疗的有效补充手段。

（2）药物治疗：临床常用药物包括抗胆碱能药、金刚烷胺、复方左旋多巴、DR激动剂、MAO-B抑制剂、COMT抑制剂等。

（3）手术治疗：手术方法主要有神经核毁损术和脑深部电刺激术。手术仅是改善症状，而不能根治疾病。

（三）中医辨证论治

1. 风阳内动证 表现为肢体颤动粗大，程度较重，面赤烦躁，情绪激动时颤动加重，伴肢体麻木，语言不利，口苦，尿赤，大便干，舌红，苔黄，脉数。治法拟镇肝息风，舒筋止颤。方以天麻钩藤饮加减。

2. 痰热风动证 表现为头摇不止，肢体震颤，头晕目眩，胸闷脘痞，口苦口黏，舌红苔黄腻，脉弦滑数。治法拟清热化痰，平肝息风。方以羚角钩藤汤合温胆汤加减。

3. 阴虚动风证 表现为肢体颤动,手足蠕动不安,颧红潮热,五心烦热,夜热盗汗,伴头晕目眩,心烦不寐,舌红,苔少而干,脉细数。治法拟滋阴增液,柔筋止颤。方以镇肝熄风汤加减。

4. 气血两虚证 表现为头摇肢颤,神呆懒言,肢体乏力,头晕眼花,少气自汗,大便不爽,面色无华,舌质红,舌苔薄白,脉沉细无力。治法拟益气养血,濡养筋脉。方以人参养荣汤加减。

5. 髓海不足证 表现为头摇肢颤,持物不稳,腰膝酸软,失眠心烦,头晕耳鸣,舌红绛无苔,脉象细数。治法拟填精益髓,滋阴息风。方以龟甲二仙膏合大定风珠加减。

学习小结

1. 学习内容　　　　　　　　　　　　　　　　　　(*掌握内容,△熟悉内容)

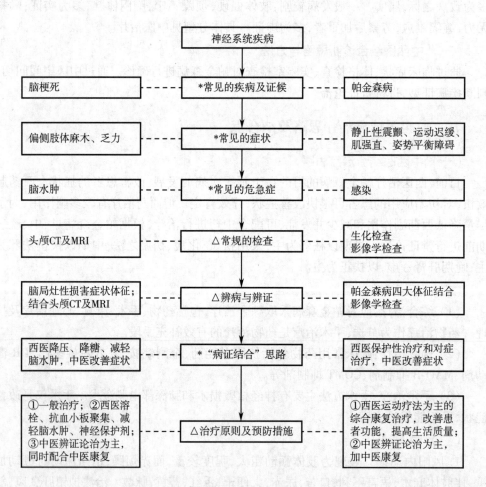

2. 学习方法 对于神经系统疾病,要注重全面的问诊及翔实而准确的神经系统检查,辅以必要的实验室检查作出准确的定位、定性诊断,同时运用中医四诊把握人体的阴阳气机变化,从中西医结合的角度熟悉神经系统疾病发展全过程,掌握根据患者的症状、体征和阴阳、气机变化,凭借神经解剖学和生理学等基础知识进行疾病治疗的

方法,训练临床思维和解决问题的能力。

(滕　晶)

复习思考题

1. 综合本章内容及相关资料,简要叙述中西医治疗脑梗死的诊疗方案。
2. 简述帕金森病的中西医结合治疗思路。

第十五章

精 神 疾 病

学习目的

以中西医结合治疗的优势病种（抑郁症、精神分裂症）为例，熟悉中西医结合防治精神疾病的理论基础，掌握精神疾病"病证结合"的诊疗思路与方法，熟悉精神疾病防治原则和方法。

学习要点

精神疾病常见疾病及证候、精神疾病常见的症状和体征；中西医结合对精神疾病防治的理论基础、精神疾病的中西医"病证结合"诊断基本思路、精神疾病的中西医结合治疗原则及预防措施；精神疾病中西医结合诊治新进展。

第一节　精神疾病概述

一、精神系统常见疾病及证候

精神障碍是一类复杂的脑疾病。常见疾病包括精神分裂症、精神病性障碍（如持久妄想性障碍）、双相及相关障碍（狂躁与抑郁交替出现）、抑郁障碍、焦虑障碍、强迫症、脑器质性精神障碍（痴呆、脑外伤等神经系统疾病导致精神障碍）、躯体疾病所致精神障碍（神经系统以外躯体疾病导致精神障碍）、精神活动物质所致精神障碍（药源性精神障碍）、神经发育障碍（如孤独症、注意缺陷多动性障碍等）、创伤及应激相关障碍、躯体形式障碍及分离性障碍、心理因素相关性生理障碍（如神经性厌食）、破坏性冲动控制及品行障碍、人格障碍与性欲倒错障碍等。

精神疾病属中医情志病范畴，证候复杂。常见证候包括心胆气虚、心肾不交、肾虚肝郁、肝郁脾虚、肝肾阴虚、心脾两虚、肾阳不足、心胆气虚、气虚血瘀、气滞血瘀、气郁化火、胆郁痰扰、肝郁气滞、痰气郁结、肝郁化火、痰火内扰、阴虚火旺等证型。

二、精神疾病常见的症状和体征

（一）常见症状

1. 感知障碍

（1）感觉障碍：包含感觉过敏、感觉迟钝、内感不适、感觉质变等。

（2）知觉障碍：包括错觉、幻觉等。

（3）感知综合障碍：包括时间知觉综合障碍、空间知觉综合障碍、运动知觉综合障碍、体形知觉综合障碍等。

2. 思维障碍

（1）思维形式障碍：包括思维散漫、思维贫乏、病理性象征性思维、语词新作、持续言动等。

（2）思维过程障碍：包括思维奔逸、思维迟缓、思维阻隔等。

（3）思维内容障碍：常见的表现为妄想。

（4）思维属性障碍：包括思维插入、思维抽去/思维被窃、思维播散、强迫观念等。

3. 情感障碍

（1）情感性质障碍：如情绪高涨、情绪低落、焦虑、恐惧等。

（2）情感诱发障碍：如易激惹性、情感不稳定、情感淡漠、病理性激情、情感麻木、强制性哭笑等。

（3）情感协调性障碍：如情感倒错、情感幼稚、情感矛盾。

4. 意志障碍　包括意志增强、意志减弱、意志缺乏、矛盾意向、易受暗示性。

5. 注意障碍　包括注意增强、注意减退、随境转移、注意范围缩小/狭窄、注意迟钝。

6. 动作及行为障碍

（1）精神运动性兴奋：包括协调性兴奋、不协调性兴奋。

（2）精神运动性抑制：包括木僵、蜡样屈曲、缄默症、违拗症。

（3）其他特殊症状：包括刻板言动、持续言动、模仿言动、作态、强迫动作、冲动行为。

（4）本能行为异常：包括自杀、饮食障碍、睡眠障碍、性功能障碍。

7. 记忆障碍

（1）遗忘：包括心因性遗忘、器质性遗忘。

（2）记忆错误：包括错构、虚构、似曾相识或旧事如新感、妄想性回忆、记忆增强。

8. 意识障碍　如嗜睡、昏睡、昏迷、意识混浊、谵妄、梦样状态、朦胧状态。

9. 自我意识障碍　如人格解体、双重人格、自我界限障碍、自知力缺乏。

10. 智能障碍

（二）常见体征

精神疾病患者主要表现为高级神经活动异常，可出现谵妄、木僵、震颤等不典型体征。

三、中西医结合防治精神疾病的理论基础

西医认为，精神活动表现为感知、思维、情感、意志等。精神活动的正常有赖于大脑结构正常，尤其是与精神活动密切相关的额叶、顶叶、颞叶、枕叶以及边缘系统无病理性损害，同时，还与诸如多巴胺、去甲肾上腺素、5-羟色胺、乙酰胆碱、γ-氨基丁酸等神经递质相关。精神疾病的病因大致归为三大因素：包括生物学因素（如遗传、生物化学、神经病理、神经发育、神经内分泌、肠道菌群等）、心理学因素（如心理发育、病前人格/性格因素等）及社会学因素（如家庭因素、生活事件等）。而中医则认为七情内伤（即过喜、过怒、过忧、过思、过悲、过恐、过惊）、六淫致病（即风、寒、暑、湿、燥、火致

病),抑或其他因素(如先天禀赋、饮食劳倦、虫毒跌仆等)均可导致机体阴阳、脏腑失调,痰迷心窍,火热过亢,气血逆乱,从而情志改变。无论中医还是西医,均认为精神疾病的发生不仅仅由于致病因素所导致,还依赖于人的功能状态(如脏腑的虚实)、人格性格特征(中医的人格素质、体质)等。

四、精神疾病的中西医"病证结合"诊断基本思路

病证结合并非是将西医诊断的"病"与中医的"证"生搬硬套以固定模式进行中西医结合,这只能称为中西药混用。将中西医两套不同诊疗理论体系简单叠加,往往难免令人误入歧途。中西医结合是一个长期复杂的系统工程,故在现阶段,宜将病证结合作为一个"抓手",逐一探析中医证候的不同特质表现,将中西医的生理病理、病因病机重新进行有机的内在深层次探析,深化中医的病机认识,并制订出相应的诊疗方案,充分发挥中医药的潜在优势,这是提高中医诊疗效果的有效途径。

精神疾病涉及高级神经系统,为难治之症,应衷中参西,辨证求本。西医诊疗以"病"为主,中医诊疗以"证"为要,各有千秋,也各有利弊。病证结合进行诊疗,疗效必定提高。传统中医诊断以"望闻问切"四诊手段收集信息,再经辨证思维辨出所属何"证",给予辨证论治。然而受历史条件所限,中医四诊方法及手段在宏观范畴,将现代检测检验指标纳入中医四诊范畴,给其赋予中医理论的新概念,拓展中医四诊视野,这也是搞好病证结合、提高中医疗效的重要途径。病证结合是目前提高中医诊治疗效的一条有效途径,故应力倡中西医结合,西为中用,拓展中医四诊内涵,深化中医病机认识,师古而不泥古,传承发展,创新中医学术,不断提高诊疗效果。

五、精神疾病的中西医结合治疗原则及预防措施

精神疾病的中西医结合治疗原则为防治结合,中西并举,全面康复。所谓"防治结合"是指大多数精神疾病为慢性、渐进性或反复发作性疾病,预防和康复有时甚至比治疗更重要。"中西并举"是指目前西医治疗包括药物治疗、心理治疗、物理治疗及康复治疗,其中西药按其临床作用特点分为抗精神病药、抗抑郁药、抗躁狂药、抗焦虑药、精神振奋药和改善认知药等几大类;而中医治疗包括中草药、中成药、针灸、推拿、拔罐、穴位贴敷或穴位注射等。"全面康复"是指通过各种康复手段,对精神障碍患者进行心理、躯体活动、语言交流、职业活动、社会活动等方面的能力训练,使患者无论心理、生理和社会活动均实现全面康复,从而回归社会。

Caplan(1964)首先倡导重视精神疾病预防,并提出"三级预防"模式。一级预防即病因预防,是通过消除病因而达到防止或减少疾病发生的作用,这是最积极、最主动的预防措施,具体方法包括避免感染、防止近亲结婚、加强精神卫生知识普及与宣教等;二级预防是指早发现、早诊断、早治疗,防止病情加重或复发,具体措施包括加强宣教、防止歧视、关心患者、避免不必要的生活应激等;三级预防是指做好患者康复,最大限度回归社会。这种"三级预防"模式与中医强调的"未病先防,既病防变,瘥后防复"不谋而合。

第二节　抑　郁　症

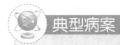 典型病案

患者,女,68 岁,2014 年 2 月 13 日初诊。主诉:情绪低落,兴趣减退 1 年余。1 年前血压升高,最高达 170/100mmHg,服用非洛地平(波依定)每日 5mg,血压维持在 140/80mmHg 左右。3 个月前因劳累后血压升高,服用降压药后仍高达160/95mmHg,头晕耳鸣,入睡困难、多梦易醒,担心血压升高引发中风,渐至出现精神抑郁、不愿与人接触、心烦急躁,失眠症状加重,每晚仅睡眠三四个小时,饮食减少,体重下降明显。颅脑 MRI 检查未见明显梗死灶,已排除冠心病、糖尿病、甲状腺病等内科疾病,多次调整降压药物及加大降压药用量后血压仍随情绪波动。刻诊:精神抑郁,情绪低落,兴趣减退,心烦急躁,燥热汗出,五心烦热,失眠健忘,眩晕,腰酸耳鸣,心悸,口干,纳少呃逆,小便短赤,大便干。舌红、苔少,脉细数。

处方:玄参 30g,百合 30g,枸杞子 10g,女贞子 15g,五味子 10g,天冬 10g,白芍10g,当归 10g,知母 10g,栀子 10g,巴戟天 10g,川楝子 10g。14 剂,每日 1 剂,水煎服。

2014 年 2 月 28 日二诊:抑郁、心烦情绪较前改善,时有燥热汗出,失眠多梦,仍常担心血压会升高,二便调,原方加酸枣仁 30g,继服 14 剂。并嘱患者放松心情,调畅情志,适量增加户外活动。

2014 年 3 月 15 日三诊:诸症明显减轻,失眠改善,每晚可睡眠五六个小时,饮食增多,腰酸、耳鸣明显缓解。继服二诊方 2 个月余后郁闷、心烦症状明显缓解,体重有所增加,血压维持在 140/80mmHg 左右。

西医诊断:抑郁症。

中医诊断:郁病(肝肾阴虚,心神失养)。[程坤,张军平,阮士怡.阮士怡辨治老年抑郁症经验[J].中医杂志,2017,58(13):1097-1099]

一、中西医对抑郁症概念的认识

中医:中医学对于郁证定义是:情志不畅、气机郁滞,以心情抑郁、情绪不宁、胸胁满闷疼痛、或易怒喜哭、自觉咽中如有异物梗塞等症为主要临床表现的一类病症。《黄帝内经》首见"郁",而将郁证作为疾病名称见于明代虞抟《医学正传》。郁证可由他病引发,也可以原发致郁。

西医:抑郁症是一类以情绪低落或心境低落为主要表现的疾病的总称,可伴有行为异常或认知障碍,部分患者可有幻觉、妄想等精神病样症状。因其发病率高,曾被比喻为"精神系统的感冒"。全球疾病负担调查(2010 年)显示,按照伤残调整寿命年计算,抑郁症在精神疾病负担中的权重最大,达 40.5%。抑郁患者自杀率约为 10%～15%,目前已成为公共卫生问题。世界卫生组织(WHO)预测,到 2020 年抑郁障碍将

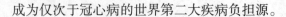

成为仅次于冠心病的世界第二大疾病负担源。

二、中西医对病因和病机认知的异同

(一)中医对抑郁症的认识

1. 病因　情志所伤,五脏气血阴阳不和、脑神不利均可导致抑郁障碍。中医认为,"脏气弱"是导致抑郁发病的重要因素,而季节变换、七情过极(如忧愁思虑,脾失健运;情志过极,心失所养;忧思郁怒,肝气郁结;忧虑恐惧,肾精亏虚)均可导致抑郁发生。

2. 病机　朱丹溪《丹溪心法·六郁》提出"气郁……湿郁……痰郁……热郁……血郁……食郁"。后世学者根据朱丹溪学术思想认为其发病病机为气机升降失司所致。"郁者,结聚不散……此不得为传化也。"朱丹溪认为郁证疾病是以气机郁滞为先,气机失其条达之性,则血行滞涩,日久可致诸多以郁为主要机制的病理产物。因此,郁证的病机关键为气机郁滞,需遵循"气以舒为要"思想,在治疗上着重体现畅达气机、疏利情志。张景岳提出的"因病而郁"和"因郁而病"学术思想是对郁证经典概括。他在《景岳全书·郁证》中指出:"五气之郁……此因病而郁也;至若情志之郁……此因郁而病也。"首次将郁证致病因素进行分类,被认为是郁证致病学说的雏形。现代中医对郁证病因病机认识多从肝、心、脾等脏分析,认为患者情志不舒,气机郁滞,气血运行失调,心脉失养,心神不安;抑或气机不畅,气血失和,则脾失健运,"脾为气血之源,亦为生痰之源",脾不和则痰湿之邪内生,痰湿黏腻稠厚则停聚机体各个部位而不归正化,阻滞气机,气机不利,津血不行则成瘀,痰瘀交阻,痹阻肝木之性,则郁而不畅,情志抑郁;痰瘀上扰心脾,则致情绪不舒,心胸满闷。

(二)西医对抑郁症的认识

1. 病因　抑郁症的确切病因至今并未彻底阐明,目前认为是生物学、遗传和社会环境之间相互作用的结果。

2. 发病机制　抑郁症的发病机制十分复杂。目前,西医关于发病机制的研究主要围绕遗传、神经生化(5-羟色胺、去甲肾上腺素和多巴胺三个主要的神经递质)、神经内分泌、神经可塑性、神经电生理、神经影像和社会心理等方面展开。

3. 病理　本病涉及脑的高级功能,病理研究相对滞后。随着神经电生理及功能影像学的进步,目前认为抑郁症的发生与额叶、黑质、颞叶、扣带回等脑区相关。

三、中西医诊断方法的相互补充

(一)中医望闻问切

中医认为人有五脏化五气,以生喜怒悲忧恐,情志过极反伤五脏,表现为"怒伤肝、喜伤心、思伤脾、悲伤肺、恐伤肾"。中医通过望闻问切,四诊合参,辨明脏腑,明确气血阴阳变化。

(二)西医问诊和体格检查

1. 问诊　抑郁症的临床表现非常丰富,可表现为心境低落、思维障碍、意志活动减退、认知功能损害和躯体症状。尤其是抑郁心境、兴趣丧失、精力减退、自我评价低、精神运动迟滞、自杀观念和行为、昼夜节律改变、睡眠障碍、食欲下降、性欲减退等均为抑郁症的核心症状,此外患者常有消化系统症状(食欲下降、便秘、腹泻、腹胀等)、心血管系统症状(心悸、胸痛)、泌尿系统症状(尿痛、排尿困难)、神经系统症状(头晕、头痛、麻木等)、呼吸系统症状(胸闷、憋气、易叹息)、生殖系统症状(阳痿、闭经、痛经等)和慢性疼痛等。

2. 体格检查　患者体格检查常无明显异常。

（三）实验室检查

抑郁症临床评价通常运用量表,从性质上分为自评量表与他评量表两类,从功能上又可分为症状评定量表和诊断量表。如 Zung 抑郁自评量表(SDS)、贝克抑郁自评量表(BDI)、汉密尔顿抑郁量表(HAMD)、Montgomery-Asberg 抑郁量表等为症状评定量表。属于诊断量表的工具主要有:①世界卫生组织根据 ICD-10 系统编制的《复合性国际诊断交谈检查(CIDI)》(1990);②与 DSM-Ⅳ 配套使用的 DSM-Ⅳ轴Ⅰ障碍用临床定式检查(研究版,SCID-I);③我国自主知识产权的《健康问题和疾病定量测试法》(RTHD),可与 CCMD-3、DSM-Ⅳ、ICD-10 等配套使用。

四、中西医结合诊断思路

（一）西医辨病

1. 诊断　抑郁症目前通用的诊断标准为国际疾病与相关健康问题统计分类第 10 版(ICD-10),分为首次发作的抑郁障碍和复发的抑郁障碍两个方面,不包括双向抑郁。用于诊断的临床症状分为典型症状(心境低落、兴趣和愉快感丧失、精力不济或疲劳感等)和其他常见症状(集中注意和注意的能力降低、自我评价降低、自罪观念和无价值感、认为前途暗淡,悲观、自伤或自杀的观念或行为、睡眠障碍、食欲下降)。病程要求持续至少 2 周。

2. 鉴别诊断

（1）痴呆:老年患者的抑郁症常伴有认知功能障碍,表现类似痴呆。抑郁症相关症状常有晨重暮轻的规律,而多数痴呆晨轻暮重。心理测试时,抑郁患者常不愿回答,而痴呆患者常有编造现象。抗抑郁治疗后抑郁患者的认知功能障碍常有缓解,而痴呆患者无此表现。

（2）精神分裂症:伴有精神病性症状的抑郁障碍通常不符合精神分裂症的症状特点,如妄想荒诞离奇、多种妄想同时存在且相互矛盾,或者情感反应不协调等。

（3）居丧反应:因亲属死亡而导致的抑郁、悲伤或悲痛状态,多为轻度抑郁状态,持续时间不超过 3 个月。

（二）中医辨证

1. 辨病位　抑郁症病位涉及肝、脾、心、肺、肾。病位在肝者,常情绪不稳,或闷闷不乐,不言不语,或烦躁易怒,易激惹或常喜叹息,或常喜欠伸;病位在脾者,常多思善虑,郁郁不乐,不思饮食,神疲乏力;病位在心者,常心悸胆怯,惶惶不可终日,心中烦乱,坐卧不宁,夜不成寐,食不知味;病位在肺者,常悲伤欲哭,胸闷胸痛,周身不适,冷热不调,多汗乏力;病位在肾者,常反应迟钝,行为迟滞,兴趣索然,疏懒退缩,神思恍惚。

2. 辨虚实　抑郁症初期实证虚证皆可见,常虚实夹杂。以实证起病者,最初多为气滞,久则兼见血瘀、化火、痰结、食滞等;以虚证起病者,初多以脾气亏虚,心气、心血不足,肾精亏虚为主,久则因虚及实,虚实夹杂。

3. 辨六郁 抑郁症实证的病机有气郁、血郁、湿郁、痰郁、食郁、火郁之分,须分辨六郁之不同而分而治之。气郁者,忧郁愤懑,情绪不宁,喜太息,胸胁胀满疼痛,痛处不定,月事不调;火郁者,性情急躁,胸胁胀满,口苦而干,目赤耳鸣,嘈杂吞酸,大便秘结,失眠多梦;血郁者,情志抑郁,性情急躁,头痛胁痛,痛定不移;湿郁者,胸中烦闷,胃纳不佳,脘腹胀满,腰背酸楚,四肢乏力;痰郁者,胸部闷塞,食欲下降,脘痞嗳气,咽中不适如有异物梗阻;食郁者,不思饮食,脘腹胀满,嗳腐吞酸,肠鸣矢气,食谷不化,大便臭秽。

(三) 中西医结合诊断思路与方法

首先是辨病,应用西医抑郁症诊断标准进行疾病诊断,并注意与其他疾病相鉴别;其次是辨证,根据中医四诊信息,辨虚实,明脏腑,同时对病期、严重程度进行评估。

五、中西医结合治疗思路及结合点

(一) 中西医结合治疗思路

1. 坚持辨病与辨证相结合的原则 抑郁症西医诊断标准明确,相关量表可用于诊断及疗效评价,相比较而言,中医诊断标准较为宽泛,但却有更广泛的适应性,尤其是中医通过望闻问切,进行辨证施治,往往可以较快改善患者的部分症状,提高患者依从性。

2. 坚持综合治疗的原则 抑郁症的确切病因及发病机制目前仍未完全阐明,现代药物治疗多针对单一靶点或单一路径,在临床应用中也发现患者依从性较低。中西医结合综合治疗模式将中医学功法、针灸、刮痧、推拿、穴位贴敷、耳穴贴压等运用于抑郁患者,因副作用小、能迅速改善部分症状,大大提高患者遵医率。

3. 坚持"减毒增效"的原则 目前,西医治疗抑郁症所用药物均需较长的治疗周期,且副作用较大。不少患者因不能耐受副作用而自行停药,导致病情反复,迁延难愈。中药制剂配合化学药物治疗往往可以起到"减毒增效"的作用,利于患者坚持治疗。

(二) 一般治疗

1. 健康教育 让患者对本病有较正确的认识,增强信心。

2. 心理疏导 鼓励患者倾诉内心的苦闷与烦恼,通过宣泄来排除不良情绪的困扰。

(三) 西医治疗

1. 抗抑郁药 是抑郁症治疗的主要方式,有效率达 60% 左右。常用的药物包括三环类及四环类抗抑郁药、单胺氧化酶抑制剂、选择性 5-羟色胺(5-HT)再摄取抑制剂、5-HT 和去甲肾上腺素(NE)再摄取抑制剂、去甲肾上腺素和特异性 5-羟色胺能抗抑郁药等。

2. 心理治疗 支持性心理治疗、人际心理治疗、认知行为治疗、婚姻治疗、家庭治疗等心理治疗,是重要的辅助治疗方法。

3. 电抽搐治疗(electric convulsive therapy,ECT)

4. 重复经颅磁刺激治疗(repetitive transcranial magnetic stimulation treatment,

rTMS）

5. 深部脑刺激（deep brain stimulation，DBS）

（四）中医辨证论治

1. 肝郁气滞证

证候：精神抑郁，胸胁作胀或脘痞，面色晦暗，嗳气频作，善太息，夜寐不安，月经不调；舌质淡，苔薄白，脉弦。

治法：疏肝和胃，理气解郁。

方药：柴胡疏肝散加减。柴胡、白芍、香附、枳壳、当归、陈皮、绿萼梅、百合、合欢花、徐长卿、佛手、川芎、甘草等。

2. 肝郁脾虚证

证候：精神抑郁，胸胁胀满，多疑善虑，喜太息，纳呆，消瘦，稍事活动便觉倦怠，脘痞嗳气，大便时溏时干，或咽中不适；舌苔薄白，脉弦细或弦滑。

治法：疏肝健脾，化痰散结。

方药：逍遥散合半夏厚朴汤加减。柴胡、当归、白芍、炙甘草、法半夏、厚朴、茯苓、生姜、紫苏叶等。

3. 心脾两虚证

证候：善思多虑不解，胸闷心悸，神疲，失眠，健忘，面色萎黄，头晕，神疲倦怠，易自汗，纳谷不化，便溏；舌质淡苔白，脉细。

治法：健脾养心，补益气血。

方药：归脾汤加减。党参、茯苓、白术、黄芪、当归、远志、郁金、酸枣仁、木香、龙眼肉、大枣、甘草等。

4. 肾虚肝郁证

证候：情绪低落，烦躁兼兴趣索然，神思不聚，善忘，忧愁善感，胁肋胀痛，时有太息，腰酸背痛，性欲低下；舌红，苔薄黄，脉弦细或沉弦。

治法：益肾调气，解郁安神。

方药：颐脑解郁方加减。北刺五加、五味子、郁金、合欢皮、柴胡、栀子、白芍、甘草等。

5. 肝胆湿热证

证候：烦躁易怒，胸胁胀满，多梦，耳中轰鸣，头晕头胀，腹胀，口苦，咽有异物感，恶心，小便短赤；舌质红，舌苔黄腻，脉弦数或滑数。

治法：清肝利胆，宁心安神。

方药：龙胆泻肝汤加减。龙胆、黄芩、栀子、川木通、泽泻、当归、生地、柴胡、甘草、车前子（包煎）、珍珠母（先煎）、龙齿（先煎）等。

（五）预防

依靠心理治疗及社会支持系统，可起到一定的预防复发作用。

（六）中西医的结合点

西医在诊断、分期分级、评估和长期管理等方面以循证医学为依据，强调规范治疗，目前尚无 A 级推荐药物。中医强调全身治疗，在慢性持续期控制上可大有作为。

第三节 精神分裂症

 典型病案

吕某,女,45 岁,农民。

初诊(1975 年 10 月 5 日):患者精神病延今载余,经治疗后病有好转,近因情志不遂,旧恙复萌,而且病情较前增剧。据家属诉其平素心胸狭窄,每多疑猜忌,遇事抑郁不舒,前几天因怒后突然精神失常,无端啼笑,喃喃独语,幻视,幻听,时而恐惧,时而狂妄,通宵不寐,自称肩背酸痛,口渴喜饮,大便欠畅。经某县人民医院和上海某医院确诊为"精神分裂症",服镇静安眠药月余,少效,故前来求诊。观其表情呆钝,精神抑郁,面红目赤,舌质绛,苔黄厚腻,脉滑有力,此属肝郁化火。治法:镇静安神,开窍祛痰。

处方:珍珠母(先煎)60g,生铁落(先煎)60g,生龙骨(先煎)20g,柏子仁 12g,酸枣仁 12g,茯苓 15g,炒枳壳 5g,风化朴硝(后下)9g,广郁金 12g,石菖蒲 12g,炙远志 15g。

二诊:10 月 10 日。服药 5 剂,意识稍清,恐惧狂妄好转,大便亦通,唯睡眠仍欠安,偶有幻听,舌脉如前,从原轨进退。去朴硝、枳壳,加合欢皮花各 15g、忘忧草 20g。

三诊:10 月 19 日。续服 5 剂,精神基本正常,肩背酸痛大减,幻听亦不明显,脉转细缓,舌质转淡红,苔转薄黄,唯纳谷呆钝,偶有多疑,神困肢软,再守原方,佐以扶正和胃,以竟其功。去生铁落、龙骨,加玄参 15g、麦冬 12g、建曲 20g。

四诊:11 月 6 日。服药 15 剂,患者基本恢复健康,已能参加家务劳动,效不更方,嘱将原方续服 15 剂,并嘱其亲属多方开导,解其隐曲,乐其意志。追访,得知 5 年来未见复发。

西医诊断:精神分裂症。

中医诊断:狂证(痰火上扰证)。[李艳.国医大师李济仁[M].北京:中国医药科技出版社,2011:99-100]

一、中西医对精神分裂症概念的认识

中医:早在《黄帝内经》时期就有记载,依据精神分裂症的诊断标准,大致属于"癫狂"范畴。有学者将心风、鬼交、失志等病证中的有些症状归为精神分裂症。中医总体认为,狂证是符合以阳性症状为主的精神分裂症,癫证则是基本符合以阴性症状为主的精神分裂症。本病治疗难度大且易复发,是对身心损害较大的一类疾病。

西医:精神分裂症是一组病因不明的重性精神障碍,认知、思维、情感、行为等方面精神活动显著异常,导致明显的职业和社会功能损害。主要表现为妄想、幻觉、思维或言语紊乱、行为异常。目前认为是遗传因素与社会心理因素共同作用的结果。

二、中西医对病因和病机认知的异同

（一）中医对精神分裂症的认识

1. 病因　当代中医一般认为遗传、情志刺激是"癫、狂"病发病的重要因素,情志不遂,气机不畅,阴阳失调,导致体内产生气、血、痰、火、瘀为病理,破坏了五脏之神与脑神之间的协调,是癫、狂病的主要病因病机。

2. 病机　癫、狂证的病位在心、脑、肝、脾、肾,多由情志因素所引发,病初为实证,病久迁延不愈则为虚证或虚实夹杂证。七情所伤,饮食不节,肝脾损伤,导致气滞、痰阻、血瘀、火热上犯脑络、阻滞心窍,神机逆乱,阴阳失调,病久则脾气心血不足、肝肾阴虚,或出现虚实夹杂、气虚痰结之证。

（二）西医对精神分裂症的认识

1. 病因　精神分裂症的确切病因至今并未彻底阐明,目前认为与遗传、大脑结构异常、神经生化异常、神经发育不良、子宫内感染、产伤及社会心理因素等均可能有关。

2. 发病机制　精神分裂症的发病机制十分复杂,近年来功能影像学的研究提示前额叶与颞上回可能在精神分裂症的生物病理性机制中扮有重要角色。

3. 病理　在精神分裂症的一系列脑结构损害中,较为确切的是存在侧脑室扩大,颞叶、额叶及皮质下的功能连接异常。

三、中西医诊断方法的相互补充

（一）中医望闻问切

除了关注精神系统阳性症状外,还需注意患者二便、月经、舌苔、脉象,四诊合参,辨阴阳、虚实、寒热等。

（二）西医问诊和体格检查

美国 2013 年精神障碍诊断分类与标准(DSM-5)将精神分裂症的症状分为 5 个维度:妄想、幻觉、思维(言语)紊乱、运动行为的明显异常或紊乱(包括紧张症)及阴性症状。其中"一级症状"如争论性幻听、评论性幻听、思维鸣响或思维回响、思维被扩散、思维被撤走、思维阻塞、思维插入、躯体被动体验、情感被动体验、冲动被动体验及妄想知觉等是精神分裂症症状学标准的基本症状。

（三）实验室及辅助检查

脑电生理、脑影像学和神经心理测验等可作为诊断的参考依据。临床常采用简明精神病评定量表(BPRS)/阳性和阴性综合征量表(PANSS)进行评定。

四、中西医结合诊断思路

（一）西医辨病

参照《ICD-10 精神与行为障碍分类:研究用诊断标准》(世界卫生组织委托中华人民共和国卫生部编著,人民卫生出版社,1995 年)。

1. 症状标准　具备下述(1)~(4)中的任何一组(如不甚明确常需要 2 个或多个症状)或(5)~(9)至少 2 组症状群中十分明确的症状。

(1) 思维鸣响、思维插入、思维被撤走及思维广播。

(2) 明确涉及躯体或四肢运动,或特殊思维、行动或感觉的被影响、被控制或被动妄想、妄想性知觉。

（3）对患者的行为进行跟踪性评论、或彼此对患者加以讨论的幻听，或来源于身体某一部分的其他类型的幻听。

（4）与文化不相称且根本不可能的其他类型的持续性妄想，如具有某种宗教或政治身份，或超人的力量或能力（如能控制天气，或与另一世界的外来者进行交流）。

（5）伴转瞬即逝或未充分形成的无明显情感内容的妄想，或伴有持久的超价观念，或连续数周或数月每日均出现的任何感官的幻觉。

（6）思潮断裂或无关的插入语，导致言语不连贯，或不中肯或语词新作。

（7）紧张行为，如兴奋、摆姿势，或蜡样屈曲、违拗、缄默及木僵。

（8）阴性症状，如显著情感淡漠、言语贫乏、情感迟钝或不协调，常导致社会退缩及社会功能下降，但需澄清这些症状并非由抑郁症或神经阻滞剂治疗所致。

（9）个人行为的某些方面发生显著而持久的总体性质的改变，表现为丧失兴趣、缺乏目的、懒散、自我专注及社会退缩。

2. 病程标准　特征性症状在至少 1 个月以上的大部分时间内肯定存在。

3. 排除标准

（1）存在广泛情感症状时，就不应作出精神分裂症的诊断，除非分裂症的症状早于情感症状出现。

（2）分裂症的症状和情感症状两者一起出现，程度均衡，应诊断分裂情感性障碍。

（3）严重脑病、癫痫、药物中毒或药物戒断状态应排除。

（二）中医辨证

1. 辨癫狂　癫证属阴，多虚证，与精神分裂症的阴性症状相似；狂证属阳，实证为主，多见于精神分裂症的急性期，与本病的阳性症状类似。二者并非对立，可相互转化或重叠出现，虚实夹杂。

2. 辨病位　本病病位多涉及心、肝、胆、脾。病变在心者，常自言自语，妄见妄闻，神志恍惚，心悸易惊，夜寐多梦；病位在肝者，喜怒无常，时而抑郁，时而暴虐，甚或毁物伤人，不避亲疏；病位在胆者，常胆怯易惊；病位在脾者，病程日久，呆滞懒散，自语倦怠，面色㿠白，喜静恶动。

3. 辨病性　应辨清虚实及病邪性质。根据病程长短常有一些规律可循。如症状初发时多属实证，表现为气滞、火盛、痰壅、血瘀等；病程较长时，患者频繁发作，久久不愈，则可能为正气虚衰或虚实夹杂，表现为气血津液亏虚，或兼有痰气郁结，痰瘀互结。

（三）中西医结合诊断思路与方法

西医长于辨病，可严格按照精神分裂症的西医诊断标准进行疾病诊断；中医长于辨证，根据患者临床表现及舌脉辨明证型。

五、中西医结合治疗思路及结合点

（一）中西医结合治疗思路

1. 坚持辨病与辨证相结合的原则　精神分裂症西医诊断标准明确，相关量表可用于诊断及疗效评价；中医通过望闻问切，进行辨证施治，往往可以较快改善患者的部分症状，提高患者依从性。

2. 坚持综合治疗的原则　精神分裂症的确切病因及发病机制目前仍未完全阐

明,现代药物治疗多针对单一靶点或单一路径,在临床应用中也发现患者依从性较低。中西医结合综合治疗模式副作用小、能迅速改善部分症状,大大提高患者遵医率。

3. 坚持"减毒增效"的原则 目前,西医治疗精神分裂症所用药物均需较长的治疗周期,且副作用较大。不少患者因不能耐受副作用而自行停药,导致病情反复,迁延难愈。中药制剂配合化学药物治疗往往可以起到"减毒增效"的作用,利于患者坚持治疗。

（二）一般治疗

1. 服药护理 鼓励患者服药,如不配合可改换剂型,如将药液浓煎,或将药面装入胶囊或混合在饮料中、饭菜里,并观察服药后的反应。服药时充分做好解释工作,争取合作,做到服药到口,防止患者用各种方法逃避吃药。

2. 睡眠及排便护理 本病疗效与患者的睡眠质量及大便是否通畅具有密切关系,应重视,必要时给予干预措施。

3. 饮食调摄 宜清淡、易消化饮食,避免偏食。忌辛辣刺激及肥甘厚味之品。忌浓茶、咖啡等。对于拒食的患者应找出原因,进行劝导、督促、喂食或鼻饲,以保证其营养。

4. 情志调理 注意观察情绪状态,避免情志刺激。正确对待患者的各种病态表现,对于尚有适应环境能力的患者,应注意调节其行为活动中的情绪状态,对其不合理的要求应耐心解释,对其合理的要求应尽量满足。

（三）西医治疗

1. 抗精神分裂症药物 根据《中国精神分裂症防治指南》（2015年版）规范应用抗精神病药物原则,详细采集病史、服药史,进行精神检查,评估病情严重程度,结合相关药物的安全性、耐受性、有效性、经济性和服用的简易性,选择非典型抗精神病药物或典型抗精神病药物,同时可合用改善脑功能药物。

2. 经颅磁刺激或超低频经颅磁刺激治疗 经颅磁刺激仪"∞"字形线圈刺激部位选择左侧前额叶背外侧皮质区（DLPFC）,治疗频率2~20Hz,强度为80%的运动阈值（MT）,20min/d,每周连续5天,15次为1个疗程。

3. 脑波治疗 患者取半卧位,微闭双眼,戴上治疗眼罩、耳机。上肢的神门穴、大陵穴或内关穴等经络穴位配用治疗电极,用低频电脉冲进行穴位刺激。嘱患者全身放松,安静地体验与感受治疗程序的变化。根据患者的具体情况在治疗仪器上选择不同的治疗程序。每日1次,每次30~60分钟,10次为1个疗程。

4. 无抽搐电休克（MECT）治疗 对药物治疗效果不佳或不能耐受药物的治疗者,可采用电抽搐（MECT）治疗。治疗前6小时严格禁食、禁水,依据不同年龄,使用MECT治疗仪给患者相应能量百分比的电量进行治疗。每隔1~2天1次,6~12次为1个疗程。

（四）中医辨证论治

1. 肝郁脾虚证

证候:情感淡漠,静而少动,语无伦次,多疑善虑,或意志减退,或妄见妄闻。肢体困乏,胸胁胀闷,少寐易惊,食欲不振,脘闷嗳气;舌质淡红,苔薄白,脉弦细。

治法:疏肝健脾,养脑安神。

方药:牵牛子、槟榔、茵陈、三棱、皂角刺、大黄、莪术等。

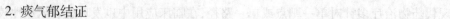

2. 痰气郁结证

证候:精神抑郁,表情淡漠,语无伦次,喜怒无常,多疑紧张,胆小易惊,胸闷太息,或呕恶痰涎;舌苔薄白而腻,脉弦滑。

治法:理气解郁,化痰开窍。

方药:丹参、三棱、枳实、大黄、川芎、琥珀、龙骨、牡蛎等。

3. 痰湿内阻证

证候:情感淡漠,沉默痴呆,少语或不语,记忆减退,意志减退,或妄见妄闻。肢体困乏,懒散被动,纳呆,大便稀溏;舌体胖或有齿痕,舌苔白腻,脉滑或沉缓。

治法:燥湿化痰,开窍醒神。

方药:槟榔、莪术、三棱、茵陈、大黄、人参、牵牛子等。

4. 气滞血瘀证

证候:情感淡漠,情绪不稳,偶有易怒,时而低落,哭笑无常,多疑善虑,或妄见妄闻妄想。妇女易于经期神志异常,情绪波动,心烦易激,经色紫黯;舌质黯,舌苔薄白或薄黄,脉弦涩。

治法:行气解郁,活血醒神。

方药:当归、三棱、枳实、川芎、柴胡、赤芍、地黄、桔梗、甘草、香附、清半夏、紫苏子、牛膝、红花、陈皮等。

5. 心脾两虚证

证候:情感淡漠,神思恍惚,魂梦颠倒,言语无序,思维贫乏,意志减退,时而自笑,或妄见妄闻妄想。心悸易惊,食欲不振,倦怠乏力,面色萎黄;舌质淡,苔薄白,脉沉细弱。

治法:健脾养心,益气安神。

方药:酸枣仁、朱砂、珍珠、柴胡、郁金、茯苓、草果仁、苍术、人参、丹参等。

6. 痰火扰心证

证候:躁动易怒,通宵不眠,打人毁物。发狂无时,披头大叫,眼红面赤,眼神直视,或有幻听幻视,疑人暗害,自言自语;舌质红,苔黄厚,脉弦数。

治法:清热豁痰,理气安神。

方药:黄连、金礞石、大黄、胆南星、栀子、郁金、丹参、菖蒲、炒酸枣仁、缬草、香附等。

（五）中西医的结合点

中医学对精神类疾病的认识很早,在《黄帝内经》中就有相关记述,之后的医家又多有阐述,应该说其内容是丰富多彩的,如熟知的方剂礞石滚痰丸、柴胡加龙骨牡蛎汤、温胆汤等,常用的药物礞石、胆南星、生铁落、大黄等。临证效用分析认为,中医药治疗疑难顽固的精神类疾病是有一定局限性的,如何发挥中医药在这一领域的作用,体现中医特色和优势,是需要探讨与分析的。从临床报道中可以发现,在治疗精神分裂症中,中药与西药的搭配使用,并将中医的辨证论治穿插其间,是非常有意义和有价值的探索,为中医药在精神分裂症中的应用提供了契机。梳理相关研究报告可以发现,中西医合理配合治疗精神分裂症能取得满意的临床疗效,明显降低治疗中的副作用,减少精神类药物的服用剂量,使患者获得稳定的治疗效果。这一治疗和研究方向值得推广和系统发展,为精神分裂症患者提供有效的治疗方案。在漫长的中医学发展进程中,对精神类疾病有诸多论述和认识,也取得了一些疗效,但终究不能突破其瓶颈。精神分裂症古已有之,只是称谓不同,其对患者的身心损害巨大,给社会和家庭带来了不稳定因素,迫切需要探索一条行之有效的治疗方案。

学习小结

1. 学习内容　　　　　　　　　　　　　（＊掌握内容,△熟悉内容）

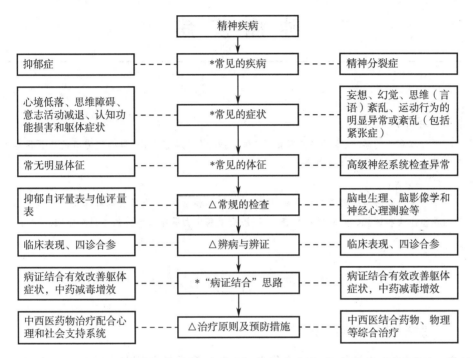

2. 学习方法　通过比较、归纳和总结,熟悉本系统疾病的典型症状、体征、常规检查项目,掌握本系统疾病"病证结合"思路与方法,结合临床实践及文献资料,深入理解疾病本质。

（张　慧）

复习思考题

1. 查阅文献资料,了解抑郁症中西医结合诊治的最新进展。

2. 抑郁症的临床表现有哪些?

3. 精神分裂症的诊断标准是什么?

笔记

第十六章

肿 瘤 疾 病

学习目的

通过本章节的学习,掌握肿瘤疾病的"病证结合"思路与方法,为构建完善的中西医结合治疗肿瘤疾病的思维体系奠定基础。

学习要点

中西医结合防治肿瘤疾病的理论基础/基本思路和原则;原发性肝癌和原发性支气管肺癌的典型症状和证候、体征、常规检查项目;肿瘤疾病中西医结合治疗的手段和方法。

第一节　肿瘤疾病概述

一、肿瘤常见疾病及证候

根据肿瘤的生物学行为一般可分为良性肿瘤和恶性肿瘤两大类。

良性肿瘤生长比较缓慢,不会侵入邻近的正常组织内,瘤体与正常组织分界明显,用手触摸,推之可移动,手术时容易切除干净,不易转移,很少有复发。

恶性肿瘤中最常见的一类称为癌,即来源于上皮组织的恶性肿瘤,其中发生于鳞状上皮覆盖的部位,如皮肤、口腔、唇、子宫颈、阴道、食管等,称为鳞状上皮细胞癌,简称鳞癌;发生于腺上皮细胞的叫腺癌,多见于胃、肠、乳腺、肝、甲状腺、唾液腺、支气管及子宫体等处;还有发生于人体器官的癌,如胃癌、肝癌、食管癌、肠癌等。肉瘤是恶性肿瘤的另一种类型,是由间叶组织(包括纤维结缔组织、脂肪、肌肉、脉管、骨、软骨等)发生的恶性肿瘤,如纤维肉瘤、横纹肌肉瘤、骨肉瘤等。胚胎性肿瘤常称为母细胞瘤。尚有一部分介于良性、恶性之间或者主观上难以区分良性、恶性的肿瘤,称为交界性肿瘤。

恶性肿瘤常浸润和破坏周围正常组织,经血管、淋巴管和体腔扩散转移到身体其他部位,已成为危害人类健康最严重的疾病之一。我国常见的10大恶性肿瘤为肺癌、肝癌、胃癌、食管癌、大肠癌、白血病、淋巴瘤、子宫颈癌、鼻咽癌及乳腺癌。中医对肿瘤证候分类较多,且多为兼杂证,一般常见以下几种:阴虚内热证、气阴两虚证、气滞血瘀证、痰气交阻证、脾胃虚寒证、瘀毒内阻证、痰湿交阻证、气血两虚证、湿热瘀阻等。

二、肿瘤疾病常见的症状和体征

肿瘤早期可无明显的症状和体征,但当出现以下情况时,应及时诊察以排除肿瘤可能:

(1) 原因不明的消瘦、无力,上腹无规则的疼痛,食欲下降,特别厌食肉类食品。

(2) 非怀孕和哺乳的妇女,乳头出现分泌物特别是血性液体。

(3) 身体任何部位如乳腺、颈部或腹部出现逐渐增大的肿块。

(4) 干咳、痰中带血,胸闷胸痛,久治不愈。

(5) 中年以上的妇女,性交后阴道有少量出血,或平时有不规则的阴道出血,或是停经后数年又来月经,白带明显增多。

(6) 不伴腹痛的逐渐加深的黄疸和上腹包块。

(7) 肝脏肿大的速度较快,并伴有肝区疼痛。

(8) 不明原因的无痛性血尿。

(9) 皮肤溃烂长久不能愈合。

(10) 黑痣突然增大,同时伴有灼痒、破溃,出血疼痛或痣上的毛发脱落。

(11) 反复发热和顽固性的牙齿出血、皮下出血和进行性贫血。

(12) 反复出现的不明原因的发热。

(13) 口腔黏膜,或女性外阴或男性阴茎龟头上出现白斑,并迅速扩大和灼痒不适。

(14) 进行性双下肢无力,感觉异常,动作失调或伴大小便失禁。

(15) 无明显外伤所致的股骨和肱骨等长骨的骨折。

(16) 进食吞咽时胸骨后有异物梗死感、刺痛感或自觉食物通过缓慢。

(17) 鼻塞,经常少量鼻出血或鼻涕中带血丝,伴有偏头痛、头晕、耳鸣,触及头颈部肿大的淋巴结。

(18) 大便习惯改变,或腹泻和便秘经常交替出现,或大便常带脓血,或大便变细变扁。

(19) 逐渐加剧的头痛,伴突然出现的短暂视力障碍和呕吐。

(20) 青少年肘或膝关节剧痛、肿胀,用抗风湿药或抗生素类药治疗无效。

三、中西医结合防治肿瘤疾病的理论基础

中医学对癌瘤认识源远流长。早在殷墟甲骨文字就记载有"瘤"的病名,《灵枢》记载筋瘤、肠瘤、昔瘤、骨疽等分类,宋代《卫济宝书》首次使用"癌"病名——"癌疾初发,却无头绪,只是肉热痛……"中医学认为,肿瘤为外邪、七情、饮食、脏腑功能失调等多种病因综合作用而致机体阴阳失调,脏腑气血运行障碍,气滞血瘀、痰凝、毒蕴、湿聚等病理因素交结而成。由此看来,虽然中医、西医在肿瘤理论方面因为认识角度不同有着完全不同的理论体系、医学术语,但在肿瘤防治方面,这些术语、概念基本相通,而病因学方面的认识西医偏重于微观的、局部量化和具体化因素,而中医则侧重于宏观、抽象和逻辑性,以整体观念和辨证论治为主导,二者并不矛盾,反而有着不可分割的内在联系和互补性,为开展中西医结合奠定了理论基础。

四、肿瘤疾病的中西医"病证结合"诊断基本思路

中西医"病证结合"诊疗在预防肿瘤发生、减少复发、减轻痛苦、提高生存质量、延长生存期等方面有着独特的优势。

中西医结合能够促进对肿瘤的认识：中医证型的研究为制订肿瘤的治疗方案提供更全面、更准确的依据；中医舌诊在普查粗筛、辅助诊断、辨证分型、选方指导、病情转化、疗效观察、预后估计等方面起着关键作用；中医脉诊的研究对判断患者的体质、病情转变、选择合理的治疗方案提供重要参考；微循环及血液流变学的研究为瘀血证型提供了更具体的指标；免疫学的研究成果和进步不仅为肿瘤的治疗建立了免疫疗法，也为中医学的整体调理、扶助正气的"扶正"疗法提供了客观指标；现代基因组学的研究更为中医学辨证施治的个体化治疗方案提供了新的证据；经络穴位的探测对肿瘤的诊断可提供辅助指标。

中西医结合治疗主要应用于：①手术与中医药相结合：术前中医的调整，纠正阴阳失衡，调理气血扶助正气，可扩大手术的适应证，减少手术的并发症及后遗症；手术后及时配合中医中药治疗，可加速康复"扶正"，驱除残邪"祛邪"，也可以为尽早及时化疗创造条件；术后较长时间结合中医中药治疗，通过扶正祛邪能够提高生存质量，更能提高远期生存率。②化疗与中医中药相结合：能减轻副反应，并有增敏增效的作用。③放疗与中医中药相结合：能减轻近期副反应及远期后遗症，提高5年生存率。④中药介入、生物疗法等丰富了传统的中西医结合治疗手段。

五、肿瘤疾病的中西医结合治疗原则及预防措施

治疗原则：中医认为肿瘤是正气先虚，邪气内侵，渐积而成，强调肿瘤应以预防为主。在肿瘤全过程中，中医中药保护和提高机体免疫力具有突出优势。参考病程阶段和西医治疗反应进行辨证论治，不仅可以使西医的治疗措施"减毒""增效"，而且可以充分发挥中医中药抗癌效应，尤其在放疗、化疗过程中，中医药可以降低副作用、不良反应，提高远期疗效，延缓肿瘤发展、复发和转移。

实践证明，中西医"病证结合"治疗方法是提高肿瘤疗效的有效途径。既往肿瘤的综合治疗，主要是对中晚期无手术切除可能的肿瘤而言，而中西医结合使综合治疗的概念得到了较大的扩展。对于非手术适应证、晚期无法耐受放疗或化疗的晚期肿瘤病人，可先用中药扶正固本，在病人身体恢复到可耐受状态，再进行西医的治疗。对于可切除性肿瘤术前的中西医综合治疗，可以稳定提高病人基础状态，为实施手术、放化疗方案创造最佳条件；对于西医治疗期间病人，中药可以减毒、增效、克服耐药，保证放、化疗方案顺利实施；对于西医治疗后或无法根治性切除的肿瘤等，中医药可以调整免疫力、预防感染及术后并发症、减低复发转移概率；对于不能手术的肿瘤患者的中西医综合治疗，可使部分患者肿瘤缩小后获得二期切除或延长患者带瘤生存时间。中西医结合治疗肿瘤的目的，就是在争取有效控制肿瘤的前提下，充分运用中医学和西医学知识，尽可能减少患者的痛苦，保护机体的正气，提高患者的生存质量，延长生存期。晚期的肿瘤治疗，中西医结合治疗更能突显优势。

中药介入（如康莱克、莪术油、鸦胆子油、华蟾素、复方苦参制剂、消癌平等）作为我国首创的特色有效疗法，使我国的治疗水平大大提升，已得到国际社会的普遍认可。

伴随着基因技术和现代生物疗法的深入研究,为中西医结合治疗肿瘤提供了新的结合点。

早发现、早治疗是减少癌症死亡率最为有效的方法。尽管恶性肿瘤的确切病因和发病机制仍在研究之中,但多方面研究显示,加强禁烟措施,推广健康饮食能使癌症发病患者数量减少1/3,是在全球范围内降低癌症发病率最切实可行的办法。最新研究显示,每天进食500g蔬菜、水果可以使食管癌的发病危险减少1/4。实施对肠癌、宫颈癌、乳腺癌等的普查制度可使全世界的癌症死亡人数减少1/3。

第二节　原发性支气管肺癌

 典型病案

　　某男,64岁,于1996年8月初咳嗽,气促,痰中带血,经CT检查诊断为左上肺肺癌(中央型),大小约4.0cm×5.0cm。支气管纤维镜活检病理为鳞状上皮癌。因肿瘤贴近心脏不能行手术治疗,患者拒绝放化疗。症见:咳嗽,痰黄,痰中带血,左胸痛,纳眠差,舌质黯红苔黄,脉弦。治疗以清肺化痰、活血散结为法。方用仙鱼汤加减:党参25g,浙贝母15g,天冬15g,桃仁15g,鱼腥草30g,山慈菇15g,仙鹤草15g,薏苡仁25g,守宫5g,枳壳10g。水煎服,日1剂。服药14天后症状明显减轻,纳卧如常。继续以仙鱼汤为基础方加减治疗,2005年8月复查CT示:左上肺肺癌(中央型),大小约2.0cm×2.5cm。坚持服中药治疗,定期复查。至发稿时仍在治疗中,已带瘤生存9年多。

　　西医诊断:肺癌(鳞癌)。

　　中医诊断:肺积(肺热痰瘀证)。[黎壮伟,张广丽.陈锐深自拟仙鱼汤治疗肺癌医案[J].山东中医杂志,2007,4(26):269-270]

一、中西医对原发性支气管肺癌概念的认识

中医:从临床表现看,支气管肺癌类似古典医籍所载的"肺积""痞癖""咳嗽""咯血""胸痛""息贲"等。如《难经·五十六难》:"肺之积,名曰息贲,在右胁下,覆大如杯。久不已,令人洒淅寒热,喘咳,发肺壅。"《脉经·平五脏积聚脉证》:"诊得肺积,脉浮而毛,按之辟易,胁下气逆,背相引痛,少气……主皮中时痛,如虱缘之状,甚者如针刺,时痒,其色白。"

西医:原发性支气管肺癌简称肺癌,是源于支气管黏膜或腺体的恶性肿瘤,不包括转移肺癌及食管癌等。其发病率和死亡率均位于全球首位,占我国城市癌症死亡原因第一位,多40岁以上发病,初期症状隐匿,早期诊断不足使预后较差,5年生存率低,死亡率高。吸烟是致病主要原因,吸烟时间长短与发病呈正相关。我国肺癌目前流行病学特点为男女患病率2.3:1,年轻病例逐渐增多,女性腺癌逐渐增多,混合性癌逐渐增多,肺泡细胞癌老年女性逐渐增多,小细胞肺癌年轻女性逐渐增多,男性鳞癌逐渐减少。随着诊断水平不断提高、靶向治疗药物的应用及综合治疗方案的更新,本病生存

期有所延长,有些亚型的治愈率有所提高。

共同点:中西医都对疾病症状体征有细致的观察分析,都强调早期诊断、早期治疗、针对高危人群积极预防的观点。西医的流行病学调查、微观学诊疗,中医的正虚邪侵致病原则、对肺癌不同阶段的辨病辨证的整体认识,可提供更全面的指导。

二、中西医对病因和病机认知的异同

(一)中医对肺癌的认识

1. 病因 中医学认为,本病一般与先天禀赋不足,劳逸调摄失常,秽浊邪毒,饮食不节,情志不遂有关。

2. 病机 中医认为本病的发生多因正气虚损、秽浊邪毒乘虚侵袭,导致肺脏功能失调,肺气郁滞,宣降失司,气机不利,血行受阻,津液失于输布,痰湿蕴结,日久形成肺部积块。肺癌是因虚而得病、因虚而致实,是一种全身属虚、局部属实的本虚标实疾病。

(二)西医对肺癌的认识

1. 病因 肺癌病因迄今尚未完全阐明,一般认为主要是环境因素,如吸烟,长期接触或吸入无机砷、石棉、煤焦油、沥青等物质,以及空气污染、电离辐射等,而吸烟是目前公认的最主要因素。另外,营养饮食因素如维生素 A 及类似物缺乏、真菌毒素(黄曲霉)也与肺癌发生有关,肺结核、结节病、硬皮病、肺间质纤维化患者也易发生肺癌。

2. 发病机制 发病机制迄今尚未明确。目前认为,肺癌发病可能是外因通过内因共同作用,当机体免疫力低下,上述外因可诱发原位癌基因活化及抑癌基因失活、自反馈分泌环活化和细胞凋亡抑制等使细胞调控失于平衡,导致肺癌发生。

三、中西医诊断方法的相互补充

(一)中医望闻问切

肺癌早期可无明显症状,中晚期主要临床特征为刺激性干咳、咯血或血痰、胸痛、气短、喘鸣、发热、消瘦等。中医认为肺癌的病理性质为本虚标实,标实需辨清瘀血、痰湿及毒热,本虚又当要辨别气、血、阴、阳的不同。病因、病程、临床症状和体征等,以及舌诊、脉诊等的不同,可以帮助诊断。

(二)西医问诊和体格检查

1. 问诊 肺癌的临床表现与肿瘤大小、类型、发展阶段、所在部位、有无并发症或转移有密切关系。问诊应注意询问是否伴有声音嘶哑、吞咽困难、头痛、骨关节疼痛等伴随症状,同时了解患者既往情况,是否有吸烟史及持续时间,是否有长期大气污染、电离辐射等接触史,而饮食与营养状态、既往病史、职业等也要仔细询问。

在问诊的过程当中,要注意中西医问诊的互相穿插,结合舌脉辨清虚、实、寒、热,辨明脏腑气血情况。

2. 体格检查 体格检查需注意不明原因久治不愈的肺外体征,如胸腔积液、上腔静脉阻塞综合征、杵状指、男性乳房发育、增生肥大性骨关节病、Horner 综合征、黑色棘皮症及皮肌炎、神经肌肉综合征、类癌综合征等。肺癌常因肿瘤侵及淋巴及血液循环引起淋巴结及肝、骨骼、腹部、皮下的转移,体格检查时尤其注意锁骨上淋巴结是否有坚硬固定不移及融合肿大等情况。

西医体格检查全面翔实,但中医体格检查如望神色、舌诊、脉诊对判断疾病性质、病程及预后都有重要的意义。

（三）实验室及辅助检查

1. 胸部 X 线检查　是早期发现肺癌的重要方法,可通过透视、正侧位 X 线胸片发现肺部阴影。

2. 胸部 CT 检查　可以进一步检查 X 线未探及的微小隐匿病灶,可以对肺癌进行分型。CT 引导下肿物穿刺活检可以进行细胞组织学诊断。

3. MRI 检查　可以判断明确肿物与大血管的关系,判断是否有脊柱、肋骨及颅脑转移。

4. 内镜检查　主要包括纤维支气管镜及镜下肺活检、纵隔镜和胸腔镜检查。可以明确肿物类型、病变范围、诊断分期、手术指征、转移淋巴结情况,以及判断胸腔积液的性质等。

5. 其他检查　PET-CT、SPRT-CT、痰脱落细胞检查、针吸细胞检查血清肿瘤标志物及肺和淋巴肺活检穿刺、肺癌驱动基因检测等,可以酌情应用。

（四）病理

1. 大体形态分型　根据发生部位有中央型、周围型、弥漫型;肉眼形态又可分为结节型、块状型、管内型、管壁浸润型。其中发生在段支气管到主支气管的中央型肺癌最多见,多为鳞状上皮细胞癌和小细胞肺癌。而段支气管以下的周围型肺癌多为腺癌。

2. 组织学分类　根据 2004 年 WHO 组织学分类法分为鳞状细胞癌、小细胞癌、腺癌、非黏液性、黏液性、黏液及非黏液混合性或不能确定性、大细胞癌、大细胞癌伴有横纹肌样表型、腺鳞癌、类癌、唾液腺肿瘤、癌前病变。

四、中西医结合诊断思路

（一）西医辨病

1. 肺癌诊断标准　细胞和病理组织学检查是确诊依据;影像学、内镜、肿瘤标志物和实验室检查是诊断的主要辅助依据;临床症状、体征有重要参考价值。

2. 鉴别诊断

（1）肺结核:临床表现和体征与肺癌相似,通过痰细胞学检查、影像学和内镜检查加内镜下病理活检可以鉴别。

（2）肺部感染:肺癌早期和肺炎、肺脓肿等的鉴别,可以通过对抗生素的反应、影像学检查而明确。

（3）肺良性肿瘤:肺错构瘤、支气管囊肿或腺瘤、动静脉瘤、寄生虫病等要和肺癌鉴别。良性肿瘤在症状、体征及影像学检查时有差别。

（二）中医辨证

中医辨证是依据肺癌患者的发病原因、病程、临床症状体征及实验室检查结果等进行综合判断的过程。分析结果涵盖病因、病位、病性、病机等几个方面。肺癌常见的证型有气滞血瘀证、痰湿蕴结证、阴虚毒热证、气阴两虚证、脾肺气虚证。

（三）中西医结合诊断思路与方法

中西医对本病认识基本一致。西医的诊断标准更侧重于实验室及影像学检查,对分期、分级、评估和长期管理等方面做得较为细致。中医从整体角度考虑,以五脏及气血津液是否协调作为基础,对临床症状、体征尤其舌脉等描述更为细致。将两者适度结合是中西医结合的诊断思路与方法。中医辨证辨病结合并加入体质因素,根据西医的病理、分期及并发症情况,用西医的分期分级去融合中医不同证型分型的症状特点及变化规律,可以制订规范合理的中西医结合诊疗方案。

五、中西医结合治疗思路及结合点

（一）中西医结合治疗思路

放疗、化疗及手术等综合治疗是肺癌西医治疗的重要手段,对于无禁忌证的早期肺癌患者应选择应用。而手术治疗目前是非小细胞癌最有效的治疗手段和首选方法。免疫力低下是肺癌发生的重要因素,中医药通过整体调理、双向调理和功能恢复可以提高机体的免疫功能,增强抗病能力和修复能力,使患者整体保持在一个最佳的状态。根据西医不同分期,在手术、放疗、化疗综合治疗过程中,根据正邪对比,参考病程阶段和西医治疗反应进行辨证论治,可达到协同互补、减毒增效的理想治疗效果。（表16-1）

表16-1 肺癌治疗方案

西医分期	隐性~ⅠB期	ⅡA~Ⅳ期
手术治疗	对非小细胞肺癌根治性手术是主要治疗手段	ⅡA、ⅢA期:手术加术前术后化疗;ⅡB期、Ⅳ期:一般不考虑手术治疗或先期放疗或化疗后病灶局限时再手术
放射治疗	放疗一般用于肺癌综合疗法的辅助手段,主要形式有术前放疗、术中放疗、术后放疗和姑息性放疗等	
化学药物治疗	是小细胞肺癌综合治疗的最重要组成部分,目前比较常用的联合方案是依托泊苷加顺铂,其他方案依托泊苷、顺铂和异环磷酰胺等。非小细胞肺癌化疗只起辅助和姑息治疗作用,而紫杉醇、长春碱、吉西他滨等新药联合铂类药,成为新的有效标准联合方案	
分子靶向治疗	针对已经明确的致癌位点来选择相应的治疗药物,特异性杀灭肿瘤细胞,分子靶向治疗是肿瘤生物治疗的重要突破。肺癌常用的靶向治疗药物有表皮生长因子受体-酪氨酸激酶拮抗剂(吉非替尼、特罗凯、埃克替尼)、针对间变淋巴瘤激酶突变的克唑替尼、抗肿瘤新生血管调节剂(贝伐单抗、恩度、西妥昔单抗等)	
中医	根据不同分期,中医药可整体调理并辨证论治;戒烟,远离污染及放射性物质,节饮食、慎起居并调畅情志	

（二）不同分期中医辨证论治

1. 脾肺气虚（隐性期~ⅠB期或术后）

证候:久咳痰稀,胸闷气短,便溏浮肿,食少纳呆,食后腹胀,神疲乏力,少气懒言,自汗怕风,舌淡苔白,脉弱。

治法:健脾补肺,益气化痰。

方药:六君子汤加减。

2. 气滞血瘀(常见于ⅡA~Ⅳ期)

证候:咳嗽痰吐不利或气短,胸闷胀痛或刺痛,面青唇紫,舌紫黯或瘀斑瘀点,脉弦或涩。

治法:化瘀散结,行气止痛。

方药:血府逐瘀汤加减。

3. 痰湿蕴结(常见于ⅠA~Ⅳ期)

证候:咳嗽痰多,胸闷如窒,胸脘痞闷,泛恶纳呆,神疲乏力,舌淡暗,舌苔白腻,脉滑。

治法:化痰散结,健脾燥湿。

方药:二陈汤合瓜蒌薤白半夏汤加减。

4. 阴虚毒热(常见于ⅡA~Ⅳ期;术后或放化疗后)

证候:干咳少痰或无痰,痰中血丝或反复咯血,胸痛、心烦不寐,潮热盗汗或高热不退,口渴,大便燥结,舌质红,舌苔黄,脉细数或数大。

治法:滋阴清热,解毒散结。

方药:沙参麦冬汤合五味消毒饮加减。

5. 气阴两虚(常见于隐性期~Ⅳ期;术后或放化疗后)

证候:咳嗽无力,痰少或痰稀而黏,气短懒言,形瘦怕风,神疲乏力,自汗或盗汗,口干少饮,五心烦热,舌红苔薄或胖嫩有齿痕,脉细无力。

治法:益气养阴,化痰散结。

方药:沙参麦冬汤合百合固金汤加减。

(三)预防

1. 吸烟是导致肺癌的主要危险因素,应积极宣传吸烟的危害,减少吸烟者在人群中的比例,尤其青少年更应戒烟,公共场所应严禁吸烟。监测环境和工作场所的空气污染,应尽量减少工业废气、煤、柴油、汽油、沥青等有害物质对大气的污染;避免装修油漆、地板胶、塑料饰物、家具等室内污染;做好劳动保护,防止石棉、电离辐射,厨房烹调油烟和室内生火区应做好通风处理。

2. 高危人群应重点普查,早期发现,早期诊断,积极治疗肺结核、肺炎、慢性支气管炎、肺气肿肺部慢性疾患;加强锻炼,调摄精神,起居有时,提高机体免疫力,防寒保暖,防止外邪袭肺;注意饮食卫生,多食富含维生素A、叶酸等蔬菜瓜果及豆制品,少食辛辣油腻等食物;对于已患病人群,做好心理疏导,增强患者战胜疾病的信心,并积极预防并发症。

第三节 原发性肝癌

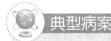 典型病案

潘某,男,53岁。2003年1月就诊。患者诉肝区疼痛4个月。患者20年前患乙肝大三阳。长期阳性。症见:消瘦,面色暗青,小便黄赤,大便结,舌绛,边有

瘀斑,脉弦细。肝功能:AFP 13 380μg/L,ALT 175U/L,AST 200U/L,GGT 41U/L,ALP 90g/L,TP 80g/L,ALB 45g/L,TBil 19μmol/L,DBil 3μmol/L。CT增强:肝右叶见 6cm×3cm 的阴影,且血供异常增多。处方:茵陈、白花蛇舌草各 30g,生黄芪、太子参、半枝莲、夏枯草各 20g,当归、赤芍、桃仁、红花、炮甲珠、川楝子、玄胡、三七粉各 10g。1 周之后患者仍肝区疼痛,但主要为隐痛,较前为轻,纳食好转,面色黯青,小便黄,大便软,右胁下包块同前大,质硬。色质绛,边有瘀斑,脉弦细,前方加三棱、莪术各 10g。继用 1 周。三诊,患者时有厌食,其他症状同前,在二诊方中加鸡内金、焦三仙各 15g,健脾益胃,再用 1 周。四诊,患者未诉肝区疼痛,纳食可,舌质红有瘀斑,脉弦。复查肝功能,结果 ALT 80U/L,AST 100U/L,GGT 40U/L,ALP 90g/L,TP 75g/L,ALB 40g/L,TBil 18μmol/L,DBil 4μmol/L。AFP 1000μg/L。遂以上方继用 1 周,患者一直未诉肝区疼痛,面色转红,饮食如常,舌质红,检查 AFP 800μg/L。CT 示肝右叶仍有一 4cm×3cm 阴影,且血供异常增多。

西医诊断:原发性肝癌。

中医诊断:肝癌(火毒内盛,瘀血内停)。[罗秀丽,龚红卫,李金彩.李培生治疗原发性肝癌验案一则[J].中西医结合肝病杂志,2004,14(4):224]

一、中西医对原发性肝癌概念的认识

中医:中国古代文献对肝癌的论述散见于"肝积""肥气""积聚""癖黄""臌胀"等。如《难经·五十六难》记载:"肝之积,名曰肥气,在左胁下,如覆杯,有头足……"《诸病源候论》曰:"诊得肝积,脉弦而细,两胁下痛,邪走心下""气水饮停滞,结聚成癖。因热气相搏,则郁蒸不散,故胁下满痛而身发黄,名为癖黄"。阐明了肝癌的病变部位及临床表现。

西医:原发性肝癌简称肝癌,是发生于肝细胞或(和)胆管细胞的恶性肿瘤。其中肝细胞癌占 90%以上,是我国常见的恶性肿瘤之一,具有发现晚、发展快、治疗难、预后差等特点。早期缺乏典型症状,中晚期主要临床特征为肝区疼痛、肝大、黄疸、腹水、恶病质等,常合并多种并发症如出血、肝破裂、肝性脑病等。实验室检查如甲胎蛋白(AFP)、肝功能等及影像学检查可明确诊断。

共同点:都对疾病症状、体征有细致的观察分析,都提倡早期诊断、治疗,强调针对肝炎等高危人群积极预防的观点。

二、中西医对病因和病机认知的异同

(一)中医对肝癌的认识

1. 病因 肝癌的发病主要与长期饮食不节(洁)、嗜酒过度、情志失调、六淫虫毒侵袭有关,同时与先天禀赋不足、劳欲过度等方面亦有关。

2. 病机 脾气虚弱、肝气郁滞是肝癌的基本病机。从整体病程来看,初病多实或以邪实为主,且实主要为气滞、血瘀、湿热、邪毒;久病则为邪盛正衰,虚实并见,而正衰主要是脾、肝、肾气血阴精的亏虚。

（二）西医对肝癌的认识

1. 病因 肝癌的病因至今尚未完全阐明。我国肝癌的发生主要与乙型和丙型肝炎病毒感染、肝硬化、黄曲霉素、饮水污染等有关；一些农药、肝吸虫也可能与肝癌的发病有关；此外，家族遗传史也是危险因素之一。

2. 发病机制 可能与肝细胞损害进而发生增生或不典型增生有关，但由于肝癌是由多种因素、多种途径综合作用引起的疾病，其发病机制尚待研究。

三、中西医诊断方法的相互补充

（一）中医望闻问切

肝癌有四大主症，即右胁疼痛、上腹肿块、食欲不振、全身消瘦。中医望神色、闻肝性脑病的肝臭、舌诊和脉诊，对准确判断疾病进展及辨证分型都有重要意义，如肝癌初期舌苔多白腻或黄腻，脉弦滑或滑数，后期多舌红绛或紫黯，脉沉细或细数等。肝癌的辨证应重视标本虚实，病因、病程、临床症状和舌诊、脉诊等体征不同，可以帮助辨证。

（二）西医问诊和体格检查

1. 问诊 采集病史时，应注意询问患者临床症状，是否有肝区不适和疼痛，是否有近期明显消瘦、乏力、食欲减退等表现，同时注意了解患者既往病史，有无病毒性肝炎、肝硬化等病史，有无饮酒史、输血及手术史，而居住环境、饮食嗜好等生活习惯对判断本病的发病原因也有参考价值。

在问诊的过程当中，要注意中西医问诊的互相穿插，结合舌脉辨清虚、实、寒、热、气滞、血瘀等，如辨别患者是否有纳差、食后腹胀、便溏、乏力等脾胃虚弱之候；脘腹胀满、嗳气呕逆等气滞之候；胁下积块刺痛、舌质紫黯等血瘀之候。

2. 体格检查 肝癌患者腹部的体格检查尤其重要。是否有肝脏肿大，质地是否坚硬、有无压痛、有无结节都需注意。而脾脏肿大、腹水、黄疸、淋巴结肿大也是本病重要的体征，体格检查中需重点检查。典型的肝硬化转为肝癌的患者可出现蜘蛛痣、肝掌，体格检查时不可遗漏。

（三）实验室及辅助检查

1. 甲胎蛋白（AFP） 是临床诊断原发性肝癌高度特异性的指标，也可用于鉴别原发性肝癌与其他肝病。

2. B超检查 是普查首选的方法。彩色多普勒超声具有观察病灶内动脉血流频谱和肝内血管通畅度的特点，有助于原发性肝癌与血管瘤、继发性肝癌等的鉴别诊断。

3. CT检查 能提供肝内全貌，有助于了解肿瘤位置、大小、数目、与血管的关系，鉴别占位性质、有无肝门和腹膜后淋巴结肿大、腹腔内脏器肿瘤侵犯等。

4. MRI检查 对肿瘤与肝内血管的关系显示更佳，对软组织的分辨率高，对肝癌与肝血管瘤、囊肿病灶性结节性增生等良性病变的鉴别价值优于CT。

5. 肝动脉造影 可显示直径1cm左右的微小肝癌。

6. 肝穿刺活体组织检查 对诊断不明的AFP阴性占位的诊断具有一定价值。

（四）病理

根据组织学分型,肝癌主要分为肝细胞型、胆管细胞型和混合型。其中,肝细胞型最为多见,癌细胞呈多角形,核大,核仁比较明显,胞质较为丰富;胆管细胞型的癌细胞呈立方或柱状,排列成腺体;混合型肝癌较为罕见,其细胞形态部分类似肝细胞型,部分类似胆管细胞型。

我国病理学研究者补充了小肝癌(又称小癌型),即结节直径小于 3cm,一般用于高危人群筛查,经彩超、CT 等检测发现,又称亚临床肝癌,5 年存活率较高,预后较好。近年发现的其他特殊病理分型如纤维板层肝癌和肝母细胞瘤等,一般预后较好。

四、中西医结合诊断思路

（一）西医辨病

1. 原发性肝癌诊断标准

（1）血清 AFP>400µg/L 和(或)影像学检查有肝癌特征的占位性病变。

（2）血清 AFP<400µg/L,但有两种影像学检查有肝癌特征的占位性病变或有两种肝癌标志物阳性,并能排除继发性肝癌。

2. 鉴别诊断

（1）继发性肝癌:AFP 检查一般为阴性,多无肝病史,影像学诊断与原发性肝癌也有所区别,最主要的鉴别方法应为检查肝脏以外器官有无原发癌肿病灶。

（2）肝脏良性肿瘤:如肝血管瘤、肝腺瘤、肝包虫等。影像学诊断可以鉴别。

（3）肝脓肿:常有痢疾或感染性疾病史,可伴有发热、白细胞计数升高等炎症表现,超声显像未液化时常与肝癌混淆,肝穿刺获脓液能帮助最后确诊。

（4）肝肉瘤:无肝病史,影像学有血供丰富的实性占位,应和 AFP 阴性的肝细胞癌鉴别。

（二）中医辨证

可依据肝癌患者的发病原因、病程、临床症状和体征,以及实验室检查结果等进行综合判断。分析结果涵盖病因、病位、病性、病机等几个方面。肝癌常见的证型有肝郁脾虚证、气滞血瘀证、肝胆湿热证、湿热瘀毒证、肝肾阴虚证。

（三）中西医结合诊断思路与方法

西医的诊断标准更侧重于肿瘤标志物等实验室及彩超等影像学检查,对分期、分级、评估和长期管理等方面做得较为细致。中医以五脏为中心的整体观和气血津液是否协调作为基础,对临床症状、体征尤其舌脉等描述更为细致。将两者结合是中西医结合的诊断思路与方法。用西医的分期分级去融合中医不同证型分型的症状特点及变化规律,可以制订规范合理中西医结合诊疗方案。

五、中西医结合治疗思路及结合点

（一）中西医结合治疗思路

中医治疗肝癌,是在整体观念的指导下,扶正与祛邪并施,调整失调的脏腑功能,纠正气血阴阳的失衡状态,增强抗病能力,减轻和消除临床症状的同时,具有直接抗癌消瘤以及治疗肝癌并发症的作用。中医认为肝癌早期病在肝脏,肝病及脾;中期病在肝脾两脏,波及于胆;晚期正气衰败,邪毒炽盛,病由肝、脾波及于肾。健脾益气应作为治疗肝病的大法,在手术、放疗及化疗前后或治疗过程中,时时顾护脾胃,以达到扶正固本、减毒增效的作用。(表 16-2)

表 16-2 肝癌治疗方案

西医分期	早期	中期	晚期	单纯型	硬化型	炎症型
手术治疗	手术切除治疗是早中期肿瘤的首选方案					
放射治疗	主要包括体外放射治疗和体内放射治疗,现多采用植入性动脉泵,泵内注入核素。适用于肿瘤仍局限、不能切除的肝癌,现应用较少					
化学药物治疗	近年来采用肝动脉化疗并栓塞等给药途径,使肝癌的化疗效果有明显提高。目前认为,插管化疗优于全身联合化疗,联合化疗优于单药化疗。肝动脉插管化疗被认为是不宜手术治疗肝癌患者的很好疗法					
介入治疗	以微创为特征的超声介入治疗和放射介入治疗,在肝癌局部治疗和消融中有突出作用。无论是早期局限性肝癌或是中晚期肝癌治疗,都是决定性、必不可少的治疗方法					
生物疗法	通过补充或激活体内天然生物反应调整物质以调整机体平衡,近年来应用较多的有干扰素、白介素-2、淋巴因子激活的杀伤细胞等,单用或联合其他疗法可程度不同地提高肝癌的治疗效果					
导向治疗	利用一种对肝癌有特殊亲和力的抗体或化合物作"载体",或通过物理作用导向如磁,或通过肿瘤血管特异性导向如碘油,与有杀伤肿瘤作用的"弹头"(放射性核素、化疗药物、毒蛋白等)制成交联物,以达到较多杀伤肿瘤而较少损害正常组织的目的					
温热治疗	通过全身热疗或局部加热杀死肿瘤细胞的方法。有单独热疗或与放疗、化疗联合应用,近年临床有较好的应用前景					
中医	攻邪为主	扶正祛邪	扶正为主	根据分期辨证论治		

肝癌患者日常活动要缓慢,饮食宜清淡,忌油腻,同时饮食要少渣、易消化。早期多以肝郁气滞为主,肿物局限,肝功能尚为代偿期,为正盛邪实,此时宜以攻为主;中期邪毒渐进,肿瘤增大,气滞血瘀,胁痛明显,舌质紫黯或有瘀斑,癌肿出现外侵倾向,肝功能也渐失代偿,此时邪实正已渐虚,应以扶正祛邪并重;病至晚期,肝肾俱虚,阴精亏耗,身体消瘦,腹胀大如鼓,身目俱黄,舌红绛或舌光无苔,脉弦细或细数,癌肿发展或转移明显,正气衰竭,邪毒鼎盛,治以扶正为主,以延长生存。实践证明,中西医"病证结合"治疗方法是提高肝癌疗效的有效途径。既往肝癌的综合治疗,主

要是对中晚期无手术切除可能的肝癌而言,而中西医结合使综合治疗的概念得到了较大的扩展。

（二）中医辨证论治

1. 肝郁脾虚（常见于早期、单纯型、术前、术后）

证候:右胁下胀痛,伴胸闷不舒,易烦躁,失眠、纳食减少,苔薄白或薄黄,脉弦。

治法:疏肝解郁,健脾理气。

方药:逍遥丸加味或柴胡疏肝散加减。

2. 气滞血瘀（常见于早期、中期、硬化型）

证候:胁下癥块刺痛或胀痛,疲乏无力,纳食低下,嗳气呕逆,失眠心烦,舌质正常或偏黯,舌边有瘀斑,苔薄白或薄黄,脉弦细或涩。

治法:疏肝理气,活血化瘀。

方药:复元活血汤加减。

3. 肝胆湿热（常见于早期、中期、晚期、炎症型）

证候:肝区疼痛,发热黄疸,烦躁难眠,口苦、口干,恶心作呕,纳食减少,大便干燥,小便短赤不利,肝大不平,质硬伴腹水,肝功损害,血胆红素升高,舌质红或红绛,苔黄腻,脉弦或弦滑数。

治法:清利肝胆湿热。

方药:龙胆泻肝汤或大柴胡汤加减。

4. 湿热瘀毒（常见于早期、中期、晚期、硬化型、炎症型）

证候:胁下肿块,坚实,痛如锥刺,脘腹胀满,或腹大如鼓,目肤黄疸,日渐加深,烦热口干,小便赤黄,大便干结,舌红可见瘀斑,苔黄腻,脉弦滑数或涩。

治法:清热利湿,解毒破结。

方药:茵陈蒿汤加减。

5. 肝肾阴虚（常见于晚期、单纯型、硬化型、放化疗后）

证候:胁肋疼痛,五心烦热,头晕目眩,食少腹胀,青筋暴露,甚则呕血、便血、肌肤瘀斑瘀点,舌红少苔,脉细数。

治法:滋养肝肾,化瘀清热,凉血解毒。

方药:一贯煎合犀角地黄汤加减。

（三）预防

1. 注意饮用水安全　一些饮用水常被多氯联苯、氯仿等污染;池塘中生长的蓝绿藻是强烈的致癌植物;华支睾吸虫感染可刺激胆管上皮增生,可导致原发性胆管癌。

2. 禁食霉变食物　尤其是霉变的玉米、花生,因为这些食物中含有黄曲霉毒素,建议多吃新鲜食物。

3. 保持健康体重　拒绝肥胖,远离糖尿病。因为肥胖和糖尿病是诱发肝癌的重要危险因素。

4. 禁酒　长期酗酒是损害肝脏的第一杀手。酗酒可以引起肝内脂肪沉积而造成脂肪肝,还可诱发肝纤维化,进而引起肝硬化甚至肝癌。

5. 积极预防和及早治疗肝炎　病毒性肝炎是肝癌诸多致病因素中的最主要因素。我国约有 1.2 亿 HBsAg 阳性者,因此也就成为世界上肝癌发病率最高的国家。尤其是乙型和丙型肝炎病毒与肝癌发病有密切的关系。良好的饮食卫生习惯有积极的预防价值。

6. 定期查体是肝癌早发现的最简单方法　建议定期体检,尤其是高危人群(乙肝或丙肝患者)最好每半年通过 AFP 检测或 B 超排查有无癌变。

此外,加强体育锻炼,增强体质,保持乐观豁达的情绪对预防本病发生亦有重大意义。

学习小结

1. 学习内容　　　　　　　　　　　　　　　(＊掌握内容,△熟悉内容)

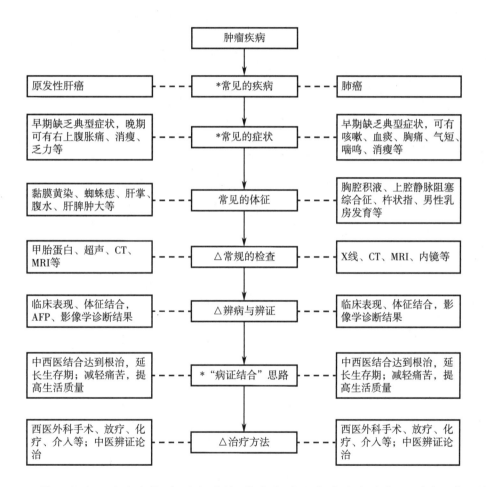

2. 学习方法　通过比较、归纳和总结,熟悉本系统疾病的典型症状、体征、常规检查项目,掌握本系统疾病"病证结合"思路与方法,结合临床实践及文献资料,深入理解疾病本质。

(宫爱民)

复习思考题

1. 查阅文献资料，了解肿瘤中西医结合诊治的最新进展。
2. 原发性肺癌和肝癌分别有几种转移途径？
3. 什么是继发性肝癌？与原发性肝癌有什么区别？

第十七章

外 科 疾 病

📖 学习目的

　　通过学习外科疾病中以急腹症为代表的一系列疾病,如急性阑尾炎和泌尿系结石病的病证结合诊疗思路,掌握外科疾病中西医结合治疗的特色和优势,为今后拓展中西医结合临床医学思维奠定基础。

学习要点

　　外科急腹症中急性阑尾炎及泌尿系结石的典型症状,常见的常规检查项目,中西医病证结合的基本思路和方法。

第一节　外科急腹症概述

一、外科常见疾病及证候

　　外科常见疾病多种多样,包括外伤、肿瘤、感染、结构异常等多类疾病。急腹症为外科常见的一类疾病,是以急性腹痛为突出表现,临床需要紧急处理的腹部疾病,其中包括需要外科手术治疗的急腹症,即外科急腹症。急腹症具有发病急、病情重、变化快,病情复杂的特点,常涉及内、外、妇、儿等多学科。尽早甄别急腹症的病因,对于尽快处置,及时手术,降低并发症和病死率,具有十分重要的意义。外科急腹症常见的病因有急性阑尾炎、急性肠梗阻、急性胆道感染、急性胰腺炎、急性消化道穿孔、腹部外伤引起的腹腔脏器损伤等,临床辨证以气滞血瘀、湿热蕴结为多见。

二、外科急腹症常见的症状和体征

　　外科急腹症的症状既有共性,又有各自的特点。共性表现为:腹痛多伴有消化道症状;如恶心、呕吐、腹泻、便秘等。各自的特点主要依发病器官、解剖位置及其病情严重程度的不同,其腹痛的位置、性质、轻重、伴随症状也有所不同。如急性阑尾炎可见右下腹痛或转移性右下腹痛,急性胆囊炎腹痛位于右上腹。

　　外科急腹症的常见腹部体征有腹部包块、移动性浊音阳性,腹部压痛、反跳痛、腹肌紧张等。

笔记

三、中西医结合防治外科急腹症的理论基础

外科急腹症种类繁多,发病原因、机制及临床表现不一,中医对其病名、病因、病机、辨证、治疗方药的认识也各有不同。总体而言,中医对疾病的诊断与治疗多是根据疾病的病位、病因病机,按中医体系对急腹症进行八纲、脏腑和病邪的辨证,然后立法处方用药。

中医认为急腹症属脏腑疾病,尤以腑病多见。六腑气化运行的特点为泻而不藏、满而不实、动而不静、降而不升,以通为用。病邪如气滞、气结、血瘀、寒邪、热温、湿阻、食积、虫聚等任何因素作用于六腑,影响其通降下行则产生急腹症。在症状上的表现就是"不通则痛",因此不通是急腹症病机上的普遍性,而腹痛则是其症状上的共同点。急腹症的辨证论治必须以"以通为用"作为总的治疗原则。

常见的急腹症病机演变的一般规律是:郁(气机阻滞)、结(实邪结聚)、热(实热内盛或湿热内蕴)、瘀(血行瘀阻)、厥(气血逆乱)。急腹症病机之间可以相互为患,相互转化。

急腹症的病程,大多经过前、中、后三个过程,可反映正邪斗争、相互消长的过程。初期正胜邪轻,以郁、结多见;中期正盛邪实,常见结、热、瘀三者相兼并相互转化;后期或邪退正复、疾病痊愈,或正虚邪恋、转为慢性,或郁结之邪内陷,导致气血逆乱,亡阴亡阳。

四、外科急腹症的中西医"病证结合"诊断基本思路

西医认为以急性腹痛为突出表现的急腹症,通常需要外科手术治疗。尽早诊断,及时正确地解除病因(包括手术),对降低病死率、提高疗效具有十分重要的意义。中西医结合对外科急腹症的治疗强调"病证结合"的诊疗思路,即辨病施治与辨证施治相结合。辨病,即辨别急腹症的原因、部位、性质,决定治疗方针;辨证,即求知疾病的病位所在和病邪所属,然后进行中医的立法遣方用药。西医辨病在先,中医辨证在后,相互结合,相得益彰。

五、外科急腹症的中西医结合治疗原则及预防措施

中医认为,急腹症的治疗应当以"以通为用"、扶正与祛邪相结合为原则。急腹症为实邪急病,祛邪始终占重要地位。急腹症以腑病为多,六腑的共同生理特点是以通为用,故不通则痛是急腹症共有的临床表现。"通"绝不单纯是通里攻下,而应该是但凡消除病理、恢复功能的方法,皆属于"通"法范畴。由此可见,祛邪和"通"法与西医解除病因(包括手术)具有相同的含义。

(一)急腹症的治疗

1. 病情较轻 患者周身情况好,可选择中西医结合非手术治疗。

2. 病情较重 患者病情较重,病情变化较快,但周身状况尚好,可在严密观察及做好手术准备的情况下,试行中西医结合非手术治疗。如果病情加重或病情不见缓解,可转手术治疗。

3. 病情严重 凡病情严重,病情复杂,周身情况不佳,需经过必要的术前准备后,及时采取手术治疗。

（二）急腹症的预防

1. 保持心理健康　精神紧张、意外刺激导致情绪大幅度波动和心理失衡,可严重影响消化系统的生理功能,易致急腹症。

2. 注意饮食得当　饮食不当常可导致许多急腹症发生,如过食油腻可诱发胆囊炎;酗酒或暴饮暴食可引起急性胰腺炎;过食山楂可引起毛粪石堵塞性肠梗阻。

3. 防止过度疲劳　过度疲劳可导致消化不良、代谢紊乱,身体抵抗力降低,而诱发急腹症。

4. 注意天气变化　骤冷骤热的天气变化对机体刺激大,尤其是有腹部手术史者,常因此而诱发肠梗阻。

5. 定期保健查体　定期进行保健查体,及时发现病变,及早进行医治,做到查、防、治相结合,以预防急腹症的发生。

第二节　急性阑尾炎

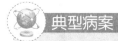 典型病案

> 郝某,女,42岁,于2017年3月2日初诊。患者因"右下腹疼痛3年余"就诊,自诉既往有3年余"肠炎"病史。患者就诊时感右下腹胀痛,情志不畅时加重,膝关节偶有疼痛,久行加重,便干难解,3~4天一行,眠差,小便可,舌淡红,苔薄白,脉弦。辨证为肠痈(肝气郁滞证),以疏肝行气、化痰消痈为法。拟方:白附片10g(先煎),胆南星10g,川芎10g,薏苡仁20g,败酱草20g,威灵仙20g,紫菀20g,决明子20g,百合20g。共15剂,水煎服,1剂/d,3次/d(100ml/次)。
>
> 2017年3月18日复诊:患者感右下腹胀痛较前好转,膝关节疼痛暂缓,大便可,1~2天一行,眠差,小便可,舌淡红,苔薄白,脉弦细。辨证为肠痈(肝气郁滞证),以行气活血、化痰消痈为法。依前方加减:白附片10g(先煎),胆南星10g,川芎10g,薏苡仁20g,败酱草20g,威灵仙20g,豨莶草20g,远志20g,石菖蒲20g,百合20g。共15剂,水煎服,1剂/d,3次/d(100ml/次)。月余,患者症状缓解,未诉疼痛。
>
> 西医诊断:阑尾炎。
>
> 中医诊断:肠痈。[詹时军,陈书存,张小斌.利尿排石汤治疗泌尿系结石30例[J].陕西中医,2003,24(10):893-894]

一、中西医对急性阑尾炎概念的认识

中医:急性阑尾炎属于中医学"肠痈"范畴。痈疽之发肠部者是为肠痈,出于《素问·厥论》。肠痈为外科常见急腹症,属急腹症范畴。中医学认为急性阑尾炎病在肠腑,属里、热、实证。因饮食不节、过食油腻生冷或寒温不适、情志失调等,致使肠道传化失司,气机痞塞,瘀血停聚,湿热内阻,血肉失利而成肠痈。其总病机为气滞、血瘀、湿阻、热壅,进而热毒炽盛,结于阳明或侵入营血,严重者可致阴竭阳脱

之危候。

西医:急性阑尾炎是由于各种原因引起的阑尾急性化脓性感染,是最常见的外科急腹症。急性阑尾炎如能及时诊断和治疗,短时间即可痊愈;若治疗失当或治疗延误,病情可能加重,甚至造成死亡。根据病程,急性阑尾炎可分为急性单纯性阑尾炎、急性化脓性阑尾炎、坏疽及穿孔性阑尾炎、阑尾周围脓肿等。

二、中西医对病因和病机认知的异同

(一)中医对急性阑尾炎的认识

中医学认为肠痈多因饮食失节,暴怒忧思,跌仆奔走,使肠胃部运化功能失职,湿热邪毒内壅于肠而发。因饮食不节、湿热内阻,致败血浊气壅遏于阑门而成。

(二)西医对急性阑尾炎的认识

1. 病因

(1)阑尾腔梗阻:阑尾管壁中的淋巴滤泡增生及管腔中的粪石是引起阑尾管腔阻塞的常见原因,另外还有阑尾扭曲、阑尾管腔狭窄、寄生虫及虫卵阻塞阑尾管腔等原因。

(2)细菌感染:阑尾管腔阻塞后,存留于远端死腔内的细菌易于繁殖,引起急性化脓性感染,感染的细菌为革兰阴性杆菌和厌氧菌。

2. 病理　急性阑尾炎的基本病理改变主要为管壁充血水肿,炎症细胞浸润,组织破坏。根据急性阑尾炎的演变,病理分型依次为急性单纯性阑尾炎、急性化脓性阑尾炎、坏疽和穿孔性阑尾炎、阑尾周围脓肿四种。

三、中西医诊断方法的相互补充

(一)中医望闻问切

望舌苔舌质有无黄腻,问腹痛变化,切脉是否细速等,都对中医辨证意义很大。

(二)西医问诊和体格检查

1. 问诊　在问诊的过程当中,要注意中西医问诊的互相穿插,尤其是中医对症状的认识有独到之处,注意舌脉为气血津液辨证和脏腑辨证提供的重要证据。

对于初次就诊的患者,应注意其主诉。无论有无典型症状,均应以围绕腹痛为主进行;还应关注一些伴随的消化道症状,如厌食、恶心、呕吐及排便情况等。除此之外,还需关注患者的发热等感染指标。

对于复诊或复发的患者,在关注上述内容的基础上,需注意既往治疗情况,甚至在既往治疗中是否有并发症的出现。

2. 体格检查　对于临床上所有的患者,体格检查均应全面。对于外科急腹症的患者而言,需突出以下几个方面:体温、脉搏、血压等生命体征;腹部体征;全身一般状况;肛诊。西医体格检查全面翔实,但中医体格检查亦有特色,如舌脉诊、望神色等。中西医体格检查需要互相穿插,争取做到不反复。

(三)实验室及辅助检查

1. 实验室检查　包括血常规、尿常规、便常规等。白细胞计数和分类有助于诊断炎症及其严重程度。此外,C-反应蛋白及降钙素原也是判断炎症严重程度和变化趋势的重要实验室指标。

2. 影像学检查　包括腹部超声、CT。腹部 CT 在急腹症诊断中价值越来越大,目前已经成为诊断急腹症的常规检查。

四、中西医结合诊断思路

(一)西医辨病

1. 急性阑尾炎诊断标准

(1)转移性右下腹痛或右下腹疼痛。

(2)右下腹固定压痛,腹膜刺激征。

(3)辅助检查:血常规检查可见白细胞计数及中性粒细胞比例升高;腹部 B 超、CT 有助于诊断。

2. 鉴别诊断

(1)急性消化道穿孔:包括胃穿孔、十二指肠球部溃疡穿孔。多有上消化道溃疡病史,突然出现上腹部剧烈疼痛,并迅速遍及全腹,查体腹肌紧张,全腹压痛、反跳痛阳性,肺肝浊音界消失,X 线检查常发现膈下游离气体,可确诊。

(2)急性胆囊炎、胆石症:既往有胆囊结石或胆囊炎病史,右上腹持续性疼痛伴阵发性加剧,可有右肩部放射痛,右上腹腹膜炎,墨菲征阳性,腹部 B 超和 CT 检查可确诊。

(3)右侧尿路结石引起的绞痛:突发腰部疼痛,疼痛向会阴部或大腿内侧放散,一般腹部没有压痛或仅有轻压痛,患侧肾区有叩击痛,伴尿频、尿痛、肉眼或镜下血尿,可确诊。

(二)中医辨证

急性阑尾炎的中医辨证是依据患者的发病原因、病程、临床症状和体征,以及实验室检查结果等进行综合判断的过程。分析结果涵盖病因、病位、病性、病机等几个方面,常见的证型有蕴热证、湿热证、热毒证。

(三)中西医结合诊断思路与方法

在西医诊断的基础上,加上西医对于该病的分型和严重程度评估,再加上中医对该病的辨证分型,就是急性阑尾炎的中西医结合诊断思路与方法。

五、中西医结合治疗思路及结合点

(一)中西医结合治疗的结合点

急性阑尾炎是阑尾的急性化脓性感染。按目前西医的观点,急性阑尾炎最佳治疗方法是手术。但急性单纯阑尾炎时,炎症易于吸收,预后也多不反复,可采取非手术治疗;另外急性阑尾炎诊断虽已明确,但患者不同意手术、或患者身体条件或客观医疗条件不允许时,亦可采取非手术治疗;有的急性阑尾炎迁延形成炎性包块即形成阑尾周围脓肿时,也应先采取非手术治疗,待炎症消退后,再行手术治疗。

在非手术治疗过程中,如实施卧床、禁食、水电解质和能量输入、抗生素治疗的同时,可结合中医辨证,或以中药汤剂内服,或以中药外敷、灌肠、针刺等方法治疗,帮助加快急性阑尾炎炎症的吸收和消退。

中西医结合治疗主要以中药祛邪扶正,以通为用,辅以清热解毒;配以西药控制感染,二者相伍,相得益彰,比单纯用西药见效快、疗效好,是选择非手术治疗的最佳途

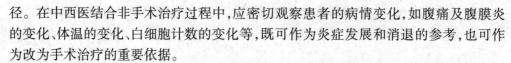

径。在中西医结合非手术治疗过程中,应密切观察患者的病情变化,如腹痛及腹膜炎的变化、体温的变化、白细胞计数的变化等,既可作为炎症发展和消退的参考,也可作为改为手术治疗的重要依据。

（二）西医治疗

1. 禁食。

2. 卧床早期平卧位,出现腹膜炎时取半卧位,防止炎性渗出快速经腹膜吸收入血。

3. 根据患者病情给予补液。患者常需禁食 3~5 天,如合并有心肺疾病应注意控制液体量;合并糖尿病者,需注意监测血糖并根据需要使用胰岛素。输液总量(治疗液及营养液)一般在 2000~3000ml/d,热卡可在 20~25kcal/(kg·d),注意电解质及能量平衡。(1kcal≈4.186kJ)

4. 抗生素　目前临床常应用二代或三代头孢菌素(广谱抗生素)联合甲硝唑、替硝唑或奥硝唑(抗厌氧菌)进行治疗。

（三）中医治疗

1. 内治法

（1）蕴热证

证候:转移性右下腹痛,呈阵发性或持续性加剧,右下腹局限性压痛或反跳痛,腹肌紧张不明显,有时可扪及局限的肿块;可伴有低热、脘腹胀闷、恶心纳差,大便不利、小便清或微黄;舌质淡暗,边可有瘀点,苔白腻,脉细涩或弦紧。

治法:行气活血,通腑泄热。

方药:大黄牡丹汤加减。

（2）湿热证

证候:腹痛加剧,右下腹或全腹压痛、反跳痛,腹皮挛急;右下腹可触及包块;壮热,口渴不欲饮,恶心纳差,小便短少,大便溏而不爽;舌红苔黄腻,脉弦数或滑数。

治法:通腑泄热,化湿和营。

方药:大黄牡丹汤合红藤煎加减。

（3）热毒证

证候:腹痛剧烈,全腹压痛、反跳痛,腹皮挛急;高热不退或恶寒发热,烦渴多饮,面红目赤,恶心纳差,便秘或腹泻,舌红绛,苔黄厚,脉洪数;或精神萎靡,肢冷自汗,气促,舌质淡,苔多薄白,脉沉细而数。

治法:通腑排毒,养阴清热。

方药:大黄牡丹汤合黄连解毒汤加减。

2. 外敷药物　常用消炎散、双柏散以水蜜调成糊状热敷腹部,一日 2 次。

3. 针刺　取足三里、上巨虚、阑尾穴,配合右下腹压痛点阿是穴,每日 2 次强刺激,每次留针 30~60 分钟,可用电针以提高疗效。

4. 中药灌肠　采取通里攻下、清热化瘀中药煎剂 200ml 保留灌肠,一日 2 次。

第三节　泌尿系结石

 典型病案

　　赵某,男,40岁。发作性左侧腰部钝痛3个月,加重伴小便涩痛5天。患者尿中带血,左侧腰部疼痛,小便时向小腹、外阴部放射。查:体温36.3℃,脉搏82次/min,呼吸20次/min,血压16/10.6kPa(120/79.5mmHg),双肺(-),心脏(-),腹部无膨隆,无腹肌紧张,左下腹压痛阳性,反跳痛阴性,左肾区叩击痛阳性,舌质淡红、舌苔白腻,脉弦滑数。尿常规示:白细胞3~4个/HP,红细胞2个/HP,隐血(+++)。B超示:左肾结石,约1.0cm×0.9cm,左肾中量积水。治疗予金钱草30g,瞿麦、萹蓄、海金沙、滑石、天葵子、石韦各15g,枳实、当归各10g,木通12g,木香、甘草各6g,茅根20g,柴胡15g。服药10剂后,腰痛减轻,伴有恶心、纳差,舌质淡红、舌苔薄白,脉滑数。上方加竹茹6g、鸡内金10g,连服30余剂后,排出约1.0cm×0.9cm的卵圆形结石。

　　西医诊断:泌尿系结石。

　　中医诊断:石淋。[李娟,杨柱,龙奉玺,等.国医大师刘尚义教授薏苡附子败酱散医案举隅[J].成都中医药大学学报,2017,40(4):66-68]

一、中西医对泌尿系结石概念的认识

　　中医:湿热下注,化火灼阴,煎熬尿液,结为砂石,瘀积水道。尿中时夹砂石,小便滞涩不畅或尿不能卒出,痛引少腹或尿时中断,或腰痛如酸牵引少腹,连及外阴尿中带血,苔薄白或黄,脉弦或数,由肾波及膀胱阴部,砂石伤络则为尿血。

　　西医:泌尿系结石又称尿石症,包括上尿路结石(肾结石、输尿管结石)和下尿路结石(膀胱结石、尿道结石),是外科急腹症中的一类常见疾病。泌尿系结石多数原发于肾脏和膀胱,且结石形成后很难"自溶"。泌尿系结石多发于青壮年男性,男女比例为3:1,在我国沿海、西南、西北地区多见。随着生活水平的不断提高以及饮食结构的变化,我国原发性膀胱结石的发病率已明显降低,而肾结石的发病率有增高趋势。发病原因比较复杂,与多种因素有关。临床以腰痛、血尿为主要表现,有时结石可从尿道排出。泌尿系结石治疗方法多样,目前大多数患者不需要开放性手术治疗,但治疗后复发率较高,多数结石尚无十分理想的预防方法。

二、中西医对病因和病机认知的异同

(一)中医对泌尿系结石的认识

　　本病多由肾虚和下焦湿热引起,病位在肾、膀胱和溺窍,肾虚为本,湿热为标。肾虚则膀胱气化不利,导致尿液生成与排泄失常,加之摄生不慎,感受湿热之邪,或饮食不节,嗜食辛辣肥甘醇酒之品,导致湿热内生,蕴结膀胱,煎熬尿液,结为砂石;湿热蕴结,气机不利,结石梗阻,不通则痛;热伤血络,可引起尿血。

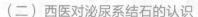

（二）西医对泌尿系结石的认识

病因 泌尿系结石的病因与发病机制尚未充分认识,尚待进一步研究完善,一般认为尿中晶体过多(超饱和状态、草酸盐、尿酸盐、磷酸盐等)或晶体聚会抑制物质(焦磷酸盐、黏多糖、多肽、尿素等)减少,以及成核基质的存在是形成结石的三个主要因素。

（1）全身性因素

1）代谢紊乱:高血钙、高尿钙(甲状旁腺功能亢进者)可使尿酸钙增加;痛风者尿酸增高,这种高浓度化学成分损害肾小管,使尿中基质增多,盐类析出,皆易形成结石。

2）饮食结构:儿童因动物蛋白质、维生素 A 摄入不足而易形成膀胱结石。饮食中动物蛋白、精制糖摄入过多,纤维素摄入减少可促成上尿路结石。一般来说,饮食质量越高的人群,结石位置越高;营养状态差的人群结石位置越低。泌尿系结石好发于 20~50 岁者,男性多于女性,男性发病高峰期为 35 岁,女性发病有 30 岁及 55 岁两个高峰期,与饮食质量有关。

3）药物因素:长期服用乙酰唑胺、氨硫脲、去痛片(索米痛)偶可形成结石;磺胺类药物易在酸性尿中析出结晶引起尿结石;维生素 D 摄入过多可引起上尿路结石;大量摄入维生素 C 会使尿中草酸含量明显增加而引起草酸钙结石。

4）遗传因素:部分病例有家族倾向。与遗传有关的如先天性胱氨酸代谢紊乱所致的胱氨酸结石。

5）生活环境:气候、水源、长期进食含钙量高的饮食或药物,与结石发生有一定关系。

（2）尿液因素

1）尿中形成结石物质排出过多:如钙、草酸、尿酸排出量增加。长期卧床,骨质脱钙,尿钙升高,尿流不畅,并发感染,易成结石。

2）尿 pH 改变:尿液过酸易产生尿酸结石、胱氨酸结石;磷酸镁铵及磷酸钙结石易在碱性尿中形成。

3）尿中抑制晶体形成的物质减少:枸橼酸、焦磷盐酸、酸性黏多糖、镁减少易产生结石。

4）尿量减少:尿液浓缩使尿内成石物质浓度增高。

（3）局部因素

1）尿液淤滞:泌尿道解剖结构异常致尿路梗阻、尿流障碍,易使尿中晶体沉淀,形成结石。

2）尿路感染:脓细胞、坏死组织、菌落可成为结石核心,有的细菌(葡萄球菌、链球菌、变形杆菌)能分解尿素产生氨,使尿 pH 升高(碱性),易形成磷酸钙和碳酸钙结石。

3）尿路异物:尿中结晶易附于异物形成结石。

三、中西医诊断方法的相互补充

（一）中医望闻问切

望舌苔舌质是否黄腻,问尿色尿量,对中医辨证具有很大意义。

（二）西医问诊和体格检查

1. **问诊** 泌尿系结石患者多以腰痛或腹痛为主诉来院就诊。因此,问诊过程中应注意以疼痛为主要线索进行,并注意小便异常情况及其他伴随症状。

（1）肾绞痛:多突然发作,剧痛难忍,面色苍白,伴恶心呕吐,呈阵发性发作,多见于肾盂内小结石。

（2）腰腹部钝痛：疼痛可呈间歇性发作，多见于肾盂、肾盏内较大结石，有时只要不伴感染，到患肾无功能时亦无明显症状。

（3）放射痛：疼痛由腰腹部放射至同侧睾丸或阴唇和大腿内侧，提示肾盂输尿管连接处或上段输尿管结石；若伴有膀胱刺激症状和尿路与阴茎头部放射痛，提示结石位于输尿管膀胱壁段或开口处。

（4）血尿：血尿是诊断泌尿系结石的重要指标。血尿有镜下血尿和肉眼血尿，以镜下血尿最为多见，常继发于肾绞痛之后。因此，问诊时应注意询问小便颜色。

（5）排尿异常：尿道结石时表现为突发性尿线变细、排尿费力、呈点滴状、尿流中断，甚至出现排尿障碍而发生急性尿潴留。

（6）梗阻：泌尿系结石可伴随尿路梗阻情况，问诊时需加以注意。根据梗阻的时间和程度，有急性、慢性和完全性与不完全性之分。

2. 体格检查　部分泌尿系结石患者疼痛剧烈（如输尿管结石），因此体格检查应全面而迅速。对于泌尿系结石的患者而言，需突出以下几个方面：体温、脉搏、血压等生命体征；腹部体征，尤其是肾区叩击痛；全身一般状况。西医体格检查要求全面翔实，中医体格检查注意舌脉诊、望神色等。中西医体格检查需要互相穿插，争取做到不反复。

（三）实验室及影像学检查

1. 实验室检查　包括血常规、尿常规、便常规等。

（1）尿常规：可见红细胞，如合并感染可见白细胞；pH 对判断结石成分有积极意义，如感染性结石呈强碱性、尿酸结石呈强酸性、草酸钙结石 pH 可在正常范围。

（2）尿培养：在合并感染时，可确定致病菌，并通过药敏试验指导用药。

（3）血、尿生化：测定血与尿中的钙、磷、尿素氮及肌酐清除率等，如有异常时，有助于分析结石形成的原因，并了解结石对肾功能的影响。

（4）结石成分分析：将已排出或取出的结石进行成分分析，确定其类型，可为以后的防治提供参考。

2. 影像学检查

（1）腹部平片（KUB）：显示结石大小、个数、外形及透光程度，必要时可摄侧位片或腹部 CT，以助确诊。

（2）静脉尿路造影（IVP）：观察肾功能，确定有无尿路梗阻以及结石与尿路的关系。IVP 与 KUB 结合检查是最好的方法，绝大部分尿路结石均可确诊。

（3）B 超检查（BUS）：有助于阴性结石的诊断，同时可了解结石个数、大小及肾盂积水程度。

（4）放射性核素检查：可显示有无梗阻，梗阻的部位、程度及肾功能受损情况。

（5）逆行性肾盂造影：对于 IVP 不显影或显影不佳时，可选择此检查，有助于了解尿路是否通畅，是否存在阴性结石，同时有助于肿瘤的鉴别。

（6）CT 检查：怀疑阴性结石及肿瘤时，作为 BUS 的补充。

四、中西医结合诊断思路

（一）西医辨病

1. 泌尿系结石诊断标准

（1）腰背部绞痛。

笔记

（2）查体可及肾区叩击痛。

（3）辅助检查：尿常规检查提示血尿；影像学检查提示泌尿系结石存在。

2. 鉴别诊断

（1）急性阑尾炎：多表现为转移性右下腹疼痛，为持续性疼痛，可阵发加重。血常规提示白细胞计数、中性粒细胞分类升高，C-反应蛋白和降钙素原水平可出现升高。腹部 B 超和 CT 检查可确诊。

（2）急性胆囊炎、胆石症：既往有胆囊结石或胆囊炎病史，右上腹持续性疼痛伴阵发性加剧，可有右肩部放射痛，右上腹腹膜炎，墨菲征阳性，腹部 B 超和 CT 检查可确诊。

（二）中医辨证

中医认为泌尿系结石多由肾虚和下焦湿热引起，从证型上可分为湿热蕴结证、气滞血瘀证和肾气不足证。

（三）中西医结合诊断思路与方法

泌尿系结石长在人体内，中医司外揣内不能确切辨别是否为泌尿系结石及泌尿系结石具体形态、大小和位置等。泌尿系结石的诊断必须借助于西医的尿常规、血常规、泌尿系 X 线平片、静脉尿路造影、逆行尿路造影、B 超、CT、磁共振、结石化学成分定性分析、尿石早期诊断等检查。

五、中西医结合治疗思路及结合点

（一）中西医结合治疗思路

根据结石的大小、数目、位置，有无梗阻、感染、肾损害及其程度等因素确定治疗方案。

（二）西医治疗

1. 一般治疗

（1）大量饮水：保持每天尿量在 2000ml 以上，有利于减少晶体形成和促进结石的排出，是预防结石形成和增大的最有效方法。

（2）控制感染：结石梗阻时易继发泌尿系感染，应进行尿液细菌学检查，并选择敏感抗生素抗感染治疗。

2. 肾绞痛的治疗　结石性肾绞痛疼痛剧烈，应及时处理。可选择下列方法：

（1）消炎痛栓 1 粒，纳肛。

（2）阿托品 0.5mg，肌内注射。

（3）盐酸哌替啶 50mg，肌内注射。

（4）黄体酮 20mg，肌内注射。

3. 体外冲击波碎石（ESWL）　适用于直径在 2.5cm 的上尿路结石。远端尿路梗阻、妊娠、出血性疾病、严重心脑血管疾病、安置心脏起搏器、肾功能不全、急性尿路感染、育龄妇女下段输尿管结石等不宜使用。碎石前通过 X 线、B 超对结石进行定位后，选择低能量，并限制每次冲击次数。碎石过程中应动态监测，及时修正偏差，了解碎石的效果，以提高疗效，减少近、远期并发症的发生。治疗后血尿较为常见，无需特殊处理；残余结石或"石街"引起的梗阻应严密观察，必要时采取相应措施。若需要再次治疗，原则上应至少在 1 周以后。

4. **手术治疗** 手术前必须了解双侧肾功能,若有感染应及时控制,同时还应确定结石位置。

(1)腔镜手术:有输尿管镜取石或碎石术、经皮肾镜取石或碎石术。前者适用于中、下段输尿管结石,X线不显影结石,因肥胖、结石硬、停留时间长不宜采用ESWL治疗者;后者适用于直径>2.5cm的肾盂结石或肾下盏结石,对远端有梗阻而质硬的结石、残余结石、有活跃性代谢疾病及需要再次手术者尤为适宜。

较小的膀胱结石可经膀胱镜碎石钳机械碎石,经膀胱镜液电效应、超声、弹道气压碎石也可选择。尿道结石原则上将结石推入膀胱,然后按膀胱结石处理。

(2)开放手术:常用的方法有肾盂、肾窦、肾实质切开取石术以及肾部分切除术、肾切除术、输尿管切开取石术、膀胱切开取石术。

此外,双侧输尿管结石,应先处理梗阻严重侧;一侧输尿管结石,另一侧肾结石时,应先处理输尿管结石;双侧肾结石,应先处理易于取出而安全的一侧;鹿角形结石,应采取综合性治疗措施。

（三）中医治疗

1. **针刺法** 肾绞痛患者,可行针刺治疗止痛,取穴为肾俞、足三里、三阴交、京门等。

2. **内治法** 结石表面光滑,横径<1cm,双侧肾功能正常,无尿路狭窄、畸形者,可采用本法治疗。

（1）湿热蕴结证

证候:腰痛,少腹急满,小便频数短赤,溺时涩痛难忍,淋沥不爽,口干欲饮;舌红,苔黄腻,脉弦细。

治法:清热利湿,通淋排石。

方药:八正散加减。

（2）气滞血瘀证

证候:腰腹酸胀或隐痛,时而绞痛,局部有压痛或叩击痛;舌黯或有瘀斑,苔薄白或微黄,脉弦紧。

治法:行气活血,通淋排石。

方药:金铃子散合石韦散加减。

（3）肾气不足证

证候:腰酸坠胀,疲乏无力,病程日久,时作时止,尿频或小便不利,夜尿多,面色无华或面部轻度浮肿;舌淡,苔薄白,脉细无力。

治法:补肾益气,通淋排石。

方药:济生肾气丸加减。

（四）中西医结合的"总攻疗法"

人体结石主要依靠尿液的冲刷作用和输尿管的蠕动,以及人体活动时结石的重力作用移动排出。而输尿管痉挛、炎症性水肿、排尿功能的减弱等有妨碍结石排出的因素,治疗时要充分考虑。中西医结合治疗是从整体观念出发,在治疗结石上既看到结石的危害,也看到了人体的排石能力,治疗上充分调动和提高这种能力,就能提高结石排出率。"总攻疗法"综合了中、西医的各种有效方法,提高了疗效(表17-1)。

表 17-1 尿石症总攻疗法

时间	方法
7：00	中药头煎 200ml，口服
7：30	氢氯噻嗪 50mg，口服
8：30	饮水 500~1500ml
9：00	饮水 500~1500ml
9：30	中药二煎 200ml，口服
10：30	肾盂、输尿管上段结石：针刺肾俞、膀胱俞 输尿管下段结石：针刺肾俞、水道、关元 电针初弱后强，共 20 分钟
11：00	起床活动，跳跃

排石汤的组成与现代药理：

（1）利尿：金钱草、车前子、木通、萹蓄、瞿麦（海金沙、冬葵子）。

（2）调整输尿管蠕动：枳实、牛膝、大黄、甘草、滑石。

（3）抗感染：栀子、大黄、黄柏。

（4）止血：石韦、蒲黄、仙鹤草。

"总攻疗法"通常隔天 1 次，7 次为 1 个疗程，休息 2 周后可进行下一个疗程，一般不超过 2 个疗程。

学习小结

学习内容　　　　　　　　　　　　　　　　　　　　　（＊为掌握，△为熟悉）

```
                          ┌──────────┐
                          │  外科疾病  │
                          └──────────┘
                               │
┌──────────────┐      ┌──────────────┐      ┌──────────────┐
│  急性阑尾炎    │------│*常见的疾病及证候│------│  泌尿系结石    │
└──────────────┘      └──────────────┘      └──────────────┘
                               │
┌──────────────┐      ┌──────────────┐      ┌──────────────┐
│腹痛多伴有消化道症状│------│ *常见的症状   │------│  腰痛、血尿    │
└──────────────┘      └──────────────┘      └──────────────┘
                               │
┌──────────────┐      ┌──────────────┐      ┌──────────────┐
│气机痞塞，瘀血停聚，│------│  *理论基础    │------│湿热下注，化火灼阴，煎│
│湿热内阻，血肉失利而│      └──────────────┘      │熬尿液，结为砂石，瘀积│
│成肠痈        │                              │水道          │
└──────────────┘                              └──────────────┘
                               │
┌──────────────┐      ┌──────────────┐      ┌──────────────┐
│望闻问切       │------│ △常规的检查   │------│望闻问切       │
│血常规、影像学检查等│      └──────────────┘      │尿常规、影像学检查等│
└──────────────┘                              └──────────────┘
                               │
┌──────────────┐      ┌──────────────┐      ┌──────────────┐
│中药祛邪扶正，以通为用，│------│*"病证结合"思路│------│根据结石的大小、位置等│
│辅以清热解毒；配以西药控制│      └──────────────┘      │确定治疗方案，手术治疗│
│感染，二者相伍  │                              │或冲击波碎石，辅以中西│
└──────────────┘                              │药内服        │
                               │              └──────────────┘
┌──────────────┐      ┌──────────────┐      ┌──────────────┐
│中西医结合，根据病情治疗，│------│△治疗原则及预防措施│------│中西医结合，按病程治疗，│
│手术或抗生素治疗结合中医辨│      └──────────────┘      │饮食治疗，康复锻炼│
│证，或以中药汤剂内服│                              └──────────────┘
└──────────────┘
```

（丁治国）

笔记

复习思考题

1. 请总结中西医结合治疗急性阑尾炎西医手术治疗与中医治疗间的关系。
2. 请结合泌尿系结石的"总攻疗法",谈谈你对中西医结合治疗的体会。

笔记

第十八章

骨伤科疾病

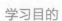

学习目的

通过本章节的学习,掌握骨伤科疾病"病证结合"的诊疗思路与方法,为构建中西医结合临床思维奠定基础。

学习要点

中西医结合防治骨伤科疾病的理论基础/基本思路和原则;中西医结合治疗的优势病种(骨折、腰椎间盘突出症)"病证结合"的诊疗思路与方法;骨伤科疾病防治原则和方法。

第一节　骨伤科疾病概述

一、骨伤科常见疾病及证候

骨伤科疾病一般分为骨折、脱位、筋伤、骨病四个大类。

1. **常见的骨折**　有锁骨骨折、桡骨远端骨折(Colles 骨折、Smith 骨折、Barton 骨折)、股骨颈骨折、髌骨骨折、肋骨骨折、骨盆骨折等。常见的中医证候有气滞血阻、瘀血凝滞、肝肾亏虚。

2. **常见的脱位**　有颞下颌关节脱位、肩关节脱位、肘关节脱位、髋关节脱位、膝关节脱位等。

3. **常见的筋伤**　有冻结肩、肱骨外上髁炎、膝交叉韧带损伤、膝关节半月板损伤、颈椎病、腰椎间盘突出症等。中医证候一般有气滞血瘀、湿热内蕴、筋脉失养等。

4. **骨病**　种类较多,如类风湿关节炎、强直性脊柱炎、膝骨关节炎、骨质疏松症等。中医一般把"附骨疽""痹证""骨蚀""骨瘤"等都归为骨病范畴。常见证候有气滞血瘀、正虚邪侵、风寒湿痹、风湿热痹、痰瘀蕴结等。

二、骨伤科疾病常见的症状和体征

大多数骨伤科疾病一般只引起局部症状,严重骨折、多发性骨折、骨肿瘤转移等情况可导致全身反应。

1. **骨折**

(1)临床症状:疼痛和压痛;局部肿胀、瘀斑和皮肤擦伤与软组织性裂伤;功能障碍。

（2）体征：局部畸形、骨擦音（或骨擦感）及异常活动（假关节现象）是骨折特有的三大特殊体征。

2. 脱位

（1）临床症状：疼痛和压痛、肿胀、功能障碍。

（2）体征：关节畸形、关节盂空虚及弹性固定是脱位特有的体征。

3. 筋伤

（1）临床症状：急性筋伤的主要症状有疼痛、瘀肿和功能障碍等；慢性筋伤的症状有隐痛、酸楚、麻木、肿胀或功能障碍等。

（2）体征：局部压痛点往往就是病位所在，寻找压痛点在诊断上具有特殊意义。

4. 骨病　包含疾病种类较多，须根据不同疾病的症状和体征进行诊断与辨证。

三、中西医结合防治骨伤科疾病的理论基础

中医骨伤科学与西医骨外科学建立于两种医学理论体系，二者各具优势和特点，也各自存在不足之处。中、西医二者应互相补充促进、共同提高。如中医以整体观、动态观及辨证思维的方式认识骨折，用动静结合、不增加局部损伤、充分调动患者主观能动性的方法治疗骨折已逐渐被西医所接受；中医在自身发展的同时，也借鉴西医的诊疗技术，如创伤急救技术被中医伤科广泛应用；对于手法难以复位或难以固定的骨折，也采用西医的相关知识和技术探索改进整复方法和固定器械。中西医结合使诊疗的范围不断扩大，疗效进一步提高，二者优势互补、共同完善。

虽然中医骨伤科学、西医骨外科学在临床上有许多共同和相近之处，但二者理论基础存在着较大的差异，理论上的结合任重而道远。因此，现阶段应在全面掌握中、西医两个学科基础理论的前提下，立足于临床的结合，即"两个基础、一个临床"，以提高临床疗效为宗旨，结合中西医各自优势，择优应用、优势互补、综合诊治。

四、骨伤科疾病的中西医"病证结合"诊断基本思路

中西医"病证结合"诊断骨伤科疾病，要通过望、闻、问、切四诊，结合实验室和影像学等辅助检查，将所收集的临床资料作为依据，按病因、部位、伤势等进行分类，并以脏腑、经络、气血、津液、皮肉筋骨等理论为基础，根据它们的内在联系，加以综合分析而作出判断。辨证过程中，既要有整体观念，重视全面的检查，还要注意结合骨伤科的特点，进行细致的局部检查，才能做到全面了解病情，作出正确的判断。

五、骨伤科疾病的中西医结合治疗原则及预防措施

（一）治疗原则

中西医结合治疗骨伤科疾病要从整体观念出发，以辨病和辨证相结合为基础，正确贯彻动静结合（固定与活动结合）、筋骨并重（骨与软组织并重）、内外兼治（局部与整体兼顾）、医患合作（医疗措施与患者的主观能动性密切配合）的治疗原则。因此，在中西医结合骨伤科疾病的治疗中，既要重视整体、强调功能，又要重视局部、强调结构，既重视局部的外治法，又重视整体的内治法，把局部与整体、结构与功能、内治与外治、固定与活动辩证统一起来，运用辨病治疗与辨证治疗相结合的方法，实行个体化

治疗。

（二）预防措施

骨伤科疾病多为急性疾病,但病程较长,与其他系统疾病相比,更应重视健康教育与预防。老年人、绝经期后妇女、某些疾病的患者以及有不良生活习惯者,是骨伤科疾病的高发人群。骨伤科疾病的预防应强调一级预防,病后的护理调摄亦不容忽视。

具体预防措施如下:

（1）养成良好的生活方式和饮食习惯:平衡膳食、坚持适量运动和保持适当体重对于骨伤科疾病预防具有重要的作用,另外日常生活中加强钙和维生素 D 的摄入,提高钙和维生素 D 的吸收和利用也是预防骨伤科疾病的有效方法之一。

（2）预防外伤:如老年人预防跌倒,雨雪天避免外出行走,避免剧烈运动等。

（3）高危人群的筛选:通过骨密度、血清胶原分解物、血清碱性磷酸酶检测等来筛查高危人群,从而进行预防性指导及防护。

第二节　骨　折

 典型病案

谢某,女,60 岁,家庭妇女。1963 年 7 月 8 日上午 9 时来诊。

主诉右腕部肿痛、畸形 1 小时。患者于今晨 8 时许,行走时滑跌,右手掌着地,即觉腕部剧痛、畸形,手指活动障碍,经家人扶行到本院门诊。患者已绝经 10 余年,平素自觉周身骨节酸痛,以腰背部多见,其他各系统回顾无特殊病史可载。

检查:血压 140/90mmHg。表情痛苦,对答清楚,右桡骨远端呈餐叉状及枪刺状畸形,腕部肿痛,示、中指感觉麻木,各手指屈伸障碍,右桡骨远端可触及骨擦感。舌淡红、苔薄白,脉弦细。

X 线照片:右桡骨远端呈粉碎性骨折,远折端向桡侧及背侧移位,折端嵌插短缩,骨折线波及腕关节面,下桡尺关节分离,可见尺骨茎突骨折。

西医诊断:1. 右桡骨远端粉碎性骨折(伸直型)。

2. 右下尺桡关节脱位。

3. 右尺骨茎突骨折。

4. 骨质疏松。

中医诊断:骨折(肝肾亏虚,气滞血瘀)。[何应华,李主江.岭南骨伤科名家何竹林[M].广州:广东科技出版社,2009:94-95]

一、中西医对骨折概念的认识

中医:骨折的概念,古人很早就有所认识。甲骨文已有"疾骨""疾胫""疾肘"等病名;《周礼·天官》记载了"折疡";《灵枢·邪气脏腑病形》记载了"折脊";骨折这一病名,出自唐代王焘《外台秘要》。

西医:骨折即骨的完整性或连续性中断,是骨科常见疾病。

 笔记

二、中西医对病因和病机认知的异同

（一）中医对骨折的认识

1. **病因**　历代中医医家认为骨折是由外因和内因综合作用的结果。外因主要有暴力伤害（直接暴力、间接暴力、肌肉牵拉、持续劳损等）、六淫侵袭及邪毒感染；内因包括生理特点（年龄、体质、骨的解剖结构）及病理因素（骨骼病变，如骨肿瘤、骨髓炎等）。

2. **病机**　人体是由脏腑、气血津液、皮肉、经络、筋骨共同组成的统一整体。机体的活动是脏腑功能的反映，脏腑通过经络联系全身皮肉筋骨，构成相对平衡与统一。明代薛己在《正体类要·序》中指出："肢体损于外，则气血伤于内，营卫有所不贯，脏腑由之不和。"外力作用于人体，不仅损伤皮肉筋骨，也会导致气血、经络、脏腑功能的紊乱，产生一系列内外症状。

（二）西医对骨折的认识

1. **病因**　骨折可由创伤和骨骼疾病所致，后者即病理性骨折，如骨髓炎、骨肿瘤所致骨质破坏，受轻微外力即发生的骨折。西医认为创伤是骨折的常见发生原因，主要病因包括直接暴力、间接暴力、积累性劳损。

2. **发病机制**　外力作用于骨骼，引起骨的完整性或连续性中断，如车轮撞击小腿，于撞击处发生胫腓骨骨干骨折。人体受伤后，可发生一系列反应。先是急性反应阶段，然后过渡到修复反应阶段。伤后反应包括局部和全身两方面。

三、中西医诊断方法的相互补充

（一）中医望闻问切

《伤科补要》明确指出"凡视重伤，先解开衣服，遍观伤之轻重"，即通过望全身、望局部和望舌，以初步确定损伤的部位、性质和轻重。望全身要求望神色、望体态；望局部即观察患处有无畸形、肿胀瘀斑、创口及活动功能障碍；望舌，即观察舌质及苔色，如《辨舌指南》中有"辨舌质，可辨五脏之虚实；视舌苔，可察六淫之深浅"。闻诊除注意听病人的语言、呼吸、咳嗽、嗅呕吐物及伤口、二便或其他排泄物的气味等一般内容外，还应注意听骨擦音、骨传导音及皮下气肿音等。《伤科补要》有云："骨若全断，动则辘辘有声。如骨损未断，动则无声。或有零星败骨在内，动则淅淅之声。"除一般情况的问诊及"十问"的内容外，必须重点询问骨折发病的原因、部位、时间及发病过程等情况，以迅速了解病情，明确诊断。切诊包括脉诊和摸诊，切脉可辨别患者气血、虚实、寒热等变化；摸诊包括摸压痛、畸形、肤温、异常活动等。骨折患处常有剧烈压痛，部分伴有畸形、异常活动等特殊体征，检查时切忌暴力，避免加重患者痛苦。

（二）西医问诊和体格检查

1. **问诊**　除了一般情况的问诊外，应明确外伤病史，了解暴力的大小、方向、性质和作用形式及其作用部位、受伤姿势状态等，以充分地估计伤情，为选择治疗提供重要依据。

2. **体格检查**　大多数骨折一般只引起局部症状，表现为患处疼痛与压痛、肿胀瘀斑、畸形和功能障碍。严重骨折和多发骨折可出现全身反应，如休克（出血过多或重要内脏器官损伤）、发热（血肿吸收或开放性骨折感染）等。畸形、异常活动、骨擦音或骨擦感是骨折的特有体征。

笔记

（三）实验室及辅助检查

1. 实验室检查　血常规、尿常规、便常规及其他血液生化检查如凝血功能、血型、肝功能、肾功能、血清离子等，以指导医师下一步治疗的方案。

2. 影像学检查　X线检查对骨折的诊断和治疗具有重要参考价值。X线摄片检查能显示临床难以发现的损伤和移位，如不完全骨折、深部骨折、关节内骨折和小的撕脱骨折。其他如 CT、MRI 等，对骨折的诊断也有一定参考价值。

四、中西医结合诊断思路

（一）西医辨病

1. 诊断　必须详细了解患者的外伤史，对患者的全身情况、局部情况进行全面的检查、分析，结合必要的辅助检查尤其 X 线检查，作出及时、准确、全面的诊断。在诊治过程中，要有全面的观点，既要注意局部、浅表的外伤，又要注意深部、其他器官和组织的损伤，以防漏诊、误诊。

2. 鉴别诊断

（1）肩关节前脱位：肱骨外科颈骨折当与肩关节前脱位相鉴别。受伤机制二者相近，也表现为肩部肿痛，活动受限。但肩关节前脱位有方肩畸形，可扪及异位肱骨头，肩关节弹性固定。有时二者可合并存在。

（2）肩部挫伤：系直接暴力所致。局部皮肤有擦伤、瘀斑，肿胀、压痛局限于着力部位，无环形压痛及纵向叩击痛；X 线片无骨折征象。

（3）髋关节后脱位：股骨颈骨折当与髋关节后脱位相鉴别。髋关节后脱位常见于青壮年，有强大暴力损伤史；患肢弹性固定于屈髋、屈膝、内收、内旋位，在臀后可扪及脱出的股骨头；X 线片可鉴别。

（二）中医辨证

中医对骨折有以下三期辨证分型：

（1）早期：指骨折后 1~2 周（相当于炎症期和修复期的第一阶段），以瘀血阻滞、经络不利表现为主，患肢肿胀疼痛，功能受限，舌淡红，苔薄白，脉弦紧，证属气滞血瘀；

（2）中期：指骨折损伤后 3~4 周（相当于修复期中期），患肢肿痛消而未尽，瘀未尽去，新骨始生，证属瘀血凝滞。

（3）后期：指骨折 1 个月以后（即修复后期），骨折愈合而关节僵硬酸痛、屈伸不利，证属肝肾亏虚。

（三）中西医结合诊断思路与方法

首先在西医诊断的基础上，根据影像学检查及实验室检查结果对骨折的部位、分型及严重程度进行准确诊断，根据骨折的类型和特点有针对性地选择西医的切开复位内固定术或中医手法复位固定术。再根据骨折不同时期的证型（骨折早期以气滞血瘀证为主，中期以瘀血凝滞证为主，后期以肝肾亏虚证为主），进行中医三期辨证，并根据证型选择合适的内服用药及理疗方案，使两者相辅相成、互为补充，充分体现中西医结合的诊断治疗优势。

五、中西医结合治疗思路及结合点

中医治疗骨折以外治为主，通过手法正骨、外固定、中药三期辨证、功能锻炼等施治达到治疗目的,虽然有疗程较短、愈合快、一般功能恢复尚可、并发症少的优点,但其缺点仍很突出,如应用范围小、固定中力度不够,易致畸形愈合,对复杂骨折复位不满意,反复的手法复位影响骨的愈合,对有伤口的开放骨折外敷草药易造成感染,对肿胀明显的肢体用小夹板固定易造成肢体缺血坏死等等。

西医主要采取手术切开复位加内固定及牵引等方法进行治疗。优点是切开复位的方法是在直视下复位和内固定,可以牢固维持骨折整复后的位置。缺点是增加软组织的损伤,骨膜的剥离、髓腔扩大、钻孔等不同程度破坏了骨骼的血供,延长了愈合时间,增加术后感染的风险。

中西医结合治疗骨折,强调动静结合(固定与活动相结合)、筋骨并重(骨与筋肉并重)、内外兼治(局部与全身兼治)、医患合作(医疗措施与患者主观能动性密切配合)等治疗观点,较好地解决了"活动"与"固定"的矛盾。"病证结合"诊疗思路:通过西医对骨折进行准确诊断,根据骨折的类型和特点,有针对性地选择西医的切开复位内固定术或中医手法复位固定术,再根据骨折的中医三期辨证,选择合适的内服用药及理疗,使两者相辅相成、互为补充。中西医结合治疗骨折的优势,充分体现在"整复、固定、功能锻炼和必要的内外用药"四项治疗骨折的基本措施中。

第三节 腰椎间盘突出症

 典型病案

马某,男,42岁,工人。1966年3月18日来诊。

主诉腰痛掣及左下肢2周。患者于今年3月4日弯腰搬动零件时,腰部突然拘挛作痛牵引腿足,酸痛难忍,行动困难。于当地某医院急诊,经检查及X线照片,诊断为急性腰扭伤并腰椎间盘突出症。住院治疗2周后出院。患者平素偶觉腰腿酸痛,劳累后加重,卧床休息时症状减轻。今晨刷牙转身时再次出现腰臀部放射痛,左下肢酸麻乏力,由家人抬送本院骨科门诊。

检查:一般情况可;脊柱无明显侧弯,腰段生理弯曲变直,腰背板硬不利,躬身向前则下腰部疼痛沿左大腿后侧向足部放射,腰4至骶1棘突叩击,左下肢有放射性酸痛麻木;咳嗽征(+),直腿抬高试验左侧40°(+)、加强试验(+)、屈颈试验(+);左小腿外侧及足跟部皮肤感觉异常,第1足趾背伸、跖屈肌力减弱;双下肢肌肉未见明显萎缩。舌淡暗、苔薄白,脉弦细。

X线照片:第2~5腰椎椎体呈轻度唇样改变,腰5-骶1椎间隙变窄,各椎体及附件未见异常。

西医诊断:1. 腰椎间盘突出症(腰5-骶1)。

2. 腰椎退行性病变。

中医诊断:腰腿痛(肝肾亏虚,气滞血瘀)。[何应华,李主江.岭南骨伤科名家何竹林[M].广州:广东科技出版社,2009:188-189]

一、中西医对腰椎间盘突出症概念的认识

中医：中医学将腰椎间盘突出症归属于"腰痛""腰腿痛"或"痹证"的范畴，认为本病属肝肾亏虚。《普济方·身体门》指出："夫足少阴肾之经也，属于腰脚而主于骨；足厥阴肝之经也，内血而主于筋。若二脏俱虚，为风邪所乘，搏于经脉，流于筋骨，故令腰脚疼痛，筋脉挛急，不得屈伸也。"

西医：腰椎间盘突出症是指退行性变或外力等作用，使腰椎间盘纤维环破裂、髓核突出，压迫或刺激神经根、血管、脊髓、马尾神经等，产生以腰痛、下肢放射痛为主要症状的病证。本病是临床上常见的腰腿痛疾患，好发于20~40岁的青壮年，近年来中老年人的发病率呈逐步上升趋势，男性多于女性。

二、中西医对病因和病机认知的异同

（一）中医对腰椎间盘突出症的认识

1. 病因　中医认为本病具有本虚标实的特点。《诸病源候论·腰脚疼痛候》云："肾气不足，受风邪之所为也，劳伤则肾虚，虚则受于风冷，风冷与正气交争，故腰脚痛。"引起腰痛的原因有风、寒、湿、热、闪挫、瘀血、气滞、痰饮等，而其根本在于肾虚。骨节错落、风寒湿气外袭、气血虚弱是其原因。

2. 病机　本病的病机在于肝肾不足，筋骨不健，复受扭挫，或感风寒湿邪，经络痹阻，气滞血瘀，不通则痛；病延日久，则气血亦虚，瘀滞凝结而缠绵难已。

（二）西医对腰椎间盘突出症的认识

1. 病因　椎间盘退行性变是造成纤维环破裂、髓核突出的基本原因。急性或慢性损伤为发生椎间盘突出的主要外因。在某些情况下，腰部的轻微扭动，也可导致腰椎间盘突出的发生。

2. 发病机制　腰椎间盘各部分（髓核、纤维环及软骨板），尤其是髓核，有不同程度的退行性改变后，在外力因素的作用下，椎间盘的纤维环破裂，髓核组织从破裂之处突出（或脱出）于后方或椎管内，导致相邻脊神经根遭受刺激或压迫，从而产生腰部疼痛，一侧下肢或双下肢麻木、疼痛等一系列临床症状。椎间盘退行性变是发病的重要因素，有些患者无明显诱因而发病，可能是由于肌肉痉挛所致。

三、中西医诊断方法的相互补充

（一）中医望闻问切

望全身主要观察患者神色体态变化，以判断病情轻重、缓急；望局部即观察患者腰部有无畸形，患肢肌肉有无萎缩及患者步态有无跛行；望舌以判断病证性质、病情的进退、病位深浅以及伤后气血的变化。腰椎间盘突出症急性发作者病程短，主要症状为疼痛，患者闻诊以语言、呻吟洪亮等实证表现为主；久病则虚，病程较长的患者闻诊可出现气短音低等虚证表现。除了一般情况的问诊外，主要了解患者的症状、发病部位、持续时间等发病情况及既往病史、全身情况等方面情况，以对病症的诊断、病证的辨证、病情的轻重作出判断。切诊包括脉诊和局部按诊。切脉可辨别患者病证的虚实、病情的轻重。局部按诊多表现为腰椎棘突及椎旁肌肉叩压痛，患肢活动牵掣痛、活动受限等。

（二）西医问诊和体格检查

1. 问诊　除了一般问诊外,应注重腰部外伤史的询问。患者疼痛以腰痛及下肢坐骨神经放射痛为主。疼痛可在咳嗽、喷嚏、排便等腹腔压力升高时加剧,行走、弯腰、伸膝起坐等牵拉神经根的动作也使疼痛加剧,腰前屈活动受限,屈髋屈膝、卧床休息可缓解疼痛。

2. 体格检查　应注意有无腰部畸形、腰部压痛和叩痛、腰部活动受限、皮肤感觉障碍、肌力减退或肌萎缩、腱反射减弱或消失。特殊检查包括直腿抬高试验与加强试验、屈颈试验、仰卧挺腹试验与颈静脉压迫试验、股神经牵拉试验等。

（三）实验室及辅助检查

1. 实验室检查　血常规、尿常规、便常规及其他血液生化检查如凝血功能、血型、肝功能、肾功能、血清离子等,以指导医师下一步治疗的方案。

2. 影像学检查

（1）X 线摄片检查:应常规拍摄 X 线正侧位片。正位片可显示腰椎侧凸,椎间隙变窄或左右不等,患侧间隙较宽。侧位片显示腰椎前凸消失,甚至反张后凸,椎间隙前后等宽或前窄后宽,椎体可见许莫氏结节,或有椎体缘唇样增生等退行性改变。X 线平片的显示必须与临床的体征定位相符合才有意义,以排除骨病引起的腰骶神经痛,如结核、肿瘤等。

（2）脊髓造影检查:椎间盘造影能显示椎间盘突出的具体情况;蛛网膜下腔造影可观察蛛网膜下腔充盈情况,能较准确地反映硬脊膜受压程度和受压部位,以及椎间盘突出部位和程度;硬膜外造影可描绘硬脊膜外腔轮廓和神经根的走向,反映神经根受压的状况。

（3）CT、MRI 检查:可清晰地显示椎管形态、髓核突出的解剖位置和硬膜囊、神经根受压的情况,必要时可加以造影。CT、MRI 检查可明确临床诊断。

（4）其他检查:如肌电图检查,通过测定不同节段神经根所支配肌肉的肌电图,根据异常肌电位分布的范围,判断受损的神经根。但一般神经根受累后 3 周肌电图才出现异常,仅为一种非特异性辅助检查。

四、中西医结合诊断思路

（一）西医辨病

1. 诊断　腰椎间盘突出症最主要的临床症状是腰腿痛,也是导致腰腿痛的主要疾病之一。典型临床表现为腰部疼痛,伴有一侧下肢或双下肢麻木、疼痛等一系列症状,结合病史、查体和影像学检查,诊断一般多无困难。

2. 鉴别诊断

（1）腰椎后关节紊乱:患者多为中年人,女性尤为多见。既往无明显外伤史。急性期可滑膜嵌顿产生疼痛,慢性病例可产生后关节创伤性关节炎,出现腰痛,多位于棘突旁 1.5cm 处,可有同侧臀部或大腿后的放射痛,但本病的放射痛一般不过膝关节,不伴有感觉及肌力减退及反射消失等神经根损伤的体征。

（2）腰椎管狭窄症:间歇性跛行为突出症状,下肢酸胀、麻木、无力,少数伴有根性神经损伤的表现,严重的中央型狭窄可出现大小便失禁。脊髓碘油造影和 CT 等特殊检查可帮助进一步确诊。

笔记

（3）腰椎结核：早期局限性腰椎结核可刺激邻近的神经根，造成腰痛和下肢放射痛，但腰椎结核有结核病的全身反应，腰痛较剧，X线片可见椎体或椎弓根破坏，CT扫描对X线片不能显示的椎体早期局限性结核病灶有独特作用。

（二）中医辨证

腰为肾之府，肝主筋，肝肾精血不足，筋脉失养而痛，故本病为气滞血瘀、寒湿侵入、肝肾不足所致。"风寒湿三气杂至，合而为痹也。"肾气本虚，加之外邪侵袭，痹证遂成。

（1）风寒证：腰腿冷痛、渐渐加重，转侧不利，静卧痛不减，畏风恶寒、肢体发凉，阴雨天疼痛加重。舌质淡、苔白或腻，脉沉紧或濡缓。

（2）湿热证：腰部疼痛，腿软无力，痛处伴有热感，遇热或阴雨天痛增，活动后痛减，恶热口渴，小便短赤。苔黄腻，脉濡数或弦数。

（3）血瘀证：腰腿痛如刺，痛有定处，日轻夜重，腰部板硬，俯仰旋转受限，痛处拒按。舌质黯紫，或有瘀斑，脉弦紧或涩。

（4）肾虚证：腰酸痛，腿膝乏力，劳累更甚，卧则减轻，偏阳虚者面色㿠白，手足不温，少气懒言，腰腿发凉，或有阳痿早泄，妇女带下清稀，舌质淡，脉沉细；偏阴虚者，咽干口渴，面色潮红，倦怠乏力，心烦失眠，多梦或有遗精，妇女带下色黄味臭，舌红少苔，脉弦细数。

（三）中西医结合诊断思路与方法

西医通过详细的问诊、体格检查及影像学检查，对多数腰椎间盘突出症可作出正确诊断和病变定位。病证结合，以病统证。在运用西医诊断方法判断疾病的同时，也要运用中医辨证对疾病证型进行判断。腰椎间盘突出症可主要分为风寒证、湿热证、血瘀证及肾虚证，根据证型选择合适的内服药、外用药及理疗方案。将西医先进的诊断技术与中医独有的整体观念思维相结合，对制订全面有效的治疗方案具有重要的指导意义。

五、中西医结合治疗思路及结合点

治疗上应以非手术治疗为首选方法，主要适用于初次发作、病程短的患者，或症状、体征较轻者。非手术治疗包括卧床休息、骨盆牵引、推拿手法、针灸疗法、封闭疗法、中西药物治疗及功能锻炼等，约10%~20%的患者需手术治疗。

1. 非手术治疗

（1）休息与固定：急性期的腰椎间盘突出症患者应完全卧床休息。一般经严格的卧床休息3周后症状可基本缓解。待症状基本消失后，可在腰围保护下起床活动。

（2）手法治疗：中医手法治疗腰椎间盘突出疗效满意，方法安全，简便易行。手法的目的是使突出的椎间盘组织得以还纳，松解神经根的粘连，消瘀退肿，缓解腰臀腿肌肉痉挛。常用手法包括俯卧拔腿法、斜扳法、牵引按压法、旋转复位法、抖法、滚摇法等。

（3）牵引疗法：主要采用骨盆牵引法，适用于早期病人或反复发作的急性病人。

（4）药物治疗：药物治疗分为内服治疗和外用治疗。内服治疗需根据辨证，采用相应的方药；外用治疗方面，局部肿痛并见者可外敷消瘀止痛药膏，寒湿入络者可外敷温经通络膏;亦可外搽万花油、正红花油,此外可用热熨药热敷患部。

（5）练功活动:腰腿痛症状减轻后,应积极进行腰背肌的功能锻炼,可采用飞燕点水、五点支撑练功,经常做后伸、腰部旋转、直腿抬高或压腿等动作,以增强腰腿部肌力,有利于腰椎的平衡稳定。

2. 手术治疗　经上述治疗,绝大多数患者症状可缓解或完全消失,但可屡次复发,每次复发症状可加重,并持续时间较久,发作的间隔期可逐渐缩短。病程时间长、反复发作、症状严重者,中央型突出压迫马尾神经者,合并椎管狭窄、神经根管狭窄且经保守治疗无效者,可手术治疗,如行椎板切除及髓核摘除术、经皮穿刺髓核抽吸术及激光汽化术等。手术方式的选择,应根据患者的病情程度、术者的技术经验以及医疗设备等因素综合而定。

中西医结合治疗方法有利于提高临床疗效,同时强调积极的功能锻炼,以增强脊柱的稳定性,减少各种后遗症的发生。

学习小结

1. 学习内容　　　　　　　　　　　　　　　　(* 为掌握,△为熟悉)

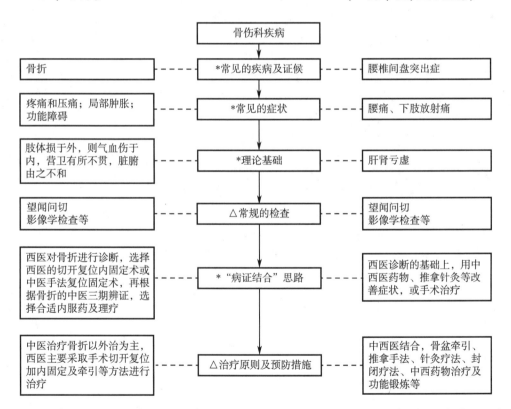

2. 学习方法　作为一个医学生,理论课学习后,应当早入临床,早接触患者,这样可以加深理论课的理解和掌握,对骨伤科疾病中西医结合的诊疗流程、思路有一个全面了解,对提升学习兴趣,开阔思维将有很大的帮助。

（牛　维）

复习思考题

1. 通过本章学习,对骨伤科疾病的中西医结合诊疗过程有一个整体的了解,并试述骨伤科疾病中西医结合治疗的优势。

2. 试述骨折的中西医结合治疗原则和优势。

3. 腰椎间盘突出症中医手法治疗的目的是什么? 常见手法有哪些?

第十九章

皮 肤 病

学习目的

通过本章学习,掌握皮肤病常见疾病,湿疹、痤疮的典型症状和证候、体征及常规辅助检查,中西医结合治疗的思路及原则。

学习要点

皮肤病常见疾病"病证结合"的思维模式,常见的症状、体征及相关知识,皮肤病分类。

第一节　皮肤病概述

皮肤病学是研究皮肤及其附属器相关疾病的科学,其内容不仅包括正常皮肤及附属器的结构和功能,还涵盖了各种皮肤及附属器相关疾病的病因、发病机制、临床表现、诊断、治疗及预防等。

一、皮肤科常见疾病及证候

皮肤覆盖于人体表面,对维持体内环境稳定十分重要,具有屏障、吸收、感觉、分泌和排泄、体温调节、物质代谢、免疫等多种功能。感染、理化因素、免疫、遗传、营养障碍、肿瘤等多种因素都能引起皮肤及附属器官病变。临床常见的皮肤病有皮炎、湿疹、痤疮、银屑病、系统性红斑狼疮、皮肤感染、药疹、天疱疮、皮肤肿瘤等疾病。本章节内容主要介绍痤疮、湿疹的中西医结合诊疗思路。

皮肤病的临床证候都可以用八纲来概括:一般发病急,变化快,病变广泛,自觉瘙痒,灼热,疼痛,伴有口干、口渴、便秘、小便黄赤、发热、面赤、烦躁,舌质红,苔黄或黄腻,脉弦、浮、滑、数等,多属阳证、表证、热证、虚证;一般慢性,病变局限,自觉症状较轻或不明显,伴有口淡、口黏、纳差、大便稀溏,舌质淡,舌苔白腻或白滑,脉沉、细、缓、弱、迟等,多属阴证、里证、寒证、虚证。同时,六淫在皮肤病辨证中也很重要,临床常见风、寒、湿、热、燥、火侵害人体而表现出寒湿、湿热、风燥、火毒等各种证候。另外,各种原因所形成的气滞、痰浊、瘀血证,在皮肤病中也很常见。

皮肤疾病发于皮表,与五脏六腑相合,以上各种证候都是脏腑失调后的表现。如急性湿疹、带状疱疹、急性皮炎等疾病,多见于心肝火旺或肝胆湿热;慢性湿疹、神经性皮炎、静止期银屑病等,多见于脾虚湿阻、肝肾阴虚或心脾两虚;黄褐斑、紫癜性皮炎等多见于肝郁气滞，脾虚血瘀；各种瘙痒症、疮疡，多属于心火上炎等，如《素问·至真要大论》云："诸痛痒疮，皆属于心。"

二、皮肤病常见的症状和体征

皮肤病症状是患者自己感受到的不适或者影响生活质量的感觉；其轻重与皮肤病的性质、严重程度及患者自身的感受能力有关。局部症状主要包括瘙痒、疼痛、灼热、麻木及蚁行感等；全身症状包括畏寒、发热、乏力、食欲不振、关节疼痛等。

体征是指可用视觉或触觉检查到的皮肤、黏膜及其附属器官的客观改变，可分为原发损害与继发损害。原发损害有斑疹、丘疹、斑块、水疱和大疱、脓疱、风团、结节、囊肿等；继发损害有糜烂、溃疡、鳞屑浸渍、裂隙、瘢痕、萎缩、痂、抓痕、苔藓样变等。

三、中西医结合防治皮肤病的理论基础

皮肤被覆于体表，是人体最大的器官。皮肤由表皮、真皮和皮下组织构成，表皮和真皮之间由基底膜带相连接。皮肤中除各种附属器外，还含有丰富的血管、淋巴管、神经和肌肉。皮肤的生理功能有屏障、保护、吸收、感觉、分泌排泄、体温调节、物质代谢、免疫等。

皮肤病的发病与先天因素、遗传性因素、免疫因素、生物性因素、理化因素、必需物质的缺乏或代谢障碍、内分泌紊乱性因素、系统性疾病因素、精神因素、心理因素、社会因素等多方面因素相关。

皮肤病的病理主要表现在表皮、真皮、皮下组织的病理变化及皮肤免疫的病理反应。表皮主要组织可以表现角化过度、角化不全、角化不良、毛囊角栓、颗粒层增厚、颗粒层减少、棘层肥厚、棘层松解、乳头瘤样增生、疣状增生、假上皮瘤样增生、表皮萎缩、表皮水肿、水疱、脓疱、微脓疡、细胞外渗、亲表皮性、色素增多、色素减少、色素失禁、基底细胞液化变性、鳞状涡、角囊肿等病理反应。真皮主要组织可以表现炎症、肉芽肿、血管炎、变性、坏死、真皮萎缩、血管变化、肉芽组织等病理变化。皮下组织主要表现脂膜炎、脂肪坏死等病理变化。皮肤免疫的病理反应主要有超敏反应、自身免疫、免疫缺陷、补体系统相关免疫等。

中医学认为，覆盖于体表的皮由皮肤、腠理、汗孔、毛发、爪甲等组成。皮肤具有固表护卫，开阖腠理，调节代谢的作用。人体是一个有机的整体，人的皮毛、筋骨、肌肉通过经络和脏腑相联，肺主皮毛，与五脏六腑、经络密切相关。皮肤病可以影响脏腑，脏腑疾病又可以在皮肤有所表现。皮肤病的内因多为先天禀赋不足，七情所伤，饮食不节，劳倦所伤，脏腑功能失调所致痰饮、瘀血等；外因有六淫、疫疠、外伤、虫、毒、水火烫伤、特殊物品过敏等。内外因导致皮肤开阖不畅，枢机不利，脏腑、经络气血失和，发于皮肤为病。古代中医典籍记载了痤、痱、痈、疮、丹、痒、癣、痘、疹、疱、癣、疣等多种皮肤疾病。

四、皮肤病的中西医"病证结合"诊断基本思路

辨病与辨证相结合是中西医结合诊断皮肤病的基本思路。西医治疗疾病首先要诊断，诊断要通过症状、体征、实验室检查及辅助检查，并作鉴别诊断，以完成对疾病的

分型、诊断,在中西医结合诊疗过程中属于"辨病"的过程;同时还要结合望、闻、问、切四诊合参以明确传统中医对疾病的认识,"辨病"即是辨中医的"病"和西医的"病"的综合过程。当代中西医结合临床多以西医诊断为"辨病"。

辨病之后要辨证,即是在中医理论指导下的临床思维过程,通过望、闻、问、切四诊合参,根据症状表现、舌象、脉象特点,归纳中医"证型",在病证的基础上确定中西医结合诊疗原则。

如系统性红斑狼疮的临床诊断过程:首先辨病,根据患者面部红斑、发热、乏力、关节酸痛等临床表现,结合病史及体格检查、实验室检查、病理结果和物理诊断方法,通过鉴别诊断,作出临床诊断以"辨病";根据四诊合参所得症状、舌象、脉象表现进行"辨证"。

五、皮肤病的中西医结合治疗原则及预防措施

治疗原则:注重发病机制,病因治疗,内外兼治,对症治疗,要注重全面、整体。切忌重局部,轻整体;重治疗,轻预防。

1. 治疗原则

(1)整体观念:治疗皮肤病需要有整体观念,并根据患者具体实际情况,进行合理性和个体化的治疗。针对病因、发病机制,对症、对局部,从整体全面综合治疗。

(2)内外结合:中医认为,"治外必本诸内",虽然皮肤病表现在体表,但往往是脏腑疾病的表现,反之,皮肤局部的病变也可以导致内脏的病变。皮肤病的中西医结合治疗应该做到外病内治,内外结合,审证求因,辨证施治。皮肤病的治疗可分为药物治疗(中西药物内治及外治)、物理治疗(电疗、微波治疗、冷冻治疗、光化学治疗、激光疗法、水疗法及放射治疗等)。

(3)病证结合:中西医结合治疗皮肤病要注意病证结合,综合治疗。如系统性红斑狼疮的治疗:根据不同的分期选择不同的治疗用药,早期应用足量的皮质激素以控制病情,并根据不同的证型选用不同的方药,并加用知母、黄柏等养阴清热药物减缓激素的副作用。若发病与呼吸道感染有关,加用金银花、板蓝根等药物,可以提高疗效,现代药理证实它们有抗感染作用。稳定期,撤减激素用量,以证为主,采用益气养阴、健脾补肾、活血化瘀等治则,体现中西医结合优势。再如带状疱疹:西医认为它是一种由病毒引起的疾病,中医则认为是由于感受湿热毒邪,脾虚湿胜或气血瘀滞等因素导致发病,治疗上,不可忽视西医抗病毒原则,在辨证论治、选方用药的基础上,酌加具有抗病毒作用的中药,如板蓝根、大青叶等,会产生更好的临床效果。

2. 防治原则 《素问·四气调神大论》云:"圣人不治已病治未病。"我国卫生工作方针之一是"预防为主"。积极做好疾病预防,能有效减少皮肤病的发生和流行。皮肤病的预防要树立全面、整体的观念,防止重治轻防、重局部轻整体的倾向,根据疾病病因、性质等不同,采取相应的预防措施。

(1)增强体质,预防皮肤病:中医认为"邪之所凑,其气必虚",应培固正气,避免外邪。

(2)皮肤的清洁卫生:皮肤是保护人体的第一道防线,外来的各种刺激,均可引起皮肤病;对不同性质的皮肤病,如干性、中性、油性及敏感性皮肤等应分别采用不同的

清洁方法和保护措施。

（3）重视心理精神因素：精神紧张、情绪抑郁可导致心身疾病的发生，如神经性皮炎、斑秃等。因此，应注意主动关心病人，消除病人的思想顾虑和抑郁情绪，保证良好的生活规律和乐观的精神面貌。

（4）病因预防：感染性疾病如真菌、麻风及细菌感染，可以避免与传染者接触，切断传染源，并做好消毒工作；非感染性疾病的预防，应积极寻找病因，并消除病因；对症治疗，避免或减少接触刺激因素。

3. 预防措施

（1）感染性疾病：控制传染源，切断传播途径，改善环境卫生，避免不良生活习惯等。

（2）变态反应性疾病：在减少或去除各种可疑因素的同时，仔细查找变应原，避免再次接触或摄入；药物过敏者，应禁用致敏药物。

（3）瘙痒性疾病：寻找并去除病因，避免搔抓、热水烫洗及食用辛辣刺激性食物等，老年人应重视皮肤的保湿护理。

（4）职业性皮肤病：寻找病因，针对不同的环节进行防护或改进相应的劳动条件和生产流程等。

（5）不当医学美容、生活美容导致的皮肤病：应帮助患者了解美容化妆的卫生知识，认识美好的皮肤源于健康的身体、良好的生活习惯和合理的饮食结构，不要轻信各种快速美白、嫩肤和美容措施，慎重对待美容，规范治疗，防止过度医疗，倡导健康、自然的生活。

（6）皮肤肿瘤：避免日光长期照晒、过度暴露和接触有害毒物致癌物质，定期进行皮肤专科检查。

（7）其他：避免接触生活、工作环境中的有毒、有害物质，避免过度紧张的精神状态等。

第二节 湿 疹

 典型病案

刘某，女，32 岁，2000 年 1 月 13 日初诊。病史：患者 2 周前无明显诱因身起皮疹，瘙痒重，搔抓后流水，曾于外院予扑尔敏（氯苯那敏）等药物治疗，未见明显疗效。现患者瘙痒重，心烦失眠，小便黄，大便干。诊查：面额部、躯干、四肢散在红斑、小疱，对称分布，境界不清。皮损周围散在抓痕结痂。舌红苔黄，脉弦滑。

西医诊断：急性湿疹。

中医诊断：浸淫疮。

辨证：湿热并重。

治法：清热除湿凉血。[张志礼.张志礼皮肤病临床经验辑要[M].北京：中国医药科技出版社,2002;239-240]

一、中西医对湿疹概念的认识

中医:中医学称本病为"湿疮"。根据发病部位及临床表现不同,本病又有"浸淫疮""血风疮""粟疮""旋耳疮""湿臁疮""肾囊风""面游风""四弯风""鹅掌风""绣球风""脐疮""胎疮""奶癣"等名称。"浸淫疮"之名最早见于《金匮要略》。《金匮要略·疮痈肠痈浸淫病脉证并治》曰:"浸淫疮,从口流向四肢者可治;从四肢流来入口者不可治。浸淫疮,黄连粉主之。"最早记录了浸淫疮的预后和治疗方法。《诸病源候论》言:"浸淫疮是心家有风热,发于肌肤,初生甚小,先痒而后痛成疮,汁出浸渍肌肉,浸淫渐阔,乃遍体。"

西医:湿疹是由多种内、外因素引起的真皮浅层及表皮炎症,临床上分急性、亚急性、慢性三期。急性期具有渗出倾向,皮损以丘疱疹为主;慢性期以苔藓样变为主,易反复发作。皮损具有多形性、对称性、瘙痒和易反复发作等特点。

二、中西医对病因和病机认知的异同

(一)中医对湿疹的认识

1. 病因　湿疹的发生多因先天禀赋不足,饮食失节,风、湿、热阻于肌肤所致。

2. 病机

(1)饮食不节,过食腥发、炙煿、厚味、烟酒浓茶、辛辣之品或嗜酒,伤及脾胃,生湿停饮,脾胃湿困,致湿热内蕴。

(2)居处潮湿,淋雨涉水,外感风、湿、热邪;腠理不密,脾虚不运,湿热蕴积,内外之邪相搏,充于肌肤腠理,发为湿疹。风性善行而数变,风盛则痒,故急性湿疹剧痒,浸淫泛发;湿热化火,则皮疹焮红、肿胀、灼热;湿性重浊、黏腻,故病情迁延,反复发作。

(3)湿热蕴久,耗伤阴血,血虚生风生燥,肌肤失养,故肥厚皲裂,缠绵不愈。

(二)西医对湿疹的认识

1. 病因　湿疹病因复杂,常为内外因相互作用的结果。内因如慢性消化系统疾病、精神紧张、失眠、过度疲劳、情绪变化、内分泌失调、感染、新陈代谢障碍等,外因如生活环境、气候变化、食物等均可导致湿疹的发生。外界刺激如日光、寒冷、干燥、炎热、热水烫洗以及各种动物皮毛、植物、化妆品、肥皂、人造纤维等均可诱发。湿疹不是遗传性疾病,但常有家族倾向,可能与过敏体质或饮食习惯、居住环境有关。

2. 发病机制　湿疹是复杂的内外因子引起的一种迟发型变态反应。急性湿疹表皮内可有海绵形成和水疱,真皮毛细血管扩张,周围可见淋巴细胞、少数中性及嗜酸性粒细胞。慢性期表皮棘层肥厚明显,有角化过度及角化不全,真皮浅层毛细血管壁增厚,胶原纤维可轻度变粗。

三、中西医诊断方法的相互补充

(一)中医望闻问切

通过四诊合参,收集湿疹不同证候的主症、次症、舌、脉特点。注意证候的动态变化。通过观察舌的舌质、舌苔及舌的形态及脉象,可详细辨识病证的变化。

（二）西医问诊和体格检查

1. 问诊　要注意询问其就诊的主要原因,要关注病情与季节、气候、饮食、环境、职业及精神状态的关系,还要关注遗传因素在发病中的作用。详细探究发病的诱因、病因,疾病发生、发展的经过及治疗过程,并针对相似的疾病特点,有目的地问诊,找出诊断疾病的依据。

2. 体格检查　对于临床上所有的患者,体格检查均应全面,然对于湿疹而言,需要突出注意以下几个方面:①皮疹的部位、分布,是单侧还是双侧,是伸侧还是屈侧;②是原发损害还是继发皮损;③皮损单一还是多种形态,排列状态;④颜色、大小及数目;⑤边缘及边界如何;⑥皮疹硬度、弹性及波动感,有无浸润,有无触痛,皮肤局部温度如何,浅表淋巴结是否肿大。

（三）实验室及辅助检查

1. 常用实验室检查　血常规、尿常规、便常规、肝功能、肾功能、血糖、心电图、胸部 X 线片、IgE 水平检测。

2. 特殊辅助检查　如过敏原检测、细菌培养及药敏试验、真菌检查、皮肤病理等。

四、中西医结合诊断思路

（一）西医辨病

1. 诊断　主要根据病史、皮疹形态及病程。一般湿疹的皮损为多形性,以红斑、丘疹、丘疱疹为主,皮疹中央明显,逐渐向周围散开,境界不清,弥漫性,有渗出倾向,慢性者则有浸润肥厚。病程不规则,呈反复发作,瘙痒剧烈。

（1）按皮损表现分为急性、亚急性、慢性三期

1）急性湿疹:皮损呈多形性,如潮红、丘疹、水疱、糜烂、渗出、痂皮、脱屑,常数种形态同时存在。起病急,自觉灼热,剧烈瘙痒。皮损常对称分布,以头、面、四肢远端、阴囊等处多见。可泛发全身。可发展成亚急性或慢性湿疹,时轻时重,反复不愈。

2）亚急性湿疹:皮损渗出较少,以丘疹、丘疱疹、结痂、鳞屑为主。有轻度糜烂面,颜色较黯红。亦可见轻度浸润,剧烈瘙痒。

3）慢性湿疹:多局限于某一部位,境界清楚,有明显的肥厚浸润,表面粗糙,或呈苔藓样变,颜色褐红或褐色,常伴有丘疱疹、痂皮、抓痕,常反复发作,时轻时重,有阵发性瘙痒。

（2）根据皮损累及的范围,分为局限性湿疹和泛发性湿疹两大类

1）局限性湿疹:仅发生在特定部位,即可以部位命名,如手部湿疹、女阴湿疹、阴囊湿疹、耳部湿疹、乳房湿疹、肛周湿疹、小腿湿疹等。

2）泛发性湿疹:皮损多,泛发或散发于全身多个部位,如钱币性湿疹、自身敏感性湿疹。

2. 鉴别诊断　急性湿疹主要与急性接触性皮炎相鉴别:急性接触性皮炎多有外因,有接触史,主要好发于接触部位,皮损形态单一,可有大疱及坏死,炎症较重,边界清楚,可有瘙痒、灼热或疼痛,病程较短,斑贴试验多阳性,病程较短,经治疗 1~2 周可治愈,不接触不复发。

慢性湿疹主要与慢性单纯性苔藓相鉴别:慢性单纯性苔藓多先有瘙痒,挠抓后出现皮损,其病因多为神经精神因素,好发于颈项、肘膝关节伸侧、腰骶部,皮损为多角形扁平丘疹,密集成片,呈苔藓样变,边缘见扁平发亮丘疹,局部干燥,慢性演变。

（二）中医辨证

湿疹要根据病程辨证论治,在急性期、亚急性期、慢性期依据患者不同的症状、舌象、脉象表现,分析发病病因、病性、病位、病势,综合作出中医辨证分型。湿疹的临床证型有风热蕴肤证、湿热浸淫证、脾虚湿蕴证、血虚风燥证等。

1. 风热蕴肤证　以红斑、丘疹为主,可见鳞屑、结痂,渗出不明显,发病迅速,自觉瘙痒剧烈。舌红,苔薄黄,脉浮数或弦数。

2. 湿热浸淫证　以潮红、肿胀、糜烂、渗出为主,可见丘疹、丘疱疹、水疱;自觉灼热、瘙痒。舌红,苔黄或黄腻,脉滑数。

3. 脾虚湿蕴证　以淡红色红斑、丘疹、丘疱疹、少量渗液为主,可见皮肤肥厚;自觉瘙痒,可伴有食少,腹胀便溏。舌淡胖,苔腻,脉濡或滑。

4. 血虚风燥证　以肥厚、鳞屑、苔藓样变为主,可见色素沉着,自觉阵发性瘙痒。舌淡红,苔薄白、脉弦细。

（三）中西医结合诊断思路与方法

湿疹作为一种常见的皮肤性疾病,发病率较高,使病患产生一种强烈的瘙痒感,且病情迁延,极易复发。湿疹的高发季节集中在春夏两季,病因尚不完全清楚,西医认为这主要是内界和外界因素共同作用的结果。中医学认为湿疹与先天禀赋、饮食习惯、外邪（风、湿、热）等相关。

根据湿疹的临床表现、实验室和辅助检查,可作出诊断和鉴别诊断,按皮损表现分为急性、亚急性、慢性三期,进行辨病;根据四诊合参结果进行辨证;充分考虑湿疹的发病原因及发病机制。

五、中西医结合治疗思路及结合点

（一）中西医结合治疗思路

1. 辨病与辨证相结合　辨病与辨证相结合是中西医结合治疗湿疹的优势。

2. 标本兼治　重症湿疹应用西药治疗仅起到对症止痒的效果,短暂缓解临床症状,无法根治,如果长期不规范使用糖皮质激素类药物治疗后可引发多种不良反应,停药后还可出现皮损恶化即所谓"反跳现象"等。中西医结合治疗则标本兼治,可有效避免糖皮质激素的不良反应,减少"反跳现象",效果稳固。

3. 内治与外治相结合　西医内治药物以抗炎、止痒,可用抗组胺药、镇静药物等,根据不同的分期和临床表现选用相应的外用药物和物理方法。中医内治以辨证论治选方用药,外治法有湿敷、外搽、火针、拔罐、放血、封包等多种方法,根据不同的病因、病机,辨证选择不同的方法。

4. 整体与局部相结合　整体观念是中西医结合治疗湿疹的共同点,西医从病因、病理探讨发病机制,诊断疾病,确定分型;中医从病因、病机辨证分型。在治疗上,中西医都能从整体和局部分别应用相应的药物,从而达到更好的临床效果。

5. 治疗与预防相结合　中西医都能从病因入手给予预防措施,避免各种可能的致病因素,但中医更讲究"治未病",调整机体脏腑气血功能,未病先防,防治疾病传变与发展,并能有效抑制糖皮质激素的副作用,防治湿疹复发反跳现象。

（二）一般治疗

1. 饮食清淡,避免食用辛辣、腥发、油腻等高热量食物及饮酒。

2. 消除患者的急躁、悲观、焦虑情绪,避免精神紧张,增强治疗的信心。

（三）西医治疗

1. 抗炎、止痒　可用抗组胺药、镇静安定剂等,急性期可用钙剂、维生素C、硫代硫酸钠等静脉注射或普鲁卡因静脉封闭;有继发感染者,加用抗生素。

2. 外用药物　急性期无渗液或渗出不多者可用糖皮质激素霜剂,渗出多者可用3%硼酸溶液冷湿敷,渗出减少后用糖皮质激素霜剂,可和油剂交替使用;亚急性期可选用糖皮质激素乳剂、糊剂,为防止和控制继发性感染,可加用抗生素;慢性期可选用软膏、硬膏、涂膜剂;顽固性局限性皮损可用糖皮质激素做皮损内注射。

（四）中医治疗

1. 辨证论治

（1）风热蕴肤证

治法:疏风清热,化湿止痒。

方药:消风散加减。

（2）湿热浸淫证

治法:清热利湿,祛风止痒。

方药:龙胆泻肝汤加减。

（3）脾虚湿蕴证

治法:健脾利湿,祛风止痒。

方药:除湿胃苓汤加减。

（4）血虚风燥证

治法:养血润燥,祛风止痒。

方药:四物消风饮加减。

2. 中医外治法

（1）中药湿敷:用于潮红、脓疱、糜烂、渗出为主的皮损,可选用具有清热解毒、收敛止痒的溶液剂。

（2）中药外搽:对于小丘疹、鳞屑、结痂为主的皮损,可选用清热收敛止痒的洗剂或油剂;对于肥厚、苔藓样变为主的皮损,可选用润肤止痒、剥脱角质作用的软膏、酊剂或醋剂。

3. 其他中医特色疗法

（1）火针疗法:适用于皮损以肥厚、苔藓样变为主,自觉瘙痒剧烈者。

（2）拔罐疗法:适用于皮损以红斑、丘疹为主。

（3）放血疗法:适应于皮损以潮红、丘疹为主,自觉灼热者。

（4）封包疗法:适应于皮损肥厚者。

（五）预防

避免搔抓,忌热水洗烫、外用碱性洗涤用品,保持皮肤清洁。

（六）中西医的结合点

整体治疗湿疹是中西医临床思维的共同点,故坚持整体与局部相结合,辨病分期与辨证论治相结合,内治与外治相结合,中西医结合治疗湿疹具有更好的临床疗效。

第三节 痤 疮

 典型病案

王某,男,20岁,1998年4月15日初诊。病史:患者自幼体壮,从18岁开始,面部出现红丘疹及黑头粉刺,近1年,红色丘疹、脓疱此起彼伏,有所加重,素日喜多食,好运动,大便干结,数日一行,口臭。诊查:额部、鼻部及下颏部均可见散在的高粱米大小的红色丘疹,少数红疹中心有白色脓头,鼻部皮疹略密集,面部油脂分泌较多,舌质红,苔薄黄,脉弦滑。

西医诊断:痤疮。

中医诊断:肺风粉刺。

辨证:肺胃蕴热,外感毒邪。

治法:清肺胃热,佐以解毒。[张志礼.张志礼皮肤病临床经验辑要[M].北京:中国医药科技出版社,2002:253-254]

一、中西医对痤疮概念的认识

中医:中医学称本病为"痤痱""面疱""粉刺""肺风粉刺"等。《素问·生气通天论》云:"汗出见湿,乃生痤痱……劳汗当风,寒薄为皶,郁乃痤。"《诸病源候论》说:"面疱者,谓面上有风热气生疮,头如米大,亦如谷大,白色者是。"中医对痤疮的认识是逐渐深入的过程,古代医家认为其病位主要在肺胃,肺胃热盛是痤疮发病的主要病机,致病邪气为风、热、寒、湿。当代医家在继承前人理论的基础上发展了血瘀痰结、冲任失调、肾阴不足、阴虚火旺等理论。

西医:痤疮又称寻常痤疮,是一种毛囊皮脂腺的慢性炎症性疾病,具有一定的损容性。初起多为细小的丘疹和脓疱,严重者伴有结节、囊肿、瘢痕、色素沉着,常伴有皮脂溢出。好发于颜面、前胸、后背等处,各年龄段人群均可患病,以青春期多发。

二、中西医对病因和病机认知的异同

（一）中医对痤疮的认识

1. 病因 多因饮食不节,过食肥甘厚味、辛辣之品,或过于劳倦,外感风、寒、热、湿邪等;内因为肺、脾气虚,皮毛开阖不利,脏腑经络失调,营卫气血失和,痰瘀内阻。《医宗金鉴·外科心法》云:"此症由肺经血热而成,每发于面鼻,起碎疙瘩,形如黍屑,

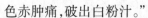

色赤肿痛,破出白粉汁。"

2. 病机

(1)饮食不节,过食肥甘厚味、辛辣之品,生湿化热,湿热互结,致脾湿内蕴、肺胃热盛,上蒸颜面,外发肌肤为痤。

(2)劳倦耗气,肺气不足,皮肤开阖不利,枢机不畅,营卫不和;脾气不足,运化失常,湿浊内停,郁久化热,热灼津液,煎炼成痰,湿热瘀痰凝滞肌肤而发。

(3)风热袭肺,熏蒸肌肤;湿邪为患,脾失健运、水湿不化,湿热内生,脾胃湿热蕴积,外蒸肌肤,发生本病;或久居湿地、淋雨涉水致湿邪入侵体内,湿邪聚于体内而生痤疮;风邪、湿邪与寒邪、热邪相合而郁于肌表,闭阻经络,脂凝邪聚而成。

(4)青壮年阳气偏盛,内蕴血热,气火偏旺,灼血成瘀,营卫气血失和,郁搏于肌肤、脉络为患;素体阳热偏盛,肺经蕴热,复受风邪,熏蒸面部;汗出后腠理空虚,风邪、湿邪、寒邪易于入侵,郁而发为痤疮。

(5)肾阴不足,冲任失调,相火妄动,阴虚火旺,熏蒸头面而致。

(6)痤疮迁延不愈,气血郁滞、经脉失畅,或肺胃积热,久蕴不解,化湿生痰,痰血瘀积,阻于局部,而致囊肿结节。

(二)西医对痤疮的认识

1. 病因　痤疮发病主要与雄性激素及皮脂增加、毛囊皮脂腺开口处过度角化、痤疮丙酸杆菌感染及继发感染反应等四大原因相关,部分还有遗传、免疫、内分泌障碍、情绪及饮食等因素。

2. 发病机制　引起痤疮的病理生理基础是皮脂腺快速发育和皮脂过量分泌,而皮脂腺的发育是直接受雄激素支配的;毛囊皮脂腺导管的异常角化是另一个重要因素;大量皮脂的分泌和排出障碍易继发细菌感染;痤疮丙酸杆菌还可产生多肽类物质,趋化中性粒细胞,活化补体和使白细胞释放各种酶类,诱发或加重炎症。除上述因素外,部分患者痤疮的发生还与机体的免疫功能等有关,特别是在一些特殊的痤疮如聚合性痤疮和暴发性痤疮,免疫反应起着重要的作用。

三、中西医诊断方法的相互补充

(一)中医望闻问切

通过望诊观察痤疮的颜色、大小、数量及分布部位,观察舌象以了解舌质、舌苔变化;通过问诊了解疾病的发生原因、发展变化过程;通过闻诊,触按局部皮肤及病灶、脉诊等综合辨识发病之机,四诊合参,辨证论治。

(二)西医问诊和体格检查

1. 问诊　问诊中,要注意询问患者就诊的主要原因,要关注季节、气候、饮食、环境、职业及精神状态、遗传因素在发病中的作用。详细探究发病的诱因、病因,疾病发生、发展的经过及治疗过程,并针对相似的疾病特点,有目的地问诊,找出诊断疾病的依据。

2. 体格检查　对于临床上所有的患者,体格检查均应全面,对于痤疮而言,需要突出注意以下几个方面:①皮疹的部位、分布,是在面部中央,还是周边;②皮损形态;③皮损颜色、大小及数目,皮损颜色是正常肤色还是其他;④皮疹硬度及弹性,有无触痛,皮肤局部温度等。

（三）实验室及辅助检查

1. 实验室检查　如血常规、肝功能、肾功能、血脂分析、性激素水平检测等。

2. 辅助检查　子宫附件 B 超等。

3. 其他检查　炎症性皮疹的细菌培养和药敏试验、伍德灯检查、毛囊虫检测等。

四、中西医结合诊断思路

（一）西医辨病

1. 诊断　多发于 15~30 岁的青年男女，皮损好发于面部及上胸背部，多为对称性分布，常伴有皮脂溢出。痤疮的非炎症性皮损表现为开放性和闭合性粉刺。闭合性粉刺（又称白头）的典型皮损是针帽大小的肤色丘疹，无明显毛囊开口。开放性粉刺（又称黑头）表现为圆顶状丘疹伴显著扩张的毛囊开口。粉刺进一步发展会演变成各种炎症性皮损，表现为炎性丘疹、脓疱、结节和囊肿等损害。囊肿可化脓，形成脓肿，破溃后常形成窦道或瘢痕。各种损害大小深浅不一，常以其中 1~2 种损害为主。本病一般无自觉症状，炎症明显时可有疼痛。呈慢性病程，时轻时重，青春期后大多逐渐痊愈或减轻。

痤疮分级是痤疮治疗及疗效评价的重要依据。根据痤疮皮损性质及严重程度可将痤疮分为三度 4 级：1 级（轻度）：仅有粉刺；2 级（中度）：除粉刺外还有炎性丘疹；3 级（中度）：除有粉刺、炎性丘疹外，还有脓疱；4 级（重度）：除有粉刺、炎性丘疹及脓疱外，还有结节、囊肿或瘢痕。

2. 鉴别诊断　本病需与酒渣鼻、颜面播散性粟粒性狼疮等疾病相鉴别。

（1）酒渣鼻：好发于中年人，皮损分布以鼻尖、两颊、额及颏部为主，患部有毛细血管扩张、丘疹、脓疱、晚期形成鼻赘。

（2）颜面播散性粟粒性狼疮：好发于成年人，皮损主要为半球形成或略扁平的丘疹或小结节，呈黯红或褐色，触之柔软，中心坏死，玻片按压丘疹时，可以显出黄色或褐色小点，多对称分布在眼睑、鼻唇沟颊部，在下眼睑往往融合成堤状。

（二）中医辨证

痤疮的辨证思维过程主要根据患者症状、舌象、脉象特点，分析发病原因和病机。痤疮的临床证型多有肺经风热证、湿热蕴结证、痰瘀互结证、冲任不调证等。

1. 肺经风热证　红色丘疹，黑头或白头粉刺，或有小脓疱；伴有口干、便秘。舌红，苔薄黄，脉浮数。

2. 湿热蕴结证　皮肤油腻，以疼痛性丘疹和脓疱为主，或有结节。伴有口臭，便秘、尿黄。舌质红，苔黄或黄腻，脉滑数。

3. 痰瘀互结证　皮损结节、囊肿，或有瘢痕。伴纳差、便秘。舌质黯，或有瘀斑或瘀点，苔腻，脉弦滑。

4. 冲任不调证　女性患者，月经前皮疹加重，皮疹多发于口周或下颌，或伴月经前后不定期，经前乳房、小腹胀痛，舌红，脉细或弦。

（三）中西医结合诊断思路与方法

西医从免疫遗传学、环境、情绪、代谢机制以及病原微生物领域对痤疮的发生机制以及危险因素进行探讨，从病因、病理、发病机制，结合临床表现诊断分期。中医从四诊合参资料，以临床表现、舌象、脉象辨证分型。结合病因、病机，中西医结合诊断痤疮更加全面。

五、中西医结合治疗思路及结合点

（一）中西医结合治疗思路

1. 病证结合 西医认为痤疮发病主要跟性腺内分泌失调、皮脂分泌过多及棒状杆菌感染有关,治疗主要采用去脂、溶解角质、杀菌、消炎及调节激素水平,常用四环素类及维 A 酸类药物。

中医在经典理论及历代医家认识的基础上,发挥辨证论治优势,治以清肺泻热,清热祛湿,活血化痰,调和冲任。一般痤疮初起以清肺热,凉血清热为主;湿热蕴结者以清利湿热为主;痤疮反复发作,痰凝血瘀者,以活血散结为主;伴冲任不调则以调理冲任为主。有些传统中草药有性激素活性、抗毛囊皮脂腺导管角化、抗痤疮丙酸杆菌、抗炎及调节免疫作用。

2. 内外结合 目前痤疮的治疗以内服维 A 酸等药物,外用以抗生素软膏为主,然而疗效不尽如人意。中医通过辨证,内服外治相结合,能够有效控制痤疮的发展。痤疮的中医外治法有中药外治法、针灸疗法和膏摩、蜂疗法等,中药面膜、外洗、外搽、熏蒸、中药离子导入等有一定的局限性,而以中医内治法为主。中西医结合取长补短,可以提高痤疮的临床疗效。

（二）一般治疗

1. 应注意清水洗脸,局部可用温水、硫黄香皂水洗,禁用手挤压及搔抓粉刺,尽量不使用油膏类化妆品。

2. 多食新鲜蔬菜、水果和富含维生素的食物。避免辛辣食物,控制脂肪和糖类食品。

（三）西医治疗

1. 外用药物

（1）维 A 酸类:维 A 酸(全反式维 A 酸)霜或凝胶,可使粉刺溶解和排出,对轻中度痤疮有较好疗效。

（2）过氧苯甲酰:此药为过氧化物,外用后缓慢释放出新生态氧和苯甲酸,可杀灭痤疮丙酸杆菌,并具有溶解粉刺及收敛作用。

（3）抗生素:红霉素、氯霉素或克林霉素(氯洁霉素),用乙醇或丙二醇配制。

（4）壬二酸:能减少皮肤表面、毛囊及皮脂腺内的菌群,尤其是对痤疮丙酸杆菌有抑制作用及粉刺溶解作用,对不同类型的痤疮均有效。

（5）二硫化硒:2.5%二硫化硒洗剂具有抑制真菌、寄生虫及细菌的作用,可降低皮肤游离脂肪酸含量。

2. 系统药物

（1）抗生素:口服四环素能抑制痤疮丙酸杆菌和抑制中性粒细胞趋化,并使面部皮脂中游离脂肪酸浓度下降。此外,克拉霉素、多西环素、米诺环素、红霉素也可选用。

（2）维 A 酸类:此类药物可减少皮脂分泌,控制异常角化和黑头粉刺的形成,并抑制痤疮丙酸杆菌,对结节性、囊肿性和聚合性痤疮效果好。

（3）抗雄激素药物:①diane 35(达英-35):既有抗雄激素作用,又能抑制排卵兼有避孕作用,适用于患有痤疮而月经不正常或月经前痤疮皮损加剧的女性患者;②螺内酯:轻度抗雄性激素作用,可与其他药物联合使用,对部分患者有效;③西咪替丁:可与二氢睾酮竞争雄激素受体。

（4）糖皮质激素:小剂量的泼尼松或地塞米松具有抗炎作用,适用于严重结节性痤疮、聚合性痤疮、囊肿性痤疮的炎症期和暴发性痤疮,对严重的结节或囊肿性痤疮可短期选用皮损内注射糖皮质激素。

3. 辅助治疗　粉刺可用特制的粉刺挤压器将内容物挤出,化脓皮损有时需切开引流;清洁皮损后,用药物按摩或药物喷雾,结合石膏药物倒膜,可达到治疗和美容目的。

4. 其他疗法　①物理治疗:可选用红光、蓝光、光动力疗法、强脉冲激光、点阵激光、CO_2激光、E光、Clear-Touch光子、射频等治疗;②微晶磨削、药物离子导入法、超声雾化、皮损内注射等。

（四）中医治疗

1. 中医辨证

（1）肺经风热证

治法:疏风清肺。

方药:枇杷清肺饮加减。

（2）湿热蕴结证

治法:清热利湿。

方药:茵陈蒿汤合泻黄散加减。

（3）痰瘀互结证

治法:化瘀散结。

方药:海藻玉壶汤合桃红四物汤加减。

（4）冲任不调证

治法:调理冲任。

方药:二仙汤合知柏地黄丸加减。

2. 外治法:

（1）中药面膜:辨证选取清热解毒、化瘀散结类中药研细末,用水调成糊状涂于面部。

（2）中药外洗:辨证选取清热解毒、化瘀散结类中药适量煎水外洗。

（3）中药外搽:颠倒散或如意金黄散或赛金化毒散用水或花露调成糊状外用。

（4）中药熏蒸:辨证选取清热解毒、化瘀散结类中药熏蒸,可选用智能型中药熏蒸汽自控治疗仪进行治疗。

（5）剔痤清疮:常规消毒结节囊肿后,清除表面或囊肿内脓分泌物。

（6）中药离子导入:取适量清热解毒类中药研细末,采用超声波离子导入局部。

3. 针灸治疗　体针、耳针、刺络拔罐、火针等,可选用寻常痤疮的围刺结合耳穴贴压、火针治疗结节性囊肿性痤疮。

4. 自血疗法　适用于病程长,皮疹重,药物治疗欠佳者,可选用自血穴位注射配合放血疗法。

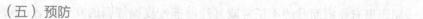

（五）预防

劳逸适度，保持大便通畅，勿滥用化妆品，禁用溴、碘类药物。

（六）中西医结合点

中西医对痤疮都是以临床表现为主进行诊断，在治疗上充分考虑病因和发病机制，从整体和局部，内治外治相结合。中西医结合治疗痤疮临床效果满意。

学习小结

1. 学习内容

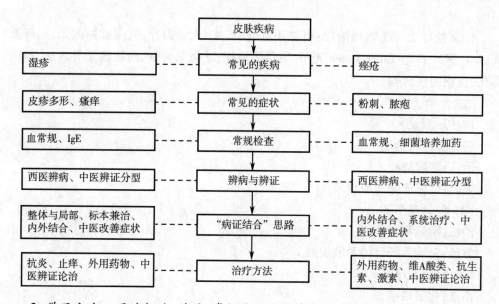

2. 学习方法　通过归纳、总结，掌握皮肤病的常见症状和体征，建立本系统疾病中西医"病证结合"临床思维模式，建立整体与局部、内外结合的治疗和预防原则，培养解决实际问题的能力。

（邹　勇）

复习思考题

1. 中西医结合诊治皮肤病的思路和方法有哪些？

2. 湿疹如何辨证论治？

3. 痤疮应如何防治？中西医结合在治疗痤疮方面的优势是什么？

笔记

第二十章

妇科疾病

学习目的

通过本章节的学习,掌握妇科常见疾病"病证结合"诊疗思路与方法,为构建中西医结合临床思维奠定基础。

学习要点

中西医结合防治妇科疾病的理论基础、基本思路和原则;中西医结合治疗的优势病种(子宫内膜异位症、不孕症)"病证结合"的诊疗思路与方法;妇科疾病防治原则和方法。

第一节　妇科疾病概述

一、妇科常见疾病及证候

女性的月经、带下、胎孕和产育等特殊功能,主要是脏腑、经络、气血乃至天癸的化生功能作用于胞宫的表现。其生理的特殊性决定了病理特点。与胎孕和产育有关的疾病属于产科范畴,故妇科疾病主要表现在经、带和妇科杂病诸方面,常见的疾病有月经病、女性生殖系统炎症、女性生殖器官肿瘤、不孕症等。本章节内容主要介绍子宫内膜异位症和不孕症的常规中西医结合诊疗思路。

中医妇科病证依据不同的疾病,症状差异较大。比如月经病主要以月经周期、经期、经量、经色等的异常变化为主症;子宫内膜异位症主要以痛经、不孕为主症等。妇科证候可以分虚实寒热的不同。虚证多因久病、体质、房劳等因素所致脏腑功能减退而致,实证多因寒、湿、热等外邪侵袭,凝聚于胞宫而成。

二、妇科疾病常见的症状和体征

妇科疾病临床症状表现不一。如月经不调以月经的周期、经期、经量和经质等的异常为主;子宫内膜异位症以继发性进行性加剧的痛经、下腹痛、月经失调、不孕等为主要症状。不孕症以不避孕而不能正常妊娠为主要表现;外阴阴道炎症以外阴阴道瘙痒伴白带异常为主要表现。

妇科疾病的体征因疾病不同而各异。如子宫内膜异位症在妇科检查时子宫多后倾固定,子宫直肠陷凹、子宫骶韧带或宫颈后壁可触及一个或更多硬性小结节,触痛明

239

显。盆腔炎性疾病有宫颈举痛或宫体压痛或附件区压痛,急性发作时可有体温升高、心率增快,伴腹膜刺激征等。

三、中西医结合防治妇科疾病的理论基础

中医认为,导致妇科疾病的病因主要有淫邪因素、情志因素、生活失度、体质因素。这些致病因素作用于人体,在一定的发病条件下,导致脏腑功能失常,气血失调,冲任督带损伤,胞宫、胞脉、胞络受损,肾-天癸-冲任-胞宫生殖轴失调,从而引发妇科疾病。妇科疾病一般与中医的肾有一定关系。中医的肾与西医的神经内分泌系统有很多相似之处。中医的"肾-天癸-冲任-胞宫"生殖轴与西医的"下丘脑-垂体-卵巢-子宫"神经内分泌轴有对等的地位。中、西医对女性生理病理认识的共性为中西医结合防治妇科疾病奠定了理论基础。现代药理研究证实,补肾的中药有类似性激素样作用,在调经、种子、安胎方面显示出它的优势。

妇科疾病常见的病因有生物因素、精神因素、营养因素、理化因素、免疫因素、先天及遗传因素等。其发病机制有以下几个方面:

1. 自稳调节功能紊乱 女性特殊生理活动是在神经、内分泌、体液的调节下进行的,并能在正常情况下保持相对稳定,称为自稳调节下的自稳态。当机体遭受内、外各种致病因素影响和侵害时,可使自稳调节功能紊乱,从而引起妇科疾病。如功能失调性子宫出血可因精神过度紧张、或环境改变、或营养不良等因素通过大脑皮质的神经传递,影响下丘脑-垂体-卵巢神经内分泌轴的相互协调,使性激素的周期性分泌发生异常,子宫内膜不能如期发生相应变化而致。

2. 损伤与抗损伤反应 致病因素造成的损伤包括组织结构损伤、功能障碍和代谢紊乱。病情的轻重及预后的好坏与损伤的程度及抗损伤能力的强弱有直接关系。如生殖系统炎症。

3. 疾病过程中的因果转化 在疾病过程中,有时原始病因使机体发生病变后形成某些病理产物,这些病理产物反过来又成为新的致病因素。如生殖系统慢性炎症,病程长久,导致情绪低落,反过来又可加重原有的病情。

4. 疾病过程中局部与全身的关系 人是一个有机整体,局部病变可以累及全身,全身疾病也可影响局部。例如肺结核,病变虽在肺部,但可随血行感染输卵管和子宫,使其遭受不同程度的破坏,引起月经不调、不孕等。

四、妇科疾病的中西医"病证结合"诊断基本思路

对于妇科疾病的诊断,中西医各有不同,中医多依据症状而立,多在临床表现的基础上,结合实验室检查以明确诊断。

子宫内膜异位症西医认为是具有生长功能的子宫内膜组织出现在子宫内膜以外的部位所引发一种疾病;中医则认为是由于寒热虚实导致瘀血阻滞冲任胞宫而致。除痛经、下腹痛、月经失调、不孕等症状外,可以结合超声检查、实验室检查、腹腔镜检查等以确诊,并明确临床分级与分期。与中、西医发病机制相适应,"病证结合"治疗本病多互为辅助,即在西医假孕疗法、假绝经疗法的基础上,结合中医辨证论治,采用活血化瘀疗法,从而改善症状。

不孕症除不能正常妊娠以外,男女双方需配合精液、子宫、输卵管等检查,以明确

不孕的原因。西医治疗多用促排卵、辅助生育技术等,中医根据肾主生殖的理论,常从肾论治,临床根据具体情况辨证施治。

五、妇科疾病的中西医结合治疗原则及预防措施

治疗原则:重视预防,尽早诊断、及时治疗、尽快康复。

1. 着重病因的预防与治疗　许多妇科疾病,有明确的病因与发病机制,如阴道炎,针对其病因是可以预防或治愈的。

2. 注重情志影响　中医认为"女子以肝为先天",肝的生理功能一方面主疏泄,可以调畅气机和情志,调节生育功能;另一方面主藏血,为经血的来源,而女性的经、带、胎、产、乳均离不开血。故养肝调肝在妇科疾病的预防和治疗中显得尤为重要。

3. 注重调护　对于妇科疾病患者,需积极治疗;治疗过程中,注意劳逸结合,调畅情志,生活规律;注意经期卫生;饮食注意营养均衡。

第二节　子宫内膜异位症

 典型病案

　　裴某,女,20 岁。1990 年 4 月 11 日就诊。患者 14 岁月经初潮,经期尚准。近年来经行腹痛,并呈进行性加剧,需服用止痛片及卧床休息方可缓解。近 3 个月来自服西药止痛效果不显,经外院西医妇科肛查:右侧可扪及鸽蛋大小囊性肿块;子宫后壁可触及数枚黄豆大小结节,压痛,质硬。B 超示:右侧卵巢巧克力囊肿,诊断为子宫内膜异位症。予以西药治疗,因担心药物的副作用,改服中药。时值经行,少腹掣痛如刺,剧烈难忍,喜暖喜按,肛门坠胀,有里急感,大便欠实,腰膝酸软,经血有块,块下痛不解。舌淡红,苔薄白有紫点,脉细弦。方药:炒当归、丹参、川牛膝、制香附、延胡索各 9g,川芎、制没药各 4.5g,桂枝 3g,淡吴茱萸 2.5g,失笑散 12g(包)。7 剂。

　　二诊:经行后方服上药,未能凑效,腹痛依然;瘀血既成,日渐增多,积滞愈甚,而药效不能速达,难收预期之功。唯其经前 3~7 天内须服前方。兹经净,余无不适。脉细略弦,苔薄白,边瘀。宿瘀内结,拟活血化瘀。处方:炒当归、川牛膝、制香附、制甲片各 9g,丹参、赤芍、莪术、海藻、桃仁各 12g,桂枝 3g,皂角刺 20g,石见穿 15g。7 剂。服药半年,每次月经来潮前 3 天即开始服用前方药,平素交替服散结药和人参鳖甲煎丸。痛经大都消失,血块减少,无须服止痛片。B 超复查右侧卵巢囊肿缩小。

　　西医诊断:子宫内膜异位症

　　中医诊断:痛经;中医证候:寒凝血瘀证。[董建华.中国现代名中医医案精华[M].北京:北京出版社,1990:99]

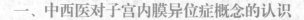

一、中西医对子宫内膜异位症概念的认识

中医:中医学中没有子宫内膜异位症病名,根据其临床表现,可将本病归属于中医"痛经""癥瘕""月经不调""不孕症"等范畴。关于痛经的记载,最早见于《金匮要略·妇人杂病脉证并治》:"带下,经水不利,少腹满痛,经一月再见者……"指出瘀血内阻而致经行不畅,少腹胀满,随月经周期性出现为特点。《诸病源候论·妇人杂病诸候》首立"月水来腹痛候",认为"妇人月水来腹痛者,由劳伤气血,以致体虚,受风冷之气,客于胞络,损冲任之脉……故月水将来之际,血气动于风冷,风冷与血气相击,故令痛也",为研究本病的病因病机奠定了理论基础。2013年中华中医药学会将痛经定义为:因情志所伤,六淫为害,导致冲任受阻,或因精血不足,胞脉失于濡养所致,以经期或经行前后周期性出现小腹疼痛或痛引腰骶,甚至剧痛昏厥为主要表现的疾病。本病分为原发性痛经和继发性痛经两类。前者是痛经不伴有盆腔器质性病变;后者常伴器质性病变,如子宫内膜异位症、子宫腺肌病等。

西医:具有活性的子宫内膜组织(腺体和间质)出现在子宫内膜以外部位时,称为子宫内膜异位症(endometriosis,EMT),是引起盆腔疼痛与不孕的主要原因之一。异位内膜可以波及所有的盆腔组织和器官,以卵巢和宫骶韧带最常见,其次为子宫浆膜层、子宫直肠陷凹、腹膜脏层、阴道直肠隔等部位,也可发生于腹腔、胸腔、四肢等处。本病多发生于生育年龄的女性,与卵巢的周期性变化有关,为激素依赖性疾病。本病虽为良性病变,但具有类似恶性肿瘤的种植、侵蚀、转移和复发能力。临床表现主要有痛经或下腹痛、不孕、性交痛等。

共同点:不管中医还是西医,对本病的症状都有明确的认识,有痛经、月经失调、不孕等。

二、中西医对病因和病机认知的异同

(一)中医对子宫内膜异位症的认识

1. 病因　子宫内膜异位症属中医的血瘀证,多由外邪入侵、情志内伤、素体因素或手术损伤等原因,导致机体脏腑功能失调,冲任损伤,气血失和,血液离经,瘀血形成,留结于下腹而发病。瘀血阻滞,脉络不通,则见痛经;瘀积日久,形成癥瘕;瘀血阻滞胞脉,两精不能结合,以致不孕;瘀血不去,新血不能归经,因而月经量多或经期延长。总之,本病的关键在于瘀,而导致瘀血形成的原因,又有虚实寒热的不同。

2. 病机　中医学认为瘀血阻滞胞宫、冲任是本病的基本病机。根据上述病因,病机可从以下几个方面阐述。

(1)气滞血瘀:多因平素抑郁或恚怒伤肝,使肝郁气滞,气机不畅,冲任失和,以致经脉瘀阻。

(2)寒凝血瘀:多于经期产后,血室正开,余血未净,摄生不慎,感受寒邪,血遇寒则凝,导致寒凝血瘀。

(3)湿热瘀结:素体脾虚,水湿内停,蕴久化热;或肝郁脾虚,湿热内生;或经期产后,胞脉空虚,感受湿热之邪。湿热稽留于冲任,蕴结于胞宫胞脉,阻滞气血运行,导致血瘀。

(4)痰瘀互结:素体脾虚痰盛,或饮食不节,劳倦过度,思虑过极,损伤脾气,脾虚生湿,湿聚成痰,痰湿下注冲任胞脉,阻碍血行,导致痰瘀互结。

（5）气虚血瘀:饮食不节,劳倦过度,思虑过极,或大病久病,损伤脾气,气虚运血无力,血行迟滞,冲任瘀阻。

（6）肾虚血瘀:先天不足,或后天损伤,大病久病,房劳多产,损伤肾气。肾阳不足则阴寒内盛,冲任虚寒,血失温煦推动而致血瘀;肾阴不足,虚火内生,内热灼血亦可致瘀;而肾水不足,不能涵木,则肝失条达,疏泄失常,气血不和而致冲任瘀阻。

（二）西医对子宫内膜异位症的认识

本病的病因尚不清楚,异位子宫内膜来源尚未阐明,目前认为有以下学说:子宫内膜种植、淋巴与静脉播散、体腔上皮化生、免疫、遗传等学说。

1. 子宫内膜种植学说　1921 年,Sampson 最早提出月经期脱落的子宫内膜碎片随经血通过输卵管逆流进入腹腔,种植于卵巢和邻近的盆腔腹膜而发。此学说能被大多数学者所接受,但仍无法解释盆腔外子宫内膜异位症,也不能解释 70%～90% 女性存在经血逆流,但仅有 10%～15% 发病。

2. 淋巴及静脉播散学说　不少学者镜检发现盆腔淋巴管和淋巴结、静脉中有子宫内膜组织,认为子宫内膜可通过淋巴或静脉向远处播散。此学说可解释盆腔外组织如肺、四肢皮肤等发生的子宫内膜异位症,但无法说明子宫内膜如何通过静脉和淋巴系统,且盆腔外的子宫内膜异位症发病率极低。

3. 体腔上皮化生学说　卵巢表面上皮、盆腔腹膜都是由胚胎期具有高度化生潜能的体腔上皮分化而来。在反复收到经血、慢性炎症或持续卵巢激素等刺激后,均可被激活而衍化为子宫内膜样组织,导致本病的发生。此学说尚无充分的临床或实验依据。

4. 诱导学说　本学说是体腔上皮化生学说的延伸。未分化的腹膜组织在内源性生物化学因素诱导下可形成子宫内膜组织。此学说仅在动物实验中得到证实。

5. 免疫学说　本病可能由于单核细胞功能改变,刺激子宫内膜细胞在其他部位种植和生长,T 淋巴细胞的细胞毒作用被抑制,不能将逆流至腹腔内的内膜细胞杀灭而导致本病的发生。

6. 遗传学说　子宫内膜异位症具有一定的遗传倾向和家族聚集性,一级亲属发病率显著高于人群发病率,家族中有多个患者痛经症状的发作年龄趋于一致,考虑为多基因和多因子遗传性疾病。

7. 其他　有研究认为,本病与血管生成、异位内膜的凋亡减少有关。

三、中西医诊断方法的相互补充

（一）中医望闻问切

包括望神色形态,闻语声强弱,问痛经的情况（胀痛、刺痛、隐痛等）、月经周期、经期、经量、经色,关注舌象和脉象等。中医认为子宫内膜异位症关键在于瘀,而针对导致瘀血形成的原因,应分清虚实寒热的不同。

（二）西医问诊和体格检查

1. 问诊　对于初次就诊的患者,不但要注意其主诉和现病史,还要关注家族史和剖宫产等情况。

2. 体格检查　典型盆腔子宫内膜异位症在妇科检查时子宫多后倾固定,在子宫直肠陷凹、子宫骶韧带或宫颈后壁可触及一个或更多硬性小结节,如绿豆或黄豆大小,触痛明显。阴道的异位病灶多位于后穹隆,检查可见在后穹隆处有触痛结节,严重者呈黑紫色。卵巢血肿常与周围粘连、固定,检查时可触及张力较大的包块并有压痛。较大的卵巢异位囊肿可在腹部或妇科检查时扣及囊性包块。囊肿破裂时可出现腹膜刺激征。

(三)实验室及辅助检查

1. 血液检查 ①CA125(癌抗原125):为一种肿瘤相关抗原,但在子宫内膜异位症患者,CA125值可升高,且随子宫内膜异位症期别的增加,阳性率也上升,其敏感性和特异性都很高,因此对于子宫内膜异位症的诊断有一定的帮助,同时可以监测子宫内膜异位症的疗效。②抗子宫内膜抗体(EMAb):是一种以子宫内膜为靶抗原,并引起一系列免疫病理反应的自身抗体,是子宫内膜异位症的标志抗体。血清EMAb检测是子宫内膜异位症患者诊断及疗效观察的有效方法。

2. 影像学检查 ①超声检查:是妇产科常用的检查方法之一,且对妇产科疾病的诊断具有重要的作用。本检查可确定囊肿的位置、大小、形状及发现妇科检查时未触及的包块。②腹腔镜检查:借助腹腔镜直接窥视盆腔,见到异位病灶或对可见之病灶进行活检确定诊断,并可根据镜检的情况决定盆腔子宫内膜异位症的临床分期及确定治疗方案。在腹腔镜下应注意观察子宫、输卵管、卵巢、子宫骶韧带、盆腔腹膜等部位有无子宫内膜异位病灶。根据腹腔镜检查或手术所见情况,对子宫内膜异位症进行分期及评分。③X线检查:可行单独盆腔充气造影、子宫输卵管碘油造影协助诊断盆腔子宫内膜异位症。④磁共振成像(MRI):MRI可多平面直接成像,直观了解病变的范围、起源和侵犯的结构,可对病变进行正确的定位,对软组织的显示能力增强。因此,MRI诊断子宫内膜异位症及了解盆腔病变及粘连情况均有很大价值。

(四)病理

子宫内膜异位症的主要病理变化为异位种植的子宫内膜随卵巢激素的变化而发生周期性出血,导致周围纤维组织增生、粘连,出现紫褐色斑点或小疱,最后发展为大小不等的实质性瘢痕结节或形成囊肿。

1. 巨检

(1)卵巢:最多见,接近卵巢门皱褶处最常累及,约80%患者病变累及一侧卵巢,50%患者双侧卵巢受累。卵巢的异位内膜病灶分为两种类型:①微小病灶型;②典型病灶型,又称囊肿型。

(2)腹腔腹膜:分布于盆腔腹膜和各脏器的表面。可分为两型:①色素沉着型;②无色素沉着型。

(3)深部浸润型子宫内膜异位症:是指病灶浸润深度≥5mm,常见于子宫骶韧带、子宫直肠陷凹、阴道穹窿、直肠阴道隔等。病变早期,病灶局部有散在紫褐色出血点或颗粒状散在结节。随病变发展,子宫后壁与直肠前壁粘连,直肠子宫陷凹变浅,甚至完全消失。

上述病理变化,在开腹手术和腹腔镜手术所见略有不同。由于腹腔镜对病灶的放大作用,腹膜及脏器表面的早期病灶或微小病灶较肉眼直视时能呈现出各种不同的病理形态。

2. 镜下检查 典型的异位内膜组织在显微镜下可见到子宫内膜上皮、腺体、内膜间质、纤维素和红细胞及含铁血黄素等。

四、中西医结合诊断思路

首先是辨病,其次是辨证,对病期、严重程度进行评估。

（一）西医辨病

1. 子宫内膜异位症的诊断

（1）症状:①痛经:常于月经来潮前 1~2 天开始,经期第 1 天最剧,以后逐渐减轻,至月经干净时消失;②月经异常:可以表现为月经过多或周期紊乱;③不孕:子宫内膜异位症患者中,不孕率 40%~50%;④疼痛:性交痛(深部触痛);⑤其他:子宫内膜异位至膀胱者,出现有周期性尿频、尿痛、血尿。

（2）体征:如上所述体格检查。

（3）辅助检查:如前述实验室及辅助检查。

2. 鉴别诊断

（1）子宫肌瘤:子宫有不同程度增大,尤其是壁间子宫肌瘤与子宫肌腺瘤光凭妇科检查不易区分。但子宫肌瘤无痛经史及周期性下腹痛史。B 超检查有助于鉴别。

（2）慢性盆腔炎:慢性盆腔炎患者疼痛不仅限于月经期,平时亦有隐痛,且可能出现反复炎症发作史,对抗炎治疗有效,但子宫内膜异位症抗炎治疗则无效。还需注意,凡诊断为慢性盆腔炎经久治疗症状不消者,应考虑有内膜异位症之可能。

（3）盆腔恶性肿瘤:卵巢恶性肿瘤除在子宫旁扪及固定实性包块外,也可能在盆腔内触及散在转移结节,因而易与子宫内膜异位症相混;直肠内膜异位除便血外,尚可触及硬块而易误诊为直肠癌。但肿瘤患者一般体质差,病情发展迅速,疼痛为持续性,与月经周期无关。凡诊断不明确者,尤其疑有恶变者,应尽早剖腹探查明确诊断。

（二）中医辨证

依据子宫内膜异位症的病因病机、临床症状、体征及辅助检查结果等进行综合判断。分析结果涵盖病因、病位、病性、病机等几个方面。子宫内膜异位症常见的证型有气滞血瘀、寒凝血瘀、湿热瘀结、痰瘀互结、气虚血瘀、肾虚血瘀等证。

（三）中西医结合诊断思路与方法

在本病诊断的基础上,中医辨证是中西医结合的诊断思路与方法。中西医辨病目前已基本一致,但西医的诊断标准更易掌握,对分期、分级等方面做得较为细致。用西医的观点去看中医痛经辨证分型的症状特点,中医的每个证型往往包含了西医的病因、诱发因素、严重程度和合并症,包含的信息更多。

五、中西医结合治疗思路及结合点

（一）中西医结合治疗思路

子宫内膜异位症的治疗目的是缩减和去除病灶、缓解并解除疼痛、改善和促进生育、预防和减少复发。治疗方案,因病情的轻重,根据患者年龄和生育要求而有所不同。西医治疗有期待疗法、药物疗法和手术疗法三大类。原则上症状轻微者采用期待疗法;有生育要求的轻度患者先行药物治疗;症状和病变均严重的无生育要求的患者,可考虑根治性手术治疗。西医方法治疗往往比单纯用中医方法治疗见效快。中医认为,瘀血是本病的关键,故治疗原则以活血化瘀为主。又因本病与月经周期关系密切,治疗时应结合不同月经周期中的不同时期辨证论治。如经前期以调气祛瘀为主;经期以活血祛瘀,理气止痛为主;经后以益气补肾,活血化瘀为主。临证时应采取中西医结合治疗方式,发挥各自优势,取长补短,提高疗效。

（二）预防与调护

1. 调节情志,忌食生冷。

2. 月经期减少剧烈运动,避免性生活。

3. 已婚者坚持避孕,避免和减少人工流产。

4. 预防经血逆流,消除易引起经血逆流的因素,如宫颈管狭窄或闭锁、宫颈粘连、阴道横隔、子宫极度前屈或后屈等。经期避免不必要的盆腔检查,避免重力挤压子宫。

5. 避免手术操作引起的子宫内膜种植,如经前各种输卵管通畅试验、宫颈冷冻、电灼、人工流产术、盆腔手术切口缝合等。

6. 适龄婚育,进行药物避孕可减少子宫内膜异位症发生的机会。

（三）中西医结合点

西医在诊断、分期分级、评估和长期管理等方面做得比较细致,对重症无生育要求者行手术根治性治疗,能极大地改善患者生活质量,成功率高。中医强调全身治疗,治病求本,效果亦佳,但需长期坚持。

第三节 不 孕 症

 典型病案

　　张某,女,30 岁,护士。1998 年 6 月 4 日初诊。结婚 5 年未孕,10 岁初潮,月经周期 25~30 日,经期 7~8 日,末次月经 5 月 24 日,量多,色红,有血块,无腹痛。曾查血雄激素、泌乳素偏高,蝶鞍摄片及 17-羟皮质类固醇、17-酮类固醇测定未见异常。B 超监测排卵示卵泡发育不良。刻诊:月经周期第 12 天,乳头溢液,量少色清,口干,心烦易怒,腰酸,带下量少,舌红,苔薄腻,脉细弦。方药:二至地黄丸合越鞠丸加减。女贞子、墨旱莲、山药、山茱萸、牡丹皮、茯苓、续断、菟丝子各 10g,牡蛎 20g,苍术、香附各 9g,陈皮 6g。服上方 7 剂后,患者乳房胀痛、口干症状有所好转,继续以调整周期、恢复排卵、疏肝理气为治疗大法。经两个完整周期的调治后,未再出现乳头溢液,腰酸状况有所好转。1998 年 8 月 8 日复诊时,基础体温高相 19 天,尿 hCG(+),遂转法为补肾养血、和胃安胎,已收全功。

　　西医诊断:不孕症

　　中医诊断:不孕症;中医证候:肾虚肝郁证。[谈勇.中国百年百名中医临床家丛书——夏桂成[M].北京:中国中医药出版社,2003:135]

一、中西医对不孕症概念的认识

中医：中医古籍将原发性不孕症称为"全不产""绝产""绝嗣""绝子"等，继发性不孕症称为"断续"。历代医家对本病较为重视，在很多医著中设有求嗣、求子、种子专篇。不孕名词始见于《周易》，如"妇三岁不孕"，而作为病名首见于《素问·骨空论》，如"督脉者……此生病……其女子不孕"。在中医古籍中，不孕的病名并不一致，如《素问》有"不孕"和"无子"之称；《脉经》称"年少得此为无子，中年得此为绝产"；《针灸甲乙经》中则有"绝子"之名；《诸病源候论》谓之"断绪"；《备急千金要方》称"全不产"。

西医：不孕症（infertility）是指育龄夫妇同居，性生活正常，未避孕1年内从未妊娠。婚后未避孕且从未妊娠者称为原发性不孕；曾有妊娠而后同居未避孕1年未妊娠者称为继发性不孕。我国不孕症发病率为7%～10%；美国20岁左右不孕率约5%，35～40岁为31.8%，40岁以上为70%。

无论从西医还是中医定义来看，不孕症有着共同的表现，其认识是一致的。

二、中西医对病因和病机认知的异同

（一）中医对不孕症的认识

男女双方在肾气盛，天癸至，任通冲盛的条件下，女子月事以时下，男子精气溢泻，两精相合，便可媾成胎孕。不孕常因肾虚、肝郁、痰湿、瘀血、湿热等导致。其主要病因病机与肾气亏虚，冲任气血失调有关。

1. 肾虚　先天肾气不足，或房事不节、久病大病、反复流产损伤肾气，或高龄肾气渐虚，肾气虚，则冲任虚衰，不能摄精成孕；或素体肾阳虚，或寒湿伤肾，肾阳亏虚，命门火衰，阳虚气弱，则生化失期，有碍子宫发育或不能触发氤氲乐育之气，致使不能摄精成孕；或素体肾阴亏虚，或房劳多产、久病失血，耗损真阴，天癸乏源，冲任血海空虚；或阴虚生内热，热扰冲任血海，均不能摄精成孕，发为不孕症。

2. 肝气郁结　素性忧郁，或七情内伤，情怀不畅，或由久不受孕，继发肝气不舒，情绪低落，忧郁寡欢，气机不畅，二者互为因果，肝气郁结益甚，以致冲任不能相资，不能摄精成孕。又肝郁克脾，脾伤不能通任脉而达带脉，任、带失调，胎孕不受。

3. 痰湿内阻　素体脾肾阳虚，或劳倦思虑过度，饮食不节伤脾，或肝木犯脾，或肾阳虚不能温脾，脾虚则健运失司，水湿内停，湿聚成痰；或嗜食膏粱厚味，痰湿内生，躯脂满溢，冲任被阻，难以摄精成孕；或痰阻气机，气滞血瘀，痰瘀互结，不能启动氤氲乐育之气而致不孕。

4. 瘀滞胞宫　瘀血既是病理产物，又是致病因素。寒、热、虚、实、外伤以及经期、产后余血未净，房事不节等均可致瘀，瘀滞冲任，则胞宫、胞脉阻滞不通。

5. 湿热内蕴　手术、产后、经期将息失宜，导致湿邪乘虚入侵，蕴而生热，流注下焦，阻滞冲任胞脉，壅塞胞宫，不能摄精成孕。

（二）西医对不孕症的认识

在不孕症中，引起不孕的发病原因分为女性不孕、男性不育和男女双方因素。其中，女性不孕因素约占45%，以排卵障碍和输卵管因素居多。男方不育因素约占35%，主要是生精障碍和输精障碍。男女双方因素中，不明原因者约占20%。

247

三、中西医诊断方法的相互补充

（一）中医望闻问切

包括望神色形态，闻语声强弱，问月经的情况，如月经周期、经期、经量、经色等，以及舌象和脉象等。中医认为不孕症辨证的关键是审查病因，辨明气血、寒热、虚实之变化；还要辨病理产物之痰湿、瘀血与湿热的不同。

（二）西医问诊和体格检查

1. 问诊　对于初次就诊的患者，注意结婚年龄，健康状况，性生活情况，月经史、分娩史及流产史等；有无生殖器感染、是否采取避孕措施，有无结核史、内分泌疾病及腹部手术史。

2. 体格检查　因致病原因不同体征各异，如输卵管炎症，妇科检查可有附件增厚、压痛；子宫肌瘤，可伴有子宫增大；多囊卵巢综合征常伴有多毛、肥胖，或扪及增大卵巢等。

（三）实验室及辅助检查（本节只述女性不孕）

女性不孕的检查：

1. 输卵管性不孕的检查

（1）输卵管通液术：此检查有较大的盲目性，难以对输卵管形态功能作出较为正确的判断，但由于方法简单可作为筛选试验。检查时间应安排在月经干净后 3~7 天，无妇科炎症及性生活的情况下进行。

（2）超声监视下输卵管通液术（SSG）：可在超声监视下观察到液体（也可选用特殊的超声诊断造影剂）注入后流经输卵管出现的声像变化，与腹腔镜检查符合率达 81.8%，且对子宫、输卵管黏膜无损害，副作用小。

（3）子宫输卵管造影术（HSG）：对子宫腔也有比较全面的了解，能判断宫腔内 5mm 大小的病变，操作简便。造影剂可采用 40% 碘化油或 76% 泛影葡胺；有出现碘过敏可能，术前需做皮试。

（4）宫腔镜下输卵管插管通液术：在宫腔镜直视下从输卵管向宫腔开口处插管通液或造影能对间质部直接起疏通和灌洗作用，是诊断和治疗输卵管间质部梗阻的可靠方法。

（5）腹腔镜检查：可直视盆腔内脏器，能全面、准确、及时判断各器官病变的性质和程度。通过镜下通液试验能动态观察输卵管通畅程度，是女性不孕检查的最佳手段之一。

2. 排卵功能障碍性不孕的检查　确定有无排卵及其病因。基础体温（BBT）测定表可帮助判断，如基础体温升高 0.5~1.0℃ 提示有排卵，持续时间的长短提示黄体功能情况。这项测试虽然简易、费用低，但患者花费的精力较大，并且约 20% 单项体温的病例经其他方法测试有排卵。判定有无排卵的第二种方法是尿黄体生成素（LH）测定，在月经的第 10~16 天期间测试（绝大多数患者在这一窗口期排卵），检测 LH 峰比 BBT 测定的准确性高。

3. 免疫性不孕的检查

（1）精子免疫检测：包括抗精子抗体（AsAb）检测、精浆免疫抑制物质检测和精子细胞免疫检测。临床上比较常用的是 AsAb 的检测。

（2）精子宫颈黏液试验：即性交后试验（PCT），在预测的排卵期进行，试验前3日禁性交，避免阴道用药或冲洗，若宫颈有炎症，黏液黏稠并有白细胞时，不适宜此试验。性交后2~8小时内，吸取受试者宫颈黏液涂于玻片上检查。若每高倍视野有20个活动精子即为正常；若精子穿过黏液能力差或精子不运动为异常。

4. 不明原因性不孕的检查　在诊断不明原因的不孕之前，基本不孕评估应证实有排卵、输卵管通畅、正常子宫腔和正常的精液分析，在这些都正常的情况下的不孕才归为不明原因性不孕。

四、中西医结合诊断思路

（一）西医辨病

不孕症诊断标准：

（1）病史：结婚年龄、健康状况、性生活情况、月经史、分娩史及流产史等；有无生殖器感染、是否采取避孕措施，有无结核史、内分泌疾病及腹部手术史。

（2）临床表现：育龄夫妇同居1年，性生活正常，未避孕1年内从未妊娠。

（3）实验室及其他检查：①卵巢功能检查：基础体温测定、宫颈黏液检查、阴道细胞学检查、子宫内膜活组织检查等；②内分泌学检查：根据病情择期做如下检查，如垂体促性腺激素、催乳激素、雄激素、雌二醇、孕酮及肾上腺皮质激素和甲状腺功能检查；③输卵管通畅检查：监测卵泡发育及排卵情况，诊断子宫、附件及盆腔占位病变；④超声波检查：检测卵泡发育及排卵情况；⑤免疫试验：检测精子抗体、透明带抗体、子宫内膜抗体、封闭抗体和细胞毒抗体等；⑥宫腔镜检查：了解宫腔及输卵管开口的情况；⑦腹腔镜检查：直视子宫、附件及盆腔情况；⑧染色体核型分析；⑨CT或MRI检查：了解垂体及盆腹腔情况。

（二）中医辨证

不孕症的辨证主要是审脏腑、冲任、胞宫之病位；辨明气血、寒热、虚实之变化；还要辨病理产物之痰湿、瘀血与湿热的不同。具体而言，是以妇科特征为主，根据月经的期、量、色、质和带下的量、色、质、味等的不同辨其寒热虚实，结合全身症状、舌脉等综合分析。临床不孕症常见的辨证分型有肾虚证、肝郁证、痰湿证、血瘀证、湿热证等。

（三）中西医结合诊断思路与方法

在西医诊断的基础上，中医辨证是中西医结合的诊断思路与方法。西医诊断定位准确，容易掌握，更具体。根据西医诊断，症状表现，辨证分型。中医的每个证型往往包含了西医不同类型的不孕症。

五、中西医结合治疗思路及结合点

（一）中西医结合治疗思路

不孕症发病是一个慢性过程，引发本病的病因复杂，需将多种因素综合考虑进行治疗。对女性不孕，除明确妇科诸因素外，还应注意改善全身状况。首先要辨病，明确导致不孕的病变所在，辨证中贯穿辨病。如内分泌失调性不孕症需用调整月经周期节律法；免疫性不孕不育者，用中医的滋阴清热扶正有较好临床疗效等。用中西药物治疗可促进排卵和调整月经周期，还可结合人工辅助受孕法达到受孕目的。若因排卵功能障碍,单纯靠西药促排卵有时难以达到满意疗效,长期应用可使卵巢功能减退。而中药具有良好的促排卵作用,应用时可配合卵泡监测加小剂量促排卵药物。临床可针对具体情况进行中西医结合治疗,以提高本病的治疗效果。

（二）预防与调护

1. 提倡婚前检查,及早发现先天性生殖器畸形。

2. 婚后如暂无生育愿望或计划,应采取避孕措施,尽量避免人工流产,预防发生生殖系统炎症,导致继发不孕。

3. 患结核、阑尾炎或急性淋菌性生殖道感染时,应积极治疗,以免造成输卵管或子宫内膜感染。

4. 加强锻炼,注意营养与休息,戒烟酒,性生活适度。

5. 注意个人卫生,洁身自好,避免发生生殖器官炎症及性传播疾病。

6. 保持良好心态,有利于神经内分泌系统平衡,有利于卵子的成熟与排出。

（三）中西医结合点

西医在诊断、评估等方面做得比较细致。西医明确不同类型、确定定位后,对治疗无明显优势的,可以用中医方法治疗,也可以采取中西医结合的方法,可以体现优势互补,全身调理,以治其本,效果较佳。

学习小结

学习内容　　　　　　　　　　　　　　　　　　　　（ ＊为掌握,△为熟悉）

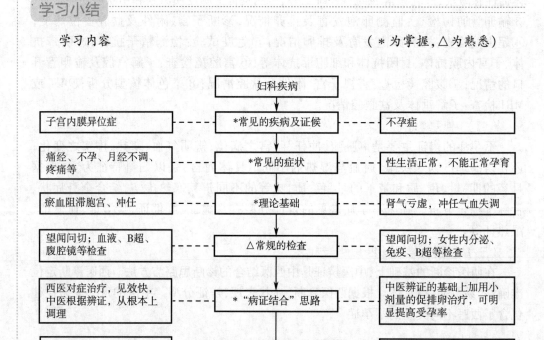

（郑桂芝）

复习思考题

1. 如何理解中西医结合治疗不孕症的诊疗思路与方法?
2. 简述子宫内膜异位症痛经症状的特点。
3. 中医药在不孕症治疗中有何优势?

第二十一章

儿 科 疾 病

学习目的

通过本章节的学习,掌握儿科疾病"病证结合"诊疗思路与方法,为构建中西医结合临床思维奠定基础。

学习要点

中西医结合防治儿科疾病的理论基础、基本思路和原则;中西医结合治疗的优势病种(肺炎、腹泻)"病证结合"的诊疗思路与方法;儿科有关疾病的防治原则和方法。

第一节 儿科疾病概述

一、儿科常见疾病及证候

儿科学的研究对象是儿童,具有自己鲜明的学科特点。儿童时期是机体正在生长发育的阶段,因此表现出三方面的基本特点:一是个体差异、性别及年龄差异都非常大,无论是对健康状态的评价,还是对疾病的临床诊断都不宜用单一标准衡量;二是对疾病造成损伤的恢复能力较强,常在生长发育的过程中,对比较严重的损伤能实现自然改善或修复,因此只要度过危重期,常可满意恢复;三是自身防护能力较弱,易受各种不良因素的影响而发生疾病和性格行为的偏离,并且一旦造成损伤,常能影响一生,因此应该特别注重预防保健工作。中医将小儿的生理特点概括为脏腑娇嫩,形气未充,生机蓬勃,发育迅速;病理特点概括为发病容易,传变迅速,脏气清灵,易趋康复。

儿童疾病发生的种类与成人有非常大的差别,不同年龄儿童的疾病种类也有相当差异。如心血管疾病,在儿童中主要以先天性心脏病为主;新生儿疾病常与先天遗传和围生期因素有关,婴幼儿疾病以感染性疾病占多数。

我国较常见的儿科疾病有肺炎、腹泻、贫血及维生素 D 缺乏性佝偻病等。其中,后两种疾病随着我国卫生保健、生活水平的不断提高,发病率已明显下降。中医学对这些疾病的认识较早,分别称之为肺炎喘嗽、泄泻、虚劳及鸡胸或五迟等。由于肺炎喘嗽、泄泻为外感邪气所致,常见证候多为实证。前者如风寒闭肺、风热闭肺、痰热闭肺和热毒闭肺等;后者如风寒泻、湿热泻、伤食泻和脾虚泻等。虚劳及鸡胸与饮食营养的摄入不足等有关,常见证候则为虚证,如脾胃虚弱与心脾两虚、肺脾气虚与脾肾亏虚

笔记

252

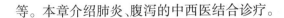

等。本章介绍肺炎、腹泻的中西医结合诊疗。

二、儿科疾病常见的症状和体征

小儿肺炎常见咳嗽、气促、呼吸困难等症状,体征有发热、呼吸和心率加快,以及肺部固定性中、细啰音等;重症者可有循环、神经和消化系统等的症状和体征。腹泻患者以大便次数增多、大便性状改变为主,常伴食欲低下、呕吐和泪少等症状,体征多见发热,以及眼窝、囟门凹陷和弹性下降等脱水表现;重者合并有代谢性酸中毒、低钾血症等的症状和体征。这些症状和体征对辨病和中医辨证都有重要作用。

儿科患者的临床表现具有特殊性。如小年龄、年幼体弱患儿对疾病的反应差,往往表现为体温不高、不哭、纳呆、表情淡漠,无明显定位症状和体征;又有病情发展、变化较快的特点。因此,必须密切观察,随时注意病情的细微变化和可疑表现。

三、中西医结合防治儿科疾病的理论基础

中、西医儿科学都是医学知识体系,虽然风格不同,但它们都有着共同的研究对象和目标。这就决定了两种医学在价值标准、发展方向和学科属性上必然相通。这种相通就是中西医结合儿科学得以兼容的前提和基础。中、西医儿科学在诊治疾病时各有所长,两者的结合能取长补短,提高诊疗水平。

中华人民共和国成立以来,中、西医儿科学在临床实践及科学研究方面广泛结合,取得了丰硕的成果。这是中西医结合对儿科疾病防治理论基础的最好证明。

四、儿科疾病的中西医"病证结合"诊断基本思路

对于儿科疾病的认识,中、西医各有不同。中医对疾病的诊断多以主症而命名,如咳嗽、肺炎喘嗽、腹痛、泄泻,以及水肿、水痘等。由于同一症状可由不同的病因引起或在不同的疾病中出现,因而,还应更为准确地辨证以反映疾病过程中的本质,这与西医的鉴别诊断的思路和目的相似。但辨证又反映了诱因、个体体质、病期等因素,而有别于鉴别诊断和分期分级。对疾病的诊断,西医具有显然的优势,已被中医广泛采用,而先诊断病,再中医辨证的"病证结合"的诊断思路更为全面,是对疾病共性与个性的反映。

"病证结合"能更全面和深入地反映疾病的本质和规律,提高临床辨证的准确性和用药的针对性,体现了中西医优势互补,有机结合,达到源于中西医又高于中西医的境界,是医学发展的必然趋势。因此,目前已成为一种常用的临床模式。

以此为基础,还有中西医结合的其他诊断思路和形式,如"病证结合的分型(分期)诊断""宏观辨证与微观辨证相结合"及"功能辨证与形态辨证相结合"。

五、儿科疾病的中西医结合治疗原则及预防措施

"中西并重,优势互补,病证结合"是儿科中西医结合治疗及预防措施的总原则。根据小儿的生理、病理及其疾病的特点,一般认为,应遵循以下治疗原则:

1. 发挥中西医优势,取长补短　儿科疾病的防治中,充分发挥中药、西药的优势和特点,取长补短,更有利于患儿的治疗与康复。如小儿急惊风出现神昏、抽搐的急重症时,中医采用针刺人中、合谷、十宣等穴位以醒神开窍,口服安宫牛黄丸以清热解毒、

镇惊开窍;西医应用镇静药进行静脉注射或灌肠以抗惊厥,这种中西医结合急救的疗效优于单用中医或单用西医。

2. 治疗要及时、正确和审慎　例如,小儿肺炎发病时,若治疗不及时或不当,可加重而成为变证,合并心力衰竭、呼吸衰竭和感染性休克等危重症。因此,及时、正确的治疗措施十分重要。同时,中医方剂应随证变化,审慎用药,不可过剂,以免耗伤小儿正气。

3. 中病即止,顾护脾胃　小儿稚阴稚阳之体对药物的反应敏感,治疗选药时应慎用大苦、大寒和峻下攻伐之品,以免伤及脾胃,故治疗应中病即止。脾胃为后天之本,小儿的生长发育、疾病的恢复均需脾胃化生的精微之气充养,因此,疾病后期应注重调理脾胃,以利疾病康复。

4. 注重整体治疗,合理调护　随着儿童心理疾病的发病率日益增高和医学模式的转变,情志因素在小儿疾病中的重要作用日益显著。小儿心神怯弱、心理承受能力差,更应注重身、心两方面的治疗,给予更多的耐心和爱心,以利身心健康发展。

此外,中医儿科的外治方法如推拿、捏脊、敷贴、热熨以及针灸疗法等,有效安全,特色鲜明,可辨证选用,以内外并治,整体兼顾。

小儿保健是预防儿科疾病的有效措施。其目的是增强小儿体质,降低发病率和死亡率,保障儿童健康成长。各年龄期如从胎儿期至青春期的保健重点和措施各有不同。具体措施主要应用在护理、营养、计划免疫、儿童心理卫生、定期健康检查、体格锻炼,以及儿童伤害预防等方面。中医的儿童保健方法也有一定特色,如调摄精神、调和饮食、审慎用药、祛除胎毒、推拿,以及食药两用药物的饮食疗法等,在临床中可辨证选用。

第二节　肺　炎

 典型病案

陈某,男,4岁。于2012年7月7日到本院儿科门诊就诊。患儿3天前开始出现发热,体温高达39.6℃,初起伴有恶寒,咳嗽逐渐增多,有痰难咳,昨晚开始咳甚并出现喘促,现体温39.0℃,少许汗出,少许鼻塞流涕,无鼻扇发绀,胃纳一般,夜眠欠宁,大便干结,小便短赤。查体:精神疲倦,热性面容,咽部充血(++),双侧扁桃体Ⅰ度肿大,未见脓性分泌物;呼吸约34次/min,吸气三凹征阳性,双肺呼吸音粗,闻及少许细湿啰音及痰鸣音;心率约120次/min,肝脾肋下未触及肿大。舌干红,苔黄,脉滑数。辅助检查:7月6日广州儿童医院血常规结果示:白细胞计数 7.62×10^9/L,中性粒细胞百分率35.4%,淋巴细胞百分率51.2%;C-反应蛋白0.6mg/L。

西医诊断:支气管肺炎。

中医诊断:肺炎喘嗽,痰热闭肺证。

治法:开肺平喘,清热化痰止咳。

处方:麻杏石甘汤合千金苇茎汤、泻白散加减。

方药:麻黄3g,苦杏7g,石膏20g(先煎),甘草3g,桑白皮7g,地骨皮7g,芦根15g,桃仁6g,冬瓜仁15g,枇杷叶7g,川贝母5g。2剂,每日1剂,水煎服。

7月9日二诊:服药2剂后,患儿发热渐退,仍间或低热,咳嗽痰多,痰黄白,无气促,鼻塞无流涕,胃纳一般,夜眠好转,大便通畅,小便正常。舌尖红,苔黄白腻,脉滑。查体:咽部充血(+),双肺呼吸音粗,闻及中等量中小水泡音。治以"清热化痰,宣肺止咳"为法。

处方:苇茎10g,苦杏仁7g,薏苡仁15g,桑白皮7g,地骨皮6g,瓜蒌皮7g,甘草3g,川贝母5g,知母4g,前胡7g,枇杷叶7g,橘红2g。2剂,每日1剂,水煎服。

7月11日复诊:患者热退,少许咳嗽,咯痰,多汗出,无气促,舌淡,苔白,脉滑,辨证属"肺脾气虚证",继以"陈夏六君子汤"加减口服,服药3剂后随访,家长诉已痊愈。[郑燕霞,翁泽林,陈文.林季文老中医治疗小儿肺炎喘嗽经验[J].广州中医药大学学报,2013,30(1):98-100]

一、中西医对肺炎概念的认识

中医:西医的肺炎相当于中医的"肺炎喘嗽",二者的主要临床表现基本相同。肺炎喘嗽是小儿时期常见的肺系疾病之一,以发热、气喘、咳嗽、咯痰痰鸣为主要临床特征。

中医对本病的认识较早,《黄帝内经》中就有类似肺炎喘嗽发病及症状的描述,如"乳子中风热,喘鸣息肩者,脉何如? 岐伯曰:喘鸣肩息者,脉实大也,缓则生,急则死"(《素问·通评虚实论》)。张仲景《金匮要略》有"上气喘而躁者,属肺胀"的记载。巢元方在《诸病源候论》中阐述的肺闭咳喘("邪乘于肺则肺胀,胀则肺管不利,不利则气道涩,故气上喘逆,鸣息不通"),与肺炎喘嗽的发病近似。唐宋以前对小儿肺炎喘嗽的描述,大多以"喘鸣""肺胀"命名。金元时期及明代有些医家提出了"肺家炎"的名称,如朱丹溪《幼科全书》有"胸高气促肺家炎"的记述。肺炎喘嗽的命名首见于清代谢玉琼的《麻科活人全书》。

西医:肺炎(pneumonia)是指不同病原体或其他因素所致的肺部炎症;主要临床表现为发热、咳嗽、气促、呼吸困难和肺部固定性中、细啰音。本节讨论支气管肺炎(bronchopneumonia)。

支气管肺炎是累及支气管壁和肺泡的炎症,为儿童时期最常见的肺炎,2岁以内儿童多发。本病一年四季均可发病,多发于冬春寒冷及气候骤变时。室内通风不良、空气污浊,致病微生物增多而易发。此外,营养不良、维生素D缺乏性佝偻病、先天性心脏病等,以及低出生体重儿、免疫缺乏者,均易发本病。

肺炎是幼儿时期重要的常见病,是我国住院小儿死亡的第一位原因,被列为小儿四病防治之一,故加强对本病的防治十分重要。

二、中西医对病因和病机认知的异同

(一)中医对肺炎的认识

1.病因 肺炎喘嗽的原因主要有外因和内因两类。外因为感受风邪,或由其他疾病传变而来;内因为小儿形气未充,肺脏娇嫩,卫外不固。

2. 病机　外感风邪,由口鼻或皮毛而入,侵犯于肺,致肺气郁闭;肺失宣降,闭郁不宣,化热灼津,炼液成痰,阻于气道,肃降无权,从而出现咳嗽、气喘、痰鸣、鼻扇等肺气闭塞的证候,发为肺炎喘嗽。

总之,感受风邪后,与寒、热相合或热毒炽盛,上犯于肺,致肺气郁闭。病位在肺,病机关键为肺气郁闭。久热久嗽,可耗损肺阴;素体虚弱或伴其他疾病者,感受外邪,常病及于脾。重者可损伤心阳,或内窜心肝,发为变证。

（二）西医对肺炎的认识

1. 病因　最常见为细菌和病毒感染,也可由病毒、细菌"混合感染"。发达国家患儿以病毒为主,主要有呼吸道合胞病毒（RSV）、腺病毒（3、7、11、21 型）、流感病毒、副流感病毒及鼻病毒等。发展中国家患儿以细菌为主,其中肺炎链球菌多见,近年来支原体、衣原体和流感嗜血杆菌感染有增加趋势。病原体主要由呼吸道入侵,少数经血行入肺。

2. 发病机制　病原体常由呼吸道入侵,少数经血行入肺,引起肺组织充血、水肿、炎性细胞浸润。炎症使肺泡壁充血水肿而增厚,支气管黏膜水肿,管腔狭窄,造成通气和换气功能障碍,导致缺氧和二氧化碳潴留,从而造成一系列病理生理改变。如呼吸功能不全、酸碱平衡失调及电解质紊乱、心血管系统异常,以及神经系统异常、胃肠功能紊乱,出现相应的临床表现。

共同点:中医所指之肺及其功能的认识与西医基本符合。各种原因伤及肺,可导致其主气、司呼吸的功能异常而出现喘嗽等症。中西医对本病的主要症状都有明确的观察,对发病机制各有不同的病因和表述风格。西医的肺炎可认为是中医肺炎喘嗽的某个或几个证型。

三、中西医诊断方法的相互补充

（一）中医望闻问切

通过四诊以明确病情的轻重或常证、变证,辨明风寒、风热、痰热、毒热以及虚实等。如望面口唇颜色、痰色性状及呼吸情况,闻咳嗽及哭声情况,问呼吸及兼症,以及感受时邪、素体状况等病史;舌诊、脉诊以助辨证。

（二）西医问诊和体格检查

1. 问诊　有明确的咳嗽、气促等主诉或代诉,及其有关的现病史、既往史等。

2. 体格检查　有发热、肺部病理性啰音等异常发现。

（三）实验室及辅助检查

1. 外周血检查　有白细胞检查、C-反应蛋白（CRP）检测、前降钙素（PCT）检测等,有助于细菌性或病毒性肺炎的诊断。如细菌性肺炎可有白细胞计数升高,中性粒细胞增多,并有核左移现象等。

2. 病原学检查　对肺炎致病微生物有重要的诊断意义。

（1）细菌学检查:有细菌培养和涂片、血清学检测、荧光多重 PCR 检测等。

（2）病毒学检查:有病毒分离、病毒抗体检测、病毒抗原检测、病毒特异性基因检测和病毒特异性基因检测。

（3）其他病原学检查:有肺炎支原体的检测试验、衣原体的检测和嗜肺军团菌的测定。

3. 肺部 X 线检查　早期肺纹理增强,透光度降低,以后两肺下野、中内带出现大小不等的点状或小斑片状影,或融合成片状阴影,甚至波及节段。可有肺气肿、肺不张。伴脓胸时,早期患侧肋膈角变钝;积液多时,可呈反抛物线状阴影,心脏向健侧移位。并发脓气胸时,患侧胸腔见液气面。肺大疱时见完整薄壁、无液平面的大疱。

4. 血气分析　了解缺氧、酸碱失衡的情况。

四、中西医结合诊断思路

首先是辨病,其次是辨证,对常证、变证及严重程度作出诊断。

(一)西医辨病

1. 诊断　一般有发热、咳嗽、气促或呼吸困难症状,肺部听诊闻及中、细啰音和(或)胸部影像学检查有肺炎的改变,均可作出诊断。确诊后,应进一步判断肺炎的可能病原体和病情的轻重,是否有并发症,以指导治疗和评估预后。

2. 鉴别诊断

(1)急性支气管炎:以咳嗽为主,一般不发热或仅有低热,听诊有呼吸粗糙或有不固定的干、湿啰音。

(2)支气管异物:吸入异物后可继发肺部感染。可据异物吸入史、突然呛咳和胸部 X 线检查而鉴别。支气管炎纤维镜检查可明确诊断。

其他与支气管哮喘、肺结核的鉴别,可据有关接触史、病因学检查及辅助检查明确诊断。

(二)中医辨证

中医辨证是根据肺炎患者的发病原因、临床症状、体征、病程及实验室检查结果等进行综合诊断的过程。诊断结果反映病因、病位、病性、传变和预后等病因病机。辨证时,首辨轻重或常证、变证,次辨风寒、风热、痰热及热毒等。轻者之常证有风寒闭肺、风热闭肺、痰热闭肺、热毒闭肺、阴虚肺热及肺脾气虚,重者之变证有心阳虚衰和邪陷厥阴。临床的具体情况比较复杂,证型更为丰富,当随证而辨。

(三)中西医结合诊断思路与方法

辨病与辨证相结合是总的诊断思路与方法。以西医辨病的认识及其各种较客观检查指标为基础或前提,进一步展开宏观辨证与微观辨证相结合的诊断。

目前,中、西医对肺炎的辨病认识已基本一致。中医的每个证型既有西医的病因或诱发因素、严重程度以及合并症等认识,又有患者个性化、细微的疾病感受等,诊断信息更为丰富。肺炎的微观辨证如病因、轻重、病程以及并发症的辨识,能提高各个证型的客观性、准确性,也有利于选方用药。

五、中西医结合治疗思路及结合点

(一)中西医结合治疗思路

中西医结合治疗的基本思路是"病证治相统一"。西医辨病的治疗如抗生素、激素、吸氧、吸痰等病因、对症和支持药物的治疗及方法,疗效可靠,不可替代,故应遵诊而合理使用。中医的辨证治疗应遵循"治病求本"的原则,可标本兼治,内外并治。同

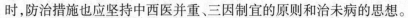

时,防治措施也应坚持中西医并重、三因制宜的原则和治未病的思想。

（二）中西医结合点

本病的中西医结合治疗,在各病因、病程和病情上都有结合点,具有较好的协同增效作用,可采用不同的主辅治疗形式以病、证、治相统一,优势互补。

1. 肺炎轻症（初期）的治疗　此阶段可中西医并治。中医多选华盖散、银翘散合麻杏石甘汤加减治疗。细菌性肺炎者,合理选择抗生素口服,雾化吸入祛痰药等以对症;病毒性肺炎者,目前尚无理想的抗病毒药物,故以中医为主,西医对症治疗。

2. 肺炎重症（极期）的治疗　此阶段以西医急救治疗为主,也可配合中成药静脉滴注。中医常证多选五虎汤或麻杏石甘汤合葶苈大枣泻肺汤、黄连解毒汤合麻杏甘石汤加减;变证多选参附龙牡救逆汤、羚角钩藤汤合牛黄清心丸等加减治疗。细菌性肺炎者,合理选择抗生素静脉滴注并宜静脉联合用药,合理使用糖皮质激素;积极对症治疗如吸氧、吸痰或选用支气管解痉剂,及时补钾以及治疗肺炎合并心力衰竭者。病毒性肺炎者,中西医并治。此外,以西医为主,积极治疗脓胸、脓气胸等并发症。

3. 迁延性或慢性肺炎的治疗　此期以中医为主,多选沙参麦冬汤、人参五味子汤等加减治疗。此外,对于肺部啰音难消者,中医的敷贴疗法尤具特色,如选白芥子或大黄芒硝膏敷贴背部,吴茱萸散敷贴涌泉穴等,以内外同治。

上述方剂中,所用中药具有较广泛的药理作用,如抗病毒、抗菌,以及抗炎、解热、止咳等;补益类中药有抗休克、提高免疫及改善呼吸和消化功能等作用,均有利于肺炎的防治。

中医药及其外治法在病毒性肺炎、肺炎初期、恢复期的治疗中更具特色和优势。

4. 预防

（1）积极锻炼身体,预防急性呼吸道感染。

（2）加强营养,防止佝偻病及营养不良是预防重症肺炎的关键。

第三节　腹　泻

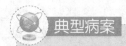

典型病案

某男,5个月,2013年10月19日初诊。先天不足,形体瘦弱,泄利已近半月,腹泻每日20~30次,量多呈水样便,自10月10日起发热逐渐增高至39℃以上。住院后,热未退,泄利亦多,症见形神萎羸,睡时露睛,舌红唇朱,涕泪较少,口渴引饮,小溲短少。轮状病毒抗原检测呈阳性。

西医诊断:小儿病毒性腹泻。

中医诊断:泄泻,气阴两伤证。

治则:救阴扶元。

处方:太子参10g,鲜石斛10g,天花粉10g,白扁豆10g,乌梅6g,荷叶10g,生甘草3g,生地黄12g,陈粳米（包）10g,皮尾参（另炖）5g。2剂。

二诊:体温37.7℃,前进救阴扶元之剂,热势下降,形色较和,哭时见泪,小溲尚长,便泄稀薄,舌红润,唇色朱,睡仍露睛,病情稍得转机,仍未脱险,再以救阴扶元。

处方:天花粉10g,生扁豆10g,乌梅6g,荷叶10g,太子参10g,陈粳米(包煎)10g,鲜石斛10g,生谷芽10g,炒谷芽10g,益元散(包煎)10g,皮尾参(另炖)5g。3剂。

三诊:热度退净,泄泻亦瘥,小溲通长,舌质红润。病情已得转机,但面白无华,形瘦,睡时露睛,体质太薄,亟须调养。

处方:皮尾参(另炖)5g,炒白术10g,白扁豆10g,姜炭3g,陈粳米(包)10g,炙甘草3g,天花粉10g,乌梅6g,生谷芽10g,炒谷芽10g,荷叶10g。3剂。

药后利和,形神转振,续进调扶脾胃之剂而痊愈。[董继业,郑含笑,董幼祺.董幼祺教授治疗小儿病毒性腹泻医案2则[J].中华中医药杂志,2015,30(4):1105-1106]

一、中西医对腹泻概念的认识

中医:西医的腹泻,中医称之为泄泻,是由多种因素引起,以大便次数增多,粪质稀薄或如水样为特征的一种小儿常见病。一般以大便溏薄而势缓者为泄,大便清稀如水而直下者为泻。

早在《黄帝内经》中就有多种泄泻的记载,如"洞泄""飧泄""濡泻",为外邪和饮食不节所致。本病在汉唐时代称为"下利"。宋代以后则统称为"泄泻"。《小儿药证直诀·五脏病》指出小儿泄泻病位在脾。《医宗必读·泄泻》指出"统而论之……湿多成五泄。若土虚不能制湿,则风寒与热,皆得干之而为病"等,阐明了脾虚湿盛为关键病机。

金元时期,《丹溪治法心要·泄泻》提出泄泻"惟分利小水,最是长策"的治法。明代《景岳全书·泄泻》进一步阐发了治法:"凡泄泻之病,多由水谷不分,故以利水为上策""水谷分则泻自止""而有可利者,有不可利者,宜详辨之"等。《医宗必读·泄泻》总结出九种泄泻的治法——淡渗、升提、清凉、疏利、甘缓、酸收、燥脾、温肾、固涩,影响至今。

西医:腹泻(diarrhea)是一组由多病原、多因素引起的以大便次数增多和大便性状改变为特点的消化道综合征。本节不包括法定传染病。

本病是我国婴幼儿最常见的疾病之一;6个月至2岁发病率高,1岁以内约占半数,是造成儿童营养不良、生长发育障碍甚至死亡的主要原因之一。由于婴幼儿消化系统发育尚未完善而生长发育相对较快,防御功能差且肠道菌群失调,以及人工喂养等原因,易发本病。

二、中西医对病因和病机认知的异同

(一)中医对腹泻的认识

1. **病因** 小儿泄泻的原因主要有感受外邪、伤于饮食、脾胃虚弱与脾肾阳虚。

2. **病机** 病变主要在脾胃。因胃主受纳腐熟水谷,脾主运化水湿和水谷精微,若脾胃受病,则饮食入胃后,水谷不化,精微不布,清浊不分,合污而下,发成泄泻。感受外邪者,风、热、寒、暑诸邪常与湿邪相合而致泻;内伤乳食者,皆能损伤脾胃,则清浊不分,并走大肠而生泄泻;脾胃虚弱,气虚下陷而发;脾肾阳虚,先天禀赋不足,久病久泻,脾虚及肾,阴寒内盛,便下澄澈清冷,完谷不化,洞泄不禁。

此外,若过用苦寒之品、各种抗生素、化学治疗药物等,最易攻伐正气、损伤脾胃,导致泄泻不止。药毒伤脾已成为引起小儿泄泻的不可忽视的重要病因。

总之,上述病因可致小儿泄泻,病位主要在脾胃,兼及肠;基本病机为脾虚湿盛。小儿患泄泻后较成人更易损阴伤阳发生变证。重症患儿泻下过度,易于伤阴耗气,出现气阴两伤,甚则阴伤及阳,导致阴竭阳脱的危重变证。若久泻不止,脾气虚弱,肝旺而生内风,可成慢惊风;脾虚失运,生化乏源,气血不足以荣养脏腑肌肤,久则形成疳证。

(二)西医对腹泻的认识

1. 病因　一般分为感染性和非感染性两种。感染性如细菌、病毒、真菌、寄生虫引起的肠道内感染和肠道外感染,以及使用抗生素引起的腹泻。非感染性主要有饮食因素和气候因素,前者如喂养不当、食物过敏而腹泻,后者如腹部受凉而肠蠕动增加、天气过热时消化液分泌减少或因口渴饮奶过多等都可能诱发消化功能紊乱而腹泻。有文献表明,在寒冷季节,80%的小儿腹泻由病毒感染引起。

2. 发病机制　导致腹泻的机制有"分泌性""渗出性""渗透性"和"肠道功能异常"等4种类型,分别是:肠腔内电解质分泌过多;炎症所致的液体大量渗出;肠腔内存在大量不能吸收的具有渗透活性的物质;肠道运动功能异常。但临床上不少腹泻并非是由某单一机制引起,而是在多种机制共同作用下发生的。如细菌感染性肠炎可引起分泌性、渗出性腹泻,病毒性肠炎可引起渗透性腹泻;非感染性肠炎多为肠道功能异常的腹泻。

共同点:中医所指之小肠、大肠及其功能的认识与西医基本符合。各种原因伤及肠道,均可导致其消化吸收功能异常而出现泄泻等症。中西医对主要症状都有明确的观察,对发病机制各有不同的病因和表述风格。西医的腹泻病可认为是中医泄泻的某个或几个证型。

三、中西医诊断方法的相互补充

(一)中医望闻问切

通过四诊以及进行八纲辨证,明确病情的轻重或常证、变证。如望神色、活动及大便性状,闻声音高低,问泄泻及兼症,以及乳食不节、饮食不洁或感受时邪病史等;舌诊、脉诊以助辨证。

(二)西医问诊和体格检查

1. 问诊　有明确的腹泻主诉或代诉,及其有关的现病史、既往史等。

2. 体格检查　常有发热、体重变化或腹部压痛等,以及脱水、或缺钾等异常发现。

(三)实验室检查手段

急性腹泻者,可查大便常规、培养等以明确病情,怀疑轮状病毒感染时可用酶联免疫吸附试验或免疫酶斑试验检测病毒抗原。

迁延性和慢性腹泻者,可在详细询问病史、全面体格检查的基础上,合理选用有效的辅助检查以查找病因,如肠道菌群分析、大便酸度和还原糖检测、细菌培养、十二指肠液分析以及食物过敏原检测。必要时可查蛋白质、碳水化合物和脂肪吸收功能试验、小肠黏膜活检,甚至行消化道造影等影像学检查、结肠镜检查等综合分析判断。

四、中西医结合诊断思路

首先是辨病,其次是辨证,对病程、变证及严重程度作出诊断。

（一）西医辨病

1. 诊断　根据发病季节、病史、临床表现和大便性状易作出临床诊断。必须判明有无脱水、电解质紊乱和酸碱失衡;注意寻找原发病因,可先根据大便常规有无白细胞将腹泻分为两组而进行鉴别诊断。

临床上,连续病程在 2 周以内的腹泻为急性腹泻,病程在 2 周至 2 个月为迁延性腹泻,病程超过 2 个月以上为慢性腹泻。也可根据病情的轻重将腹泻分为轻型腹泻和重型腹泻,重型腹泻多在严重腹泻的同时伴有明显脱水、电解质紊乱和全身感染中毒症状。

2. 鉴别诊断

（1）大便无或偶见少量白细胞者,为侵袭性细菌以外的病因引起的腹泻,如病毒、非侵袭性细菌、肠道外感染或喂养不当引起,多为水泻,有时伴有脱水症状,应与下列疾病鉴别:

1）"生理性腹泻":多见于 6 个月以下的婴儿,外观虚胖,常有湿疹,生后不久即腹泻,除大便次数增多外,无其他症状。

2）导致小肠消化吸收功能障碍的疾病:如双糖酶缺乏、失氯性腹泻、原发性胆酸吸收不良、食物过敏性腹泻等,可根据各病特点进行有关检查加以鉴别。

（2）大便有较多白细胞者,表明结肠和回肠末端有侵袭性炎症病变,常由各种侵袭性细菌感染所致。必要时应进行病因学等检查,需与细菌性痢疾和坏死性肠炎鉴别。

（二）中医辨证

根据泄泻患者的发病原因、临床症状、体征、病程及实验室检查结果等进行综合诊断,诊断结果反映病因、病位、病性、传变和预后等病因病机。泄泻以八纲辨证为主,次分常证与变证。常证有风寒泻、湿热泻、伤食泻、脾虚泻及脾肾阳虚泻,变证主要有气阴两伤和阴竭阳脱。临床的具体情况比较复杂,证型更多,当随证而辨。

（三）中西医结合诊断思路与方法

辨病与辨证相结合是总的诊断思路与方法。以西医辨病的认识及其各种较客观检查指标为基础或前提,进一步展开宏观辨证与微观辨证相结合的诊断。

目前,中、西医对腹泻的辨病认识已基本一致。中医的每个证型既有西医的病因或诱发因素、严重程度及合并症等认识,又有患者个性化、细微的疾病感受等,诊断信息更为丰富。腹泻的微观辨证如病因、轻重分型及病程等的辨识,能提高各个证型的客观性、准确性,也有利于选方用药。

笔记

五、中西医结合治疗思路及结合点

（一）中西医结合治疗思路

中西医结合治疗的基本思路是"病证治相统一"。西医辨病的治疗如饮食疗法、液体疗法，以及合理选用的抗生素、微生态疗法、肠黏膜保护剂等病因、对症和支持药物及方法，疗效可靠，不可替代，故应遵诊而合理使用。中医的辨证治疗应遵循"治病求本"的原则，可标本兼治，内外并治。同时，防治措施也应坚持中西并重、三因制宜的原则和治未病思想。

（二）中西医结合点

本病的中西医结合治疗，在各病因、病程和病情上都有结合点，具有较好的协同增效作用，可采用不同的主辅治疗形式以病、证、治相统一，优势互补。

1. 急性腹泻的治疗　此期可中西医并治。中医多选藿香正气散、葛根黄芩黄连汤、保和丸等加减，以治疗轻型腹泻；重型腹泻多选人参乌梅汤、生脉散合参附龙牡救逆汤等加减治疗。病毒、非侵袭性细菌所致者，一般不用抗生素，其轻型腹泻，可中医为主，西医为辅。侵袭性细菌所致者和重型腹泻，以西医为主，应合理选用抗生素，控制感染；及时采用液体疗法以纠正水、电解质紊乱及酸碱平衡，必要时补钙和镁，可口服补液和静脉补液。

同时，应采用饮食疗法，预防营养不良；可选用微生态疗法药物、肠黏膜保护剂、抗分泌治疗及补锌治疗，避免用止泻剂。

2. 迁延性和慢性腹泻的治疗　此期可以中医为主或中西医并治，综合治疗。中医多选七味白术散、附子理中汤合四神丸等加减治疗。西医也当采用综合治疗措施。查找并针对病因治疗，预防和治疗脱水，纠正电解质及酸碱平衡紊乱。可调整饮食，对乳糖不耐受及食物过敏者合理选用食品，重者可予静脉营养。药物治疗时，慎用抗菌药物，仅对分离出特异性病原者，并根据药物敏感试验选用；同时，补充微量元素及维生素，应用微生态调节药和肠黏膜保护药。

上述方剂中，所用中药具有较广泛的药理作用如抗病毒、抗菌，抗炎以及解热等；补益类中药有抗休克、强心、提高免疫，以及改善消化功能等作用，均有利于腹泻的防治。

此外，中医的外治法也有独特作用。可据证选用药物敷贴脐部或穴位，以及小儿推拿和针灸。

中医药及其外治法在病毒性、轻型，以及迁延性、慢性腹泻的治疗中更具特色和优势。

3. 预防

（1）注意饮食卫生：食品应新鲜、清洁，不食变质食品，不暴饮暴食。饭前、便后要洗手。注意乳品的保存，奶具、餐具、日常接触物品要定期消毒。

（2）合理喂养：提倡母乳喂养，合理断奶，遵守添加辅食的原则。

（3）加强户外活动，注意气候变化，防止感受外邪，避免腹部受凉。

（4）轮状病毒肠炎等传染性强的感染性腹泻流行时，注意消毒隔离，避免交叉感染。此外，遵守抗生素合理使用的原则，防止抗生素诱发性肠炎。

学习小结

学习内容　　　　　　　　　　　　　　　　　　　（＊为掌握，△为熟悉）

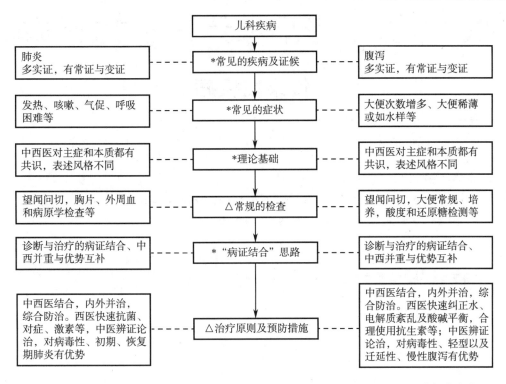

肺炎
多实证，有常证与变证 —— *常见的疾病及证候 —— 腹泻
多实证，有常证与变证

发热、咳嗽、气促、呼吸
困难等 —— *常见的症状 —— 大便次数增多、大便稀薄
或如水样等

中西医对主症和本质都有
共识，表述风格不同 —— *理论基础 —— 中西医对主症和本质都有
共识，表述风格不同

望闻问切、胸片、外周血
和病原学检查等 —— △常规的检查 —— 望闻问切、大便常规、培
养，酸度和还原糖检测等

诊断与治疗的病证结合、中
西并重与优势互补 —— *"病证结合"思路 —— 诊断与治疗的病证结合、
中西并重与优势互补

中西医结合，内外并治，
综合防治。西医快速抗菌、
对症、激素等，中医辨证论
治，对病毒性、初期、恢复
期肺炎有优势 —— △治疗原则及预防措施 —— 中西医结合，内外并治，综
合防治。西医快速纠正水、
电解质紊乱及酸碱平衡，合
理使用抗生素等；中医辨证
论治，对病毒性、轻型以及
迁延性、慢性腹泻有优势

(卜文超)

复习思考题

1. 学习本章节后,请到医院儿科,了解肺炎和腹泻有哪些常规治疗? 常见的并发症有哪些?

2. 请进行社会调查,了解肺炎、腹泻患者的单纯中医治疗、单纯西医治疗、中西医结合治疗各占多少比例? 效果如何?

3. 查阅相关资料,了解肺炎、腹泻中西医结合治疗的最新进展。

第二十二章

传染性疾病

> **学习目的**
>
> 通过本章节的学习，了解传染性疾病，熟悉常见传染性疾病的典型症状，通过辨病与辨证相结合，进一步巩固中西医结合诊疗的思路与方法。
>
> **学习要点**
>
> 中西医结合防治传染性疾病的理论基础/基本思路和原则；中西医结合治疗传染性疾病"病证结合"的诊疗思路与方法；传染性疾病防治原则和方法。

第一节　传染性疾病概述

一、传染性疾病常见疾病及证候

传染性疾病简称传染病（communicable disease）是指各种病原体感染人体后所引起的一组具有传染性并在一定条件下可造成流行的感染性疾病。对人类有致病性的病原微生物包括朊病毒（prion）、病毒（virus）、细菌（bacteria）、真菌（fungus）、衣原体（chlamydia）、支原体（mycoplasma）、立克次体（rickettsia）、螺旋体（spirochete），以及寄生虫中的原虫（protozoa）和蠕虫（helminth）等。传染病的特征：①病原体感染是致病原因；②有不同程度的传染性；③发病具有流行性、地方性、季节性；④人体对病原体有免疫性。

常见传染性疾病包括病毒感染相关疾病，如病毒性肝炎、手足口病、病毒感染性腹泻、严重急性呼吸综合征（传染性非典型肺炎）、流行性感冒、人禽流感、麻疹、风疹、流行性腮腺炎、获得性免疫缺陷综合征（艾滋病）、登革热、流行性乙型脑炎等；细菌感染相关疾病，如细菌感染性腹泻、伤寒、细菌性痢疾、霍乱、流行性脑脊髓膜炎、猩红热、白喉、肺结核、鼠疫、炭疽、脊髓灰质炎、破伤风、麻风病等；支原体和衣原体感染相关疾病，如支原体肺炎、衣原体肺炎、鹦鹉热、非淋病性尿道炎等；立克次体感染相关疾病，如流行性斑疹伤寒、地方性斑疹伤寒、恙虫病等；螺旋体感染相关疾病，如钩端螺旋体病、梅毒、莱姆病、回归热等；原虫感染相关疾病，如肠阿米巴病、疟疾、黑热病、弓形虫病等；蠕虫感染相关疾病，如日本血吸虫病、华支睾吸虫病、丝虫病、钩虫病、蛔虫病、肠绦虫病、棘球蚴病等。本章节内容主要介绍病毒性肝炎的中西医结合诊疗思路。

中医把传染病归属于"疫""疫疠""瘟疫""温病""伤寒"等范畴。早在东汉张仲景的《伤寒杂病论》中就阐述了有关传染病的理论和治疗方法。明末吴有性的《温疫论》、清代叶天士的《温热论》、吴鞠通的《温病条辨》等著作,对传染病的病因、病机、辨证论治等有较完善而系统的论述。唐代孙思邈的《备急千金要方》、明代李时珍的《本草纲目》都对传染病的预防作出了具体而详尽的阐述。早在16世纪,我国民间就采用人痘接种法预防天花,开创了世界免疫学方法预防传染病的先河。

传染性疾病多为感受时邪,邪侵肺卫或邪毒化热入里、甚则传变,治疗一般以清热解毒为主。

 知识链接

传染病的分类及传报

一、传染病的分类

根据传染病的传播方式、速度及其对人类危害程度,将法定管理的传染病分为甲类、乙类、丙类三类。

1. 甲类传染病 鼠疫、霍乱。

2. 乙类传染病 传染性非典型肺炎、艾滋病、病毒性肝炎、脊髓灰质炎、人感染高致病性禽流感、麻疹、流行性出血热、狂犬病、流行性乙型脑炎、登革热、炭疽、细菌性和阿米巴性痢疾、肺结核、伤寒和副伤寒、流行性脑脊髓膜炎、百日咳、白喉、新生儿破伤风、猩红热、布鲁氏菌病、淋病、梅毒、钩端螺旋体病、血吸虫病、疟疾。

3. 丙类传染病 流行性感冒、流行性腮腺炎、风疹、急性出血性结膜炎、麻风病、流行性和地方性斑疹伤寒、黑热病、包虫病、丝虫病、手足口病、细菌性和阿米巴性痢疾、伤寒和副伤寒以外的感染性腹泻病。

二、传染病的传报

责任报告单位和责任疫情报告人发现甲类传染病和乙类传染病中的肺炭疽、传染性非典型肺炎、脊髓灰质炎、人感染高致病性禽流感的病人或疑似病人时,或发现其他传染病和不明原因疾病暴发时,应于2小时内将传染病报告卡通过网络向疾病预防控制中心报告;未实行网络直报的单位应以最快的通讯方式向当地疾病预防控制机构报告,并于2小时内寄送出传染病报告卡;对其他乙、丙类传染病病人、疑似病人和规定报告的传染病病原携带者在诊断后,应于24小时内进行网络报告;未实行网络直报的单位应于24小时内寄送出传染病报告卡。

二、传染性疾病常见的症状和体征

传染性疾病临床表现不一,一般可分为四期:潜伏期、前驱期、症状明显期和恢复期。常见症状和体征包括发热、出疹、呕吐、腹泻、乏力、黄疸、全身酸痛、肝脾淋巴结肿大等。例如:手足口病的典型表现为口腔及手足部发生疱疹,发热,可伴头痛、咳嗽、纳差、呕吐、腹泻;急性病毒性肝炎表现为发热、全身乏力、食欲缺乏、厌油、呕吐、上腹部不适、腹泻、黄疸、肝脾肿大等;艾滋病的急性期表现为发热、盗汗、咽痛、全身淋巴结肿大。

1. 发热(pyrexia) 多数传染病可以引起发热。根据发热的程度可分为低热、中度发热、高热、超高热。热型是传染病的重要特征之一,具有鉴别诊断意义。较常见的热型有以下七种。

(1)稽留热:可见于伤寒、斑疹伤寒等传染病的极期。

(2)弛张热:传染病的常见热型,常见于伤寒缓解期、副伤寒、败血症及各种化脓性疾病。

(3)间歇热:可见于疟疾、败血症等。

(4)回归热:此型较少见,可见于回归热等。

(5)波状热:见于布鲁氏菌病。

(6)不规则热:可见于流行性感冒、败血症等。

(7)双峰热:见于革兰阴性杆菌败血症、黑热病等。

2. 发疹(eruption) 发疹是指皮疹及黏膜疹,为多种传染病的特征之一。有些传染病即以疹为病名,如麻疹、风疹、斑疹伤寒等。皮疹的出现时间、分布、出现顺序等对诊断和鉴别诊断有重要价值。

3. 毒血症状(toxemic symptoms) 当病原体数量多或毒力强,机体免疫力低下时,病原体迅速繁殖,释放毒素,并全身播散,出现感染中毒症状,如高热、寒战、头痛、乏力、恶心、呕吐、腹痛、全身酸痛、意识障碍等非特异性症状。如果不能有效控制感染,则出现败血症、感染性休克、弥散性血管内凝血、多脏器衰竭,危及生命。

4. 单核-吞噬细胞系统反应(reaction of mononuclear phagocyte system) 在病原体及其代谢产物的作用下,单核-吞噬细胞系统可出现充血、增生等反应,临床上表现为肝、脾和淋巴结的肿大。急性病毒性肝炎、传染性单核细胞增多症是病毒感染中引起急性肝脾肿大的常见疾病。

三、中西医结合防治传染性疾病的理论基础

传染病的流行过程就是传染病在人群中发生、发展和转归的过程。传染病的流行需要有三个基本条件,包括传染源、传播途径和易感人群;同时又受社会因素和自然因素的影响。

古人即认识到消灭传染源、切断传播途径、保护易感人群等隔离检疫措施是预防疫病流行的前提,养成良好的卫生习惯是预防疫病的保障,药物预防、提高人体的免疫能力、依据四时气候防疫是预防疫病的关键。《素问·四气调神大论》提出“圣人不治已病治未病”。针对易感人群,倡导“正气存内,邪不可干”的观点,如通过“五禽戏”以扶助正气,通过调摄情志而达到“虽有大风苛毒,弗之能害”的目的;针对传染源,在周代就设有除害防疫的专职人员,专事药物驱杀虫害。针对传播途径,提出消毒、隔离,如《吕氏春秋·本味篇》提出饮水必须“九沸九变”。至16世纪,开创了“人痘接种术”开始接种免疫预防疫病。

中医对传染病的辨证是以六经、卫气营血、三焦辨证纲领为主,结合病因、八纲、脏

腑辨证等综合方法来完成疾病的分期、分型辨证;明清时期,温病学说得以快速发展,《温疫论》《温病条辨》等诸多著作问世,理论更加丰富,其中以卫气营血、三焦辨证为主,如叶天士曾总结道"大凡看法,卫之后方言气,营之后方言血"。

中医强调整体观念、辨证论治,认为人体是一个有机整体,与自然环境、社会环境具有统一性。就病毒性肝炎而言,中医除了看到病毒所导致的疾病,还注重患者所处境况、患者的心理,而这些也与机体的免疫系统息息相关。而中医的辨证分型所辨之证是疾病发展过程中某一阶段、多方面病理特性的概括,包括疾病的起因、病变部位、性质、程度、正邪之间的关系及可能发展的趋势,甚至包括患者年龄、体质和自然、社会等因素。中医辨证的过程,实质上是分析并找出疾病主要矛盾的过程。

中医注重司外揣内、归纳演绎,西医则深入剖析,直接探讨生理、病理;中医着眼于宏观,而西医侧重于从微观入手把握现象和本质;中医更抽象,西医更具体;中医强调功能,如脏腑功能是否正常、气血运行是否调和;西医则更侧重具体结构,如肝细胞损伤程度等。

中西医结合,就是辨证与辨病的统一,宏观与微观的调和,从不同角度、不同层面认识疾病本质、诊断并治疗疾病。

四、传染性疾病的中西医"病证结合"诊断基本思路

对疾病的诊断,西医具有明显的优势,利用西医检查为疾病诊断提供确诊依据,再中医辨证,明确个体疾病的差异,辅助治疗,这样"病证结合"的诊断治疗更为全面。

首先要清楚地认识传染性疾病的特征,包括病原体及其传染性,疾病的流行性、地方性和季节性,机体感染后的免疫性等;还有病程(潜伏期、前驱期、症状明显期、恢复期)、典型的临床表现(症状和体征)、临床类型(急性、亚急性、慢性)等,通过询问病史和体格检查搜集流行病学资料(季节、是否外出到过疫区、既往有无接触传染源的可能、是否输血、生活习惯如何、有无不洁饮食等)及临床资料,结合常规实验室、生化检查,病原体、免疫学、特异性抗原抗体、分子生物学检测,皮肤试验,影像学和组织学检查,确诊疾病的类型。根据具体的病史、症状、体征、辅助检查和相类似疾病的鉴别而最后作出诊断。在疾病确诊之前或确诊之后,通过中医的望、闻、问、切四诊收集临床资料,通过病因辨证确定外感病邪及其性质,通过阴阳、气血津液、脏腑辨证,尤其是六经、卫气营血和三焦辨证,确定疾病的病因、病性、病位和正邪的盛衰、预后,从而对疾病发展的某个阶段作出正确的辨证。如艾滋病常用脏腑辨证,而发热性出疹性疾病常用卫气营血辨证等。依据中西医"病证结合"的诊断思路可以对传染病有一个全面准确的判断,从而为治疗提供依据。

五、传染性疾病的中西医结合治疗原则及预防措施

传染病的治疗要坚持"早期治疗,防治结合"的原则,即治疗与护理并重,隔离与消毒并举,一般治疗、对症治疗与病原治疗并行的原则。适当的营养,维持较好的水、电解质及酸碱平衡,增强患者体质和免疫功能等支持疗法,可以改善患者的一般状况。针对病原体的治疗,可通过清除病原体,达到根治和控制传染源的目的。

病原体侵入体内是否致病,取决于病原体的致病能力能否抵抗机体的特异性、非特异性保护性免疫应答的能力。致病能力包括:①侵袭力,即病原体侵入机体并在体内生长、繁殖的能力;②毒力,指毒素(内毒素、外毒素)和其他毒力因子;③数量;④变异性,病原体变异后可使致病能力增强或减弱,也可逃避机体的特异性免疫防御而继续致病或使疾病慢性化。

中医通过审证求因、审因论治,分析病机、确定治法,辨证与辨病相结合的治疗原则,依据病变的证候表现、病因、病机采用适宜的治疗方法。如解表法、清气法、和解法、化湿法、通下逐邪法、清营凉血法、开窍法、息风法、滋阴生津法、固脱法、外治法等。

传染病的预防是一项艰巨的工作,及时报告和隔离患者是临床工作者不可推卸的责任。此外,还应针对构成传染病流行过程的三个基本环节采取综合性措施,做到管理传染源,切断传播途径,保护易感人群。依据各种传染病的特点,对传播的关键环节采取适当的预防措施,则可防止传染病的进一步传播。

中医学在治疗上历来防重于治。《素问·四气调神大论》中提出:"圣人不治已病治未病,不治已乱治未乱。"所谓"治未病",可以概括为"未病先防"与"既病防变"两方面的内容。《黄帝内经》云:"正气存内,邪不可干。""邪之所凑,其气必虚。"因此,保证机体正气充足,便不易感受温邪,即使感邪亦不会发病,发病也易于治愈。未病之人需顺应四时调节饮食起居、锻炼身体、避免劳累过度,以增强体质,颐养正气,提高机体抗病能力,同时调养精神,不为七情所伤,适应客观环境,避免致病因素的侵害,以防止疾病的发生。

在传染病流行季节,可通过熏蒸、滴喷、服用中药或进食某种食物等方法,对易感人群进行防护,防止染病。唐代孙思邈《备急千金要方》中载有预防的药物,如辟温杀鬼丸、雄黄丸。这些药物既可燃烧,又可佩戴,还可吞服,具有避免邪毒、防止"卒中恶病及时疫"之功效。中医还强调锻炼身体,增强机体抗病能力,避免受邪,而用扶正中药能增强人体抗病能力。《景岳全书》记载用"福建茶饼"进行口腔消毒,以防传染病从口而入;李时珍《本草纲目》记载常食大蒜可预防疫痢、霍乱等传染病。近代新法预防:如用贯众、板蓝根或大青叶预防流感;用紫草根、苎麻根等预防麻疹;用茵陈、栀子、黄皮树叶等预防肝炎;用马齿苋、大蒜或茶叶等预防痢疾及其他消化道疾病;服紫苏叶、甘草、生姜预防食物中毒等。

第二节 病毒性肝炎

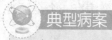 典型病案

胡某,女,56岁,干部。因"腹胀,胁下胀满半年余"入院。患者有慢性乙型肝炎病史10余年,常有右胁痛不适、纳呆、神疲乏力等症。间断服用"乙肝宁冲剂",疗效不佳。近半年来渐感腹胀,胁下胀满,食后明显,病情逐渐加重。现症见:腹大胀满,得热稍舒,周身困重,怯寒,下肢微肿,小便量少,大便稀溏,每日2~3次。舌质淡红,苔白腻,脉弦滑。体格检查:神志清,面色萎黄,形体消瘦,

巩膜轻度黄染,双肺呼吸音增粗,未闻及干湿啰音,心率 76 次/min,腹部膨隆如鼓,腹水征阳性,肝脾未能扪及,下肢轻度水肿。理化检查:血常规 WBC $8.0×10^9$/L,N 0.79,Hb 100g/L,PLT $90×10^{12}$/L。B 超:肝实质弥漫性变化,肝体积缩小,肝前腹水。

　　西医诊断:慢性乙型病毒性肝炎,肝硬化腹水。

　　中医诊断:鼓胀,寒湿困脾证。[何清湖.中医临床教学案例[M].长沙:湖南科学技术出版社,2007:110-111]

一、中西医对病毒性肝炎概念的认识

　　中医:本病是由湿热疫毒、饮食不节(洁)及正气亏虚所致,表现为恶心、纳差、腹胀,甚至目黄、身黄、小便黄的一类病证;分属于中医学的"黄疸""胁痛""郁证""臌胀""癥积"等范畴。

　　西医:病毒性肝炎是由多种肝炎病毒引起的、以肝脏炎症和坏死性病变为主要特征的一组传染病。目前已确定的肝炎病毒有甲、乙、丙、丁、戊五型,其中甲、戊型病毒性肝炎由粪-口途径传播,乙、丙、丁型病毒性肝炎主要通过血液途径传播。虽然巨细胞病毒、EB 病毒、柯萨奇病毒、疱疹病毒等多种病毒有时也可引起肝脏炎性损害,但肝脏受累是其全身表现的一部分,故不属于肝炎病毒。根据临床特点可将病毒性肝炎分为急性肝炎和慢性肝炎两种临床类型。甲型、戊型肝炎以急性肝炎表现为主,乙型、丙型、丁型肝炎可表现为急性肝炎和慢性肝炎两种临床类型,部分慢性肝炎可进展为肝硬化,甚至发展为肝癌。

二、中西医对病因和病机认知的异同

(一)中医对病毒性肝炎的认识

　　1. 病因　本病多由湿热疫毒、饮食不节(洁)及正气亏虚所致。其中,湿热疫毒内侵是其外因,饮食不节、正气亏虚是其内因。

　　2. 病机　外感湿热疫毒,损伤肝胆脾胃,肝失条达、疏泄失常,胃失和降,而见胁痛、恶心、纳差、腹胀等症状;湿热疫毒伤脾,脾失健运,湿浊内生,郁而化热,内蕴中焦,熏蒸肝胆,胆汁外溢,而见目黄、身黄、尿黄。反复感邪,或饮食不节,劳倦内伤,或先天禀赋不足,素体亏虚,可致湿热内蕴、肝气郁结、脾气虚弱等,日久气病及血,阴损及阳,致气滞血瘀、肝阴不足、肾阳虚衰等证。

(二)西医对病毒性肝炎的认识

　　1. 病因　甲型、乙型、丙型、丁型、戊型病毒性肝炎分别由甲型肝炎病毒(hepatitis A virus,HAV)、乙型肝炎病毒(hepatitis B virus,HBV)、丙型肝炎病毒(hepatitis C virus,HCV)、丁型肝炎病毒(hepatitis D virus,HDV)、戊型肝炎病毒(hepatitis E virus,HEV)感染所致。

　　甲型病毒性肝炎的传染源主要是甲型病毒性肝炎患者和隐性感染者。乙型病毒性肝炎的传染源主要是 HBV 携带者和乙型病毒性肝炎患者。丙型病毒性肝炎的传染源主要是无症状 HCV 携带者和丙型病毒性肝炎患者。丁型病毒性肝炎的传染源主要是重叠感染 HDV 的乙型病毒性肝炎患者或慢性 HBsAg 携带者。戊型病毒性肝炎有四种基因型，Ⅰ型和Ⅱ型的传染源为戊型病毒性肝炎患者和亚临床感染者，Ⅲ型和Ⅳ型的主要传染源为猪和患者，鹿、牛、鸡、羊等也可能是 HEV 的自然宿主，成为散发性戊型病毒性肝炎的传染源。

2. 发病机制　甲型病毒性肝炎经口进入人体，引起病毒血症，病毒侵犯的主要靶器官是肝脏，而咽部、扁桃体可能是 HAV 肝外繁殖的部位。具体发病机制不明。

乙型病毒性肝炎的发病主要与宿主的免疫应答有关。起始阶段是非特异性免疫应答，HBV 被识别后激活特异性免疫应答，特异性免疫应答被激活的幅度与强度决定了 HBV 感染的结局是急性感染还是慢性持续感染。HBV 感染引起的肝细胞损伤主要是免疫介导的。肝细胞表面表达的 HBcAg 表位主要介导对 HBV 的免疫攻击，而T 细胞则可以识别细胞表面的 HBV 肽片段，从而杀伤肝细胞。急性自限性 HBV 感染，T 细胞对 HBV 应答很强，且为多克隆及多特异性的，而慢性感染中应答弱且局限。HBV 感染肝细胞后可发挥独特的调控作用，抑制宿主的免疫。HBeAg 阳性母亲所生的婴儿容易受到 HBV 感染，并且 90% 成为慢性 HBV 携带者。

丙型病毒性肝炎的发病机制主要包括免疫介导和 HCV 直接损伤；后者尚存争议。HCV 持续性感染的机制可能为：HCV 感染的病毒血症载量低，HCV 抗原对机体的刺激不充分，所产生的体液免疫和细胞免疫低下，不足以完全清除病毒；HCV 的变异，特别是准种的出现，逃避了机体的免疫监视，使 HCV 持续存在；HCV 的变异常可出现在B 细胞和 CTL 相关的表位上。这就限制了机体体液和细胞免疫的监视，导致了疾病慢性化。HCV 感染有肝外嗜性，大量淋巴细胞被 HCV 感染，致使机体免疫反应受损，同时存在于外周血单核细胞中的 HCV 也可成为反复感染肝细胞的来源；HCV 对其他细胞产生的细胞因子常不敏感。

三、中西医诊断方法的相互补充

（一）中医望闻问切

望闻问切是中医四诊内容，是收集疾病资料的基本方法，是基于中医基础理论而进一步诊断、治疗疾病的基础。

望诊：包括神、色、形、态。望神包括注意患者面色、表情变化，意识状态，形体动作，呼吸状态与眼神，据此判断得神、失神、假神及神志异常。如肝性脑病患者，常有行为古怪、行动迟缓、扑翼样震颤。望色包括望色调、望光泽。肝病脏色为青，见黑色，为色生病、水生木；肝病，见赤色，为病生色、木生火，均为顺。再如肝病面色光明润泽为善色，晦暗枯槁为恶色。望形态包括望形体与望姿态，若身体强壮，为内脏坚实，气血旺盛，虽病预后良好；如喜蜷卧，多为阴寒虚证。望头颈五官九窍，则与现代查体意义相仿，如鼓胀患者则表现为腹大如鼓、青筋显露。中医着重注意望舌，而望舌质包括神、色、形、态，望舌苔包括观察苔质、苔色。个人体质有异、病情有别，需根据诊断学理论具体辨别。

闻诊：包括听声音与嗅气味。如语言迟缓、对答不切题，可考虑肝脏变症。

问诊：了解疾病的发生、发展，治疗经过，现在症状和其他与疾病有关的情况。既往史、个人生活史非常重要，另外肝病寒热、口渴情况也非常重要。

切诊：分为脉诊与按诊两部分。脉诊需要辨别脉搏形态、掌握形成机制及临床意义;按诊包括按压肌肤、手足、胸腹、腧穴等。通过脉诊了解脉象为辨证提供依据,通过按诊判断病情及病变脏腑,如按肌肤可了解营养状况、辨别蜘蛛痣及了解水肿情况。

(二)西医问诊和体格检查

1. 询问病史　问诊个人史是非常重要的,如是否去过肝炎流行地区,有无生水、生食饮用史,有否外出用餐史,母亲或家族其他成员有无乙肝,有无输血、婚外性行为、静脉药瘾等,有没有使用过未严格消毒的器具进行理发、修脸、纹身等。

2. 体格检查　重点检查体温、面容、皮肤及巩膜颜色、腹部情况。具体可参考以下临床表现:对于病毒携带者或亚临床感染而言,可无异常体征,如 HBV 携带者通常无异常表现;急性黄疸型肝炎,可有发热、畏寒、咳嗽、鼻塞、头疼等上呼吸道症状,并伴有全身乏力、食欲缺乏、厌油腻、恶心、呕吐、上腹部饱胀、肝区痛、大便颜色变浅、巩膜及皮肤发黄、肝脾肿大。慢性乙型病毒性肝炎轻者可无症状,重者除具有急性肝炎表现外,尚可出现肝病面容、肝掌、蜘蛛痣,出血倾向、内分泌紊乱,甚至可有肝外表现,如肝肾综合征。慢性乙型病毒性肝炎后期常发展为肝硬化,可并发食管静脉曲张破裂出血、肝性脑病、腹水等。

(三)实验室及辅助检查

1. 血常规检查　外周血白细胞总数正常或偏低,淋巴细胞增多;少数可出现血小板减少及白细胞减少;有黄疸者,尿常规检查可出现尿胆原、尿胆红素阳性。

2. 生化检查　血清谷丙转氨酶(ALT)和谷草转氨酶(AST)反映肝细胞损伤程度;血清胆红素水平升高也与肝细胞损伤程度相关;血清白蛋白水平反映肝细胞的合成功能,病毒性肝炎时可降低;凝血酶原时间反映肝脏凝血因子的合成功能;胆碱酯酶水平也反映肝脏的合成功能;甲胎蛋白(AFP)升高常见于肝癌,也可提示肝细胞大量破坏后的再生。

3. 血清各型病毒性肝炎标志物的检测是确诊的依据　HAV-IgM 是甲型病毒性肝炎早期诊断最可靠的血清学标志物,阳性率几乎 100%。HAV-IgG 出现稍晚,其阳性主要表示曾感染过 HAV。

乙型病毒性肝炎的血清学标志物包括 HBsAg、抗-HBs、HBeAg、抗-HBe、抗-HBc 和抗-HBc-IgM。HBsAg 阳性表示 HBV 感染;抗-HBs 为保护性抗体;HBsAg 转阴且抗-HBs 转阳称为 HBsAg 血清学转换;HBeAg 转阴且抗-HBs 转阳称为 HBeAg 血清学转换;抗-HBc-IgM 提示 HBV 复制。HBV DNA 定量检测反映病毒复制水平,用于诊断、治疗及抗病毒疗效的判断。

丙型病毒性肝炎患者在感染 HCV 后 1~3 周外周血即可呈阳性,抗 GOR 抗体是HCV 感染时特有的自身抗体,若抗 GOR 阳性伴抗核抗体、平滑肌抗体阳性,提示为HCV 诱发的免疫性肝炎。丁型病毒性肝炎主要通过检测抗 HDV 及 HDV RNA。戊型病毒性肝炎的检测主要是通过 HEV RNA。

4. 肝组织学检测　可了解肝脏炎症及纤维化程度。超声、CT、MRI 的目的是检测慢性乙型病毒性肝炎的临床进程,有无肝硬化和占位性病变。

四、中西医结合诊断思路

(一)西医辨病

1. 病毒性肝炎的诊断　根据流行病学资料、临床病史的采集、体格检查的发现以

笔记

及实验室检查的结果，可作出诊断。例如甲型病毒性肝炎的诊断：①起病前进食未煮熟的贝壳类产品，或有甲型肝炎密切接触史；②有畏寒、发热、恶心、呕吐等症状；③血清中抗 HAV-IgM 抗体阳性或恢复期血清 HAV-IgG 较急性期有 4 倍以上升高。

2. 鉴别诊断　根据流行病学资料、临床病史的采集、体格检查的发现以及实验室检查的结果进行鉴别诊断。

（1）其他原因引起的黄疸

1）溶血性黄疸：有药物或感染的诱因，常有红细胞本身缺陷，有贫血、网织红细胞增多，血清非结合胆红素测定升高、小便中尿胆原增多。

2）肝外梗阻性黄疸：肝肿大及胆囊肿大常见，肝功能轻度改变，有原发病的症状、体征，如胆绞痛、墨菲征阳性、腹内肿块，血清碱性磷酸酶和胆固醇水平显著上升，X 线、超声检查发现结石征、肝内胆管扩张等。

（2）其他原因引起的肝炎

1）其他病毒引起的肝炎：EB 病毒和巨细胞病毒均可引起肝炎，但一般不称为病毒性肝炎。鉴别诊断应主要根据原发病的临床特点和血清学检查结果。

2）感染中毒性肝炎：细菌、立克次体、钩端螺旋体感染都可引起肝肿大、黄疸及肝功能异常。

3）药物引起的肝损害：有肝损害药物使用史，如为中毒性药物，则肝损害程度与药物剂量相关；如为变态反应性药物，多伴有发热、皮疹、关节痛、嗜酸性粒细胞增多等变态反应表现。

4）酒精性肝病：长期嗜酒可致慢性肝炎、肝硬化，可根据个人史和血清学检查加以鉴别。

（二）中医辨证

病毒性肝炎主要的病变脏腑是脾、胃、肝、胆，主要病理变化是湿热、寒湿、疫毒导致脾、胃、肝、胆的功能失调或亏虚，及其产生的气滞、血瘀、胆郁及胆溢。病变常由气及血，由实转虚，多为脾胃累及肝胆。病毒性肝炎在急性阶段以湿热最多见，病理特点以邪实为主；在慢性阶段多湿热未尽，深伏血分，病理有虚有实，多虚实并见。急性阶段损害的脏腑主要是脾、胃、肝、胆，后期涉及心肾。

在病毒性肝炎的病程中，湿热可随人的体质从化，或从阳化热，进而伤阴；或从阴化寒，进而寒湿中阻或阳受其损。热化者可发为阳黄，寒化者可发为阴黄。湿热或寒湿之邪，阻滞气机，或肝失疏泄，肝郁气滞，血行不畅，导致血瘀于肝，形成胁下积块；血瘀又致胆液内郁，使胆液不循常道，随血泛溢，外溢肌肤，又可形成黄疸。

（三）中西医结合诊断思路与方法

首先辨病：根据流行病学资料、临床病史的采集、体格检查的发现以及实验室检查的结果，作出病毒性肝炎的诊断，确定分型；同时根据望、闻、问、切收集资料，参考西医诊断，辨中医病名。如以目黄、身黄、小便黄为主要临床表现者可辨为"黄疸"；腹部胀大如鼓、皮色苍黄、腹壁脉络暴露可辨为"鼓胀"。

同时辨证：根据望、闻、问、切收集资料，参考所辨中医疾病的辨证分型特点，根据症状、体征结合舌苔、脉象，用中医基础理论知识，从生理功能分析出病理变化，从而推断出疾病的病位、病性、病机转化等，确定辨证分型。如诊为"黄疸"需辨阳黄、阴黄、急黄、虚黄，阳黄者需辨阳黄之湿热轻重，阴黄者需辨阴黄之寒湿与血瘀。如面色黄、鲜明如橘,伴有发热、舌红,苔黄腻,脉弦滑数,辨为"阳黄";面色虽黄,但色泽晦暗,舌淡白,苔白腻,脉濡缓,辨为"阴黄"。

急性肝炎的治疗原则一般以对症治疗为主。中医治疗原则为根据辨证给予清热利湿解毒、疏肝药物,注意辨病与辨证相结合。

慢性肝炎的西医治疗原则为采用合理休息与营养、心理疏导、改善与恢复肝功能、调节免疫、抗病毒和抗纤维化等综合治疗方案。中医治疗原则是辨证施治。偏于肝气郁滞者,宜疏肝理气;偏于湿热内蕴者,宜清热利湿为主;气虚湿邪侵犯者,予以健脾化湿治疗;血瘀者,宜活血化瘀;久病伤阴耗血,伤气损阳,宜益气养阴。常用的治法有疏肝理气、清热解毒、健脾化湿、活血化瘀、益气养阴、补肾柔肝等。

五、中西医结合治疗思路及结合点

(一) 中西医结合治疗思路

西医治疗可以抗病毒治疗为主,并根据病情进行对症治疗;中医从个体化角度辨证治疗,如热重于湿者治以清热解毒、利湿退黄,肝郁气滞者则疏肝理气;中西医结合,中医从宏观角度调控机体,可以改善免疫应答,减弱西药的耐药性,减轻抗病毒治疗的毒副作用。

(二) 西医治疗

甲型病毒性肝炎无特效药物,以卧床休息及对症治疗为主。

乙型病毒性肝炎的治疗包括:①急性乙型病毒性肝炎的治疗:为自限性疾病,充分休息、适当营养和服用护肝药物即可痊愈,一般不需要抗病毒治疗。②慢性乙型病毒性肝炎的治疗目标:最大限度长期抑制 HBV,减慢肝硬化进程及其并发症的发生,改善患者的生活质量和延长存活时间。慢性乙型病毒性肝炎的治疗主要包括抗病毒、抗炎、抗氧化、抗纤维化、免疫调节及对症治疗。其中抗病毒治疗需要符合适应证,根据 HBV DNA 水平、肝功能、年龄、疾病进展的速度而决定应用并定期检测、随访。常用的抗 HBV 药物有两大类:干扰素和核苷类似物。普通干扰素,剂量为 3~5MU,每周 3 次或隔日 1 次,皮下注射,一般疗程至少为 1 年。聚乙二醇干扰素的应用剂量为 180μg,每周 1 次,皮下注射,或 1.0~1.5μg/kg,每周 1 次,皮下注射,疗程均为 1 年。个体的剂量可根据患者应答及耐受情况进行调节。核苷类似物包括拉夫米定、阿德福韦、恩替卡韦、替比夫定和替诺福韦。核苷类似物治疗疗程较长,可出现耐药,应用时应严格掌握适应证,条件允许则选择抗病毒作用强、耐药率低的药物。

丙型病毒性肝炎的治疗目标是清除 HCV,减轻肝组织炎性反应,阻止慢性 HCV 感染者肝硬化、肝癌的发生。急性期可用干扰素或干扰素合并利巴韦林治疗,疗程 3~6 个月。目前已有直接抗病毒药物口服清除病毒,疗程 3~6 个月。慢性丙型病毒性肝炎需要根据基因型及病情选择治疗方案。

(三) 中医辨证论治

1. 急性黄疸型肝炎

(1) 湿热蕴结

1) 热重于湿

证候:身目俱黄,黄色鲜明,身热,但汗出不解,口干喜饮,甚则口苦,口气秽浊,胁腹胀满,纳呆,厌油腻,恶心呕吐,小便短赤,大便秘结。舌质红而偏干,苔黄腻或黄糙,脉弦数或滑数。

治法:清热解毒,利湿退黄。

方药:茵陈蒿汤加减。

2)湿重于热

证候:身目俱黄,但不甚鲜明,头身困重,倦怠乏力,口淡不渴,胸腹痞满,厌油腻,纳呆食少,脘腹胀满,大便溏而不爽,小便黄赤。舌质暗淡,舌苔厚腻或黄白相间,脉濡缓或弦滑。

治法:利湿化浊,清热退黄。

方药:茵陈五苓散或三仁汤加减。

3)湿热并重

证候:身目俱黄,纳呆呕恶,厌油腻,口干苦,头身困重,胸脘痞满,乏力,大便干,小便黄赤。舌质红,舌苔黄腻,脉弦滑数。

治法:清热利湿,疏肝利胆。

方药:甘露消毒丹加减。

(2)寒湿困阻

证候:身目发黄,色泽晦暗,纳呆腹胀,或神疲乏力,畏寒喜温。舌体胖,舌质淡,苔白滑,脉沉缓无力。

治法:健脾和胃,温中化湿。

方药:茵陈术附汤加减。

2. 急性无黄疸型肝炎

(1)湿浊中阻

证候:脘闷不饥,肢体困重,怠惰嗜卧,口中黏腻,大便溏泄。舌体胖,舌质淡,舌苔腻,脉濡缓。

治法:利湿清热,健脾和胃。

方药:茵陈五苓散加减。

(2)肝郁气滞

证候:胁胀脘闷,胸闷不舒,善叹息,情志抑郁,不欲饮食,或口苦喜呕,头晕目眩,女子乳房胀痛,月经不调,痛经。舌淡红,舌苔白,脉弦。

治法:疏肝理气。

方药:柴胡疏肝散加减。

3. 慢性肝炎

(1)肝胆湿热

证候:胁肋胀痛,纳呆呕恶,厌油腻,口黏口苦,身目发黄,大便黏滞秽臭,尿黄。舌质红,舌苔黄腻,脉弦数或弦滑数。

治法:清热利湿,凉血解毒。

方药:茵陈蒿汤加凉血解毒之品。

(2)肝郁脾虚

证候:胁肋胀痛,胸闷不畅,情志抑郁,纳食减少,口淡乏味,脘痞腹胀,午后为甚,少气懒言,身倦乏力,面色萎黄,大便溏泄或食谷不化,每因进食生冷油腻及不易消化的食物而加重。舌质淡有齿痕,苔白,脉沉弦。

治法:疏肝解郁,健脾和中。

方药:逍遥散或柴芍六君子汤加减。

(3)肝肾阴虚

证候:右胁隐痛,过劳加重,腰膝酸软,四肢拘急,筋惕肉瞤,头晕目眩,耳鸣如蝉,两目干涩,口燥舌干,失眠多梦,潮热或五心烦热,男子遗精,女子经少经闭。舌体瘦,舌红少津,有裂纹,花剥苔或少苔,或光红无苔,脉细数或弦细。

治法:养血柔肝,滋阴补肾。

方药:一贯煎或滋水清肝饮加减。

(4)瘀血阻络

证候:面色晦暗,或见赤缕红丝,两胁刺痛,胁下痞块,质地较硬,朱砂掌,蜘蛛痣,女子行经腹痛,经色黯红有块。舌质黯或有瘀斑,脉沉细涩。

治法:活血化瘀,散结通络。

方药:血府逐瘀汤或鳖甲煎丸加减。

(5)脾肾阳虚

证候:畏寒喜暖,四肢不温,精神疲惫,面色不华或晦黄,少腹腰膝冷痛,食少脘痞,腹胀便溏,或晨泻,完谷不化,甚则滑泄失禁,小便不利或余沥不尽或尿频失禁,下肢或全身浮肿,阴囊湿冷或阳痿。舌质暗淡、有齿痕,苔白或腻或滑,脉沉细弱或沉迟。

治法:健脾益气,温肾扶阳。

方药:附子理中汤合五苓散加减。

学习小结

1. 学习内容

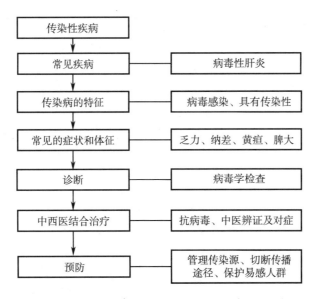

2. 学习方法　传染性疾病因具有传染性,临床接触相对较少,主要是掌握基本概念,重在预防,了解常见病的诊断及治疗。

(殷佩浩)

复习思考题

1. 查阅相关资料，了解乙型病毒性肝炎的抗病毒适应证及最新研究进展。

2. 查阅资料，了解其他常见传染病如手足口病、艾滋病、梅毒、水痘、猩红热的病原学及预防措施。

主要参考书目

1. 余小萍.黄吉赓肺病临证经验集[M].上海:上海科学技术出版社,2011.

2. 王永炎,陶广正.中国现代名中医医案精粹(第5集)[M].北京:人民卫生出版社,2010.

3. 郭振球.中国现代百名中医临床家丛书——郭振球[M].北京:中国中医药出版社,2008.

4. 何应华,李主江.岭南骨伤科名家何竹林[M].广州:广东科技出版社,2009.

5. 董建华.中国现代名中医医案精华[M].北京:北京出版社,1990.

6. 谈勇.中国百年百名中医临床家丛书——夏桂成[M].北京:中国中医药出版社,2003.

7. 李七一.李七一从痰瘀论治心系病集验录[M].北京:人民卫生出版社,2014.

8. 吴焕林.名老中医治疗优势病种诊疗方案选[M].北京:人民卫生出版社,2014.

9. 陈泊,丘和明.中西医结合血液病治疗学[M].北京:人民军医出版社,2001.

10. 何清湖.中医临床教学案例[M].长沙:湖南科学技术出版社,2007.

11. 李艳.国医大师李济仁[M].北京:中国医药科技出版社,2011.

12. 张志礼.张志礼皮肤病临床经验辑要[M].北京:中国医药科技出版社,2002.

全国中医药高等教育教学辅导用书推荐书目

一、中医经典白话解系列

黄帝内经素问白话解（第2版）	王洪图　贺娟
黄帝内经灵枢白话解（第2版）	王洪图　贺娟
汤头歌诀白话解（第6版）	李庆业　高琳等
药性歌括四百味白话解（第7版）	高学敏等
药性赋白话解（第4版）	高学敏等
长沙方歌括白话解（第3版）	聂惠民　傅延龄等
医学三字经白话解（第4版）	高学敏等
濒湖脉学白话解（第5版）	刘文龙等
金匮方歌括白话解（第3版）	尉中民等
针灸经络腧穴歌诀白话解（第3版）	谷世喆等
温病条辨白话解	浙江中医药大学
医宗金鉴·外科心法要诀白话解	陈培丰
医宗金鉴·杂病心法要诀白话解	史亦谦
医宗金鉴·妇科心法要诀白话解	钱俊华
医宗金鉴·四诊心法要诀白话解	何任等
医宗金鉴·幼科心法要诀白话解	刘弼臣
医宗金鉴·伤寒心法要诀白话解	郝万山

二、中医基础临床学科图表解丛书

中医基础理论图表解（第3版）	周学胜
中医诊断学图表解（第2版）	陈家旭
中药学图表解（第2版）	钟赣生
方剂学图表解（第2版）	李庆业等
针灸学图表解（第2版）	赵吉平
伤寒论图表解（第2版）	李心机
温病学图表解（第2版）	杨进
内经选读图表解（第2版）	孙桐等
中医儿科学图表解	郁晓微
中医伤科学图表解	周临东
中医妇科学图表解	谈勇
中医内科学图表解	汪悦

三、中医名家名师讲稿系列

张伯讷中医学基础讲稿	李其忠
印会河中医学基础讲稿	印会河
李德新中医基础理论讲稿	李德新
程士德中医基础学讲稿	郭霞珍
刘燕池中医基础理论讲稿	刘燕池
任应秋《内经》研习拓导讲稿	任廷革
王洪图内经讲稿	王洪图
凌耀星内经讲稿	凌耀星
孟景春内经讲稿	吴颢昕
王庆其内经讲稿	王庆其
刘渡舟伤寒论讲稿	王庆国
陈亦人伤寒论讲稿	王兴华等
李培生伤寒论讲稿	李家庚
郝万山伤寒论讲稿	郝万山
张家礼金匮要略讲稿	张家礼
连建伟金匮要略方论讲稿	连建伟

李今庸金匮要略讲稿	李今庸
金寿山温病学讲稿	李其忠
孟澍江温病学讲稿	杨进
张之文温病学讲稿	张之文
王灿晖温病学讲稿	王灿晖
刘景源温病学讲稿	刘景源
颜正华中药学讲稿	颜正华　张济中
张廷模临床中药学讲稿	张廷模
常章富临床中药学讲稿	常章富
邓中甲方剂学讲稿	邓中甲
费兆馥中医诊断学讲稿	费兆馥
杨长森针灸学讲稿	杨长森
罗元恺妇科学讲稿	罗颂平
任应秋中医各家学说讲稿	任廷革

四、中医药学高级丛书

中医药学高级丛书——中药学（上下）（第2版）	高学敏　钟赣生
中医药学高级丛书——中医急诊学	姜良铎
中医药学高级丛书——金匮要略（第2版）	陈纪藩
中医药学高级丛书——医古文（第2版）	段逸山
中医药学高级丛书——针灸治疗学（第2版）	石学敏
中医药学高级丛书——温病学（第2版）	彭胜权等
中医药学高级丛书——中医妇产科学（上下）（第2版）	刘敏如等
中医药学高级丛书——伤寒论（第2版）	熊曼琪
中医药学高级丛书——针灸学（第2版）	孙国杰
中医药学高级丛书——中医外科学（第2版）	谭新华
中医药学高级丛书——内经（第2版）	王洪图
中医药学高级丛书——方剂学（上下）（第2版）	李飞
中医药学高级丛书——中医基础理论（第2版）	李德新　刘燕池
中医药学高级丛书——中医眼科学（第2版）	李传课
中医药学高级丛书——中医诊断学（第2版）	朱文锋等
中医药学高级丛书——中医儿科学（第2版）	汪受传
中医药学高级丛书——中药炮制学（第2版）	叶定江等
中医药学高级丛书——中药药理学（第2版）	沈映君
中医药学高级丛书——中医耳鼻咽喉口腔科学（第2版）	王永钦
中医药学高级丛书——中医内科学（第2版）	王永炎等